NBB KOMPAKT

4

Giftpflanzen – Gefahr für Kinder

Ratgeber für Erziehende

Wulf Pohle

NBB kompakt Band 4
VerlagsKG Wolf · 2014

VerlagsKGWolf

Haftungsausschluss

Der Autor und der Verlag haben für die Wiedergabe der in diesem Buch enthaltenen Informationen (Verfahren, Anleitungen, Umgang mit Pflanzen, Empfehlungen usw.) größte Sorgfalt darauf verwandt, diese Angaben entsprechend dem Wissensstand bei der Fertigstellung des Werkes abzudrucken. Dennoch übernehmen der Autor und der Verlag für die Vollständigkeit, Aktualität, Qualität und Richtigkeit der bereitgestellten Informationen keinerlei Haftung. Haftungsansprüche gegen den Autor und den Verlag, die sich auf Schäden materieller oder immaterieller Art beziehen, welche durch die Nutzung der angebotenen Informationen oder die Nutzung fehlerhafter oder unvollständiger Informationen verursacht wurden, sind grundsätzlich ausgeschlossen, soweit den Autor und den Verlag kein Vorsatz oder grob fahrlässiges Verschulden trifft.

Dieses Buch enthält Links zu Webseiten Dritter, auf deren Inhalte der Autor und der Verlag keinen Einfluss haben. Deshalb können der Autor und der Verlag für diese fremden Inhalte keine Gewähr übernehmen. Für die Inhalte der verlinkten Seiten ist stets der jeweilige Anbieter oder Betreiber der Seiten verantwortlich. Die verlinkten Seiten wurden zum Zeitpunkt der Verlinkung auf mögliche Rechtsverstöße überprüft. Rechtswidrige Inhalte waren zum Zeitpunkt der Verlinkung nicht erkennbar. Eine permanente inhaltliche Kontrolle der verlinkten Seiten ist jedoch ohne konkrete Anhaltspunkte einer Rechtsverletzung nicht zumutbar. Bei Bekanntwerden von Rechtsverletzungen wird der Verlag derartige Links umgehend entfernen.

mit 341 Farbfotos, 77 Illustrationen, 9 Tafeln

Titelbilder:

Kind in Narzissenfeld. © lisalucia – Fotolia.com.
Eibe (*Taxus baccata*). © Andrzej Tokarski – Fotolia.com.
Liguster (*Ligustrum vulgare*). © ingwio – Fotolia.com.
Gelbe Narzisse (*Narcissus pseudonarcissus*). © Wulf Pohle.

ISBN: 978-3-89432-137-6

Lektorat: Dr. Günther Wannenmacher · www.lektorat-wannenmacher.de
Satz und Layout: Alf Zander
Druck und Bindung: Westarp & Partner Digitaldruck · www.unidruck7-24.de

Vorwort

Bis zu einem gewissen Alter haben Kleinkinder die Angewohnheit, alles Mögliche in den Mund zu stecken, daher stehen bei Konsultationen des Vergiftungsnotdienstes Kinder an erster Stelle, wenn es um Vergiftungen mit Haushaltschemikalien und Pflanzen geht. Kinder spielen zum Beispiel mit den Früchten von Robinien Kaufladen oder Kochen, da diese Bohnen oder Erbsen ähneln. Dabei kann es vorkommen, dass Samen gegessen werden, was besonders kritisch wird, wenn es sich um Früchte des Goldregens handelt. Die bunten Rizinussamen verführen zum Spielen, wie auch die bunten Samen der Feuerbohne. Bohnen sind Bestandteil unserer Nahrung, auch wenn die Samen aller Bohnen roh giftig sind, denn die Giftstoffe werden durch Kochen eliminiert. Erwachsene sind vorsichtiger als Kinder, obwohl dem Durchschnittsbürger nur wenige Giftpflanzen bekannt sind. Wenn sich Eltern einen Garten zulegen wollen, ist bei der Anlage zu überlegen, auf welche Pflanzen sie den Kindern zuliebe besser verzichten. Das Gleiche gilt auch bei der Anlage von Kindertagesstätten und Spielplätzen.

Um Zwischenfälle mit giftigen Pflanzen zu verhindern und im Ernstfall richtig zu handeln, ist es ratsam, dass sich Eltern und besonders auch Kindergärtnerinnen und Kindergärtner eine gewisse Artenkenntnis aneignen. Dieses Buch hilft dabei. Wenn Kinder auch gelegentlich an Gras kauen, so laden doch meistens auffällige Früchte oder Samen von Giftpflanzen zum Verzehr ein und sind daher der Grund für Vergiftungen. Deshalb wird hier die Vorstellung von Früchten und Samen in den Vordergrund gestellt. Um das Buch allgemein verständlich zu halten, wird so weit wie möglich auf Fachausdrücke verzichtet.

Danksagung

Folgende Personen stellten mir dankenswerterweise Fotos von Pflanzen zur Verfügung, von denen ich keine eigenen Abbildungen habe:

Kison, Hans-Ulrich, Dr. rer. nat. – Sumpfschachtelhalm.

Krug, Manfred, Prof. Dr. rer. nat. – Bergwohlverleih, Einbeere, Sauerklee, Stechginster.

Lüder, Rita, Dr. rer. nat. – Gelber Eisenhut, Hundspetersilie, Sumpfcalla, Vielblütige Weißwurz-Beeren, Vogelkirsche, Waldbingelkraut, Wasserschierling, Zwergholunder.

Partier, Benno, Prof. Dr. rer. nat. – Giftsumach.

Walther, Dietrich – Osterluzei, Traubenkraut, Traubenholunder.

Wendling, Rudolf – Einbeere, Gelber Eisenhut, Germer.

»Giftliste«, nach Absprache mit »Ecomed« – Safranrebendolde, Schattenblume (Beeren), Wermut.

Inhaltsverzeichnis

	Vorwort	**5**
	Danksagung	**6**
	Inhaltsverzeichnis	**7**
1	**Gifte und ihre Wirkstoffe**	**9**
1.1	Was ist ein Gift?	9
1.2	Einteilung der Wirkstoffe	10
1.2.1	Alkaloide	10
1.2.2	Polyine	11
1.2.3	Glycoside	12
1.2.4	Furanocumarine	13
1.2.5	Saponine	13
1.2.6	Terpene	13
1.2.7	Pflanzensäuren	13
1.2.8	Eiweiße (Proteine)	14
1.2.9	Allergene	14
2	**Erste Hilfe und Therapie**	**15**
3	**Für Kinder potenziell gefährliche Pflanzen**	**20**
	Nervengifte	22
	Nervengifte – Aconitin und ähnliche Gifte	46
	Herzgifte	50
	Krebserregend	60
	Erbgutverändernd	64
	Blausäurevergiftung – Blockierung der Zellatmung	66
	Übelkeit, Atemlähmung	72
	Reizend – lokal	74

	Reizend – lokal, lähmend	76
	Reizend – schwach	78
	Reizend – Magen-Darm, Haut	80
	Reizend – Magen-Darm, Schleimhaut	86
	Reizend – innere Organe	102
	Ätzend	108
	Ätzend und lokal reizend	112
	Giftige Eiweiße	114
	Besonders toxische Gifte	116
	Kopfschmerz	120
	Magen-Darm-Entzündung, Hirnblutung I Photodermatose	122
	Allergien auslösend	124
4	**Tafeln**	**130**
	Tafel 1 : Blüten- und Fruchtstände	131
	Tafel 2: Blütenformen	132
	Tafel 3: Früchte	133
	Tafel 4: Blattformen	134
	Tafel 5: Blattrand und Blattstellung	135
	Tafel 6: Giftige und essbare rote Früchte	136
	Tafel 7: Giftige und essbare schwarze Früchte	138
	Tafel 8: Giftige und essbare andersfarbige Früchte	139
	Tafel 9: Pilze im Rasen	140
5	**Literatur über Pflanzen, Giftpflanzen und ihre Inhaltsstoffe**	**141**
6	**Bildnachweise für die Tafeln 6–8**	**142**
7	**Register**	**143**
7.1	Deutsche Pflanzennamen	143
7.2	Wissenschaftliche Pflanzengattungsnamen	145
7.3	Inhaltsstoffe	146
7.4	Wirkung der Inhaltstoffe	147

1 Gifte und ihre Wirkstoffe

1.1 Was ist ein Gift?

Früher brachte man Gifte sowie die Wirkung von Heilpflanzen in Verbindung mit mystischen Kräften und Hexen, aber heute wissen wir von den meisten Gift- und Arzneipflanzen, welche Inhaltsstoffe für deren Wirkung verantwortlich sind, und an welchen Stellen und auf welche Weise sie wirken.

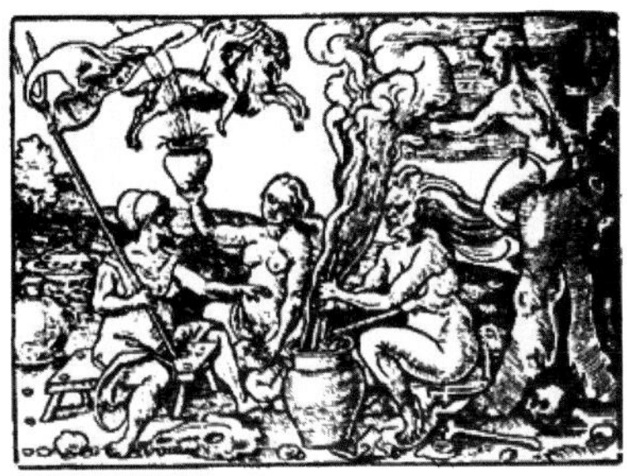

Hexenküche

Substanzen, die auf das Nervensystem wirken, greifen an Strukturen an, mit denen Nervenzellen untereinander oder mit Drüsen- und Muskelzellen verbunden sind, die sogenannten Synapsen. Diese Substanzen können die Wirkung von Botenstoffen imitieren oder hemmen. Hierher gehören z. B. Atropin, Nikotin, Cytisin und Curare. Andere Stoffe beeinflussen den Abbau, die Synthese oder die Freisetzung der Botenstoffe, z. B. Galantamin und Kokain.

Die Herzglycoside, wie z. B. Digitoxin oder Lanatosid, blockieren das Transportsystem der Zellmembran für Elektrolyte, und können so in therapeutischen Dosen die Kraft des Herzmuskels verstärken. In toxischen Dosen können sie aber das Herz im verkrampften Zustand zum Stehen bringen.

Andere Gifte greifen an zellulären Strukturen an, wirken reizend oder gar zerstörend, wenn sie mit körpereigenen Substanzen reagieren und diese dadurch für den Körper unbrauchbar machen. Sie können Enzymeiweiße oder die Zellmembran zerstören, z. B. Saponine, Lektine und Terpene.

Es gibt auch Stoffe, die in den genetischen Code eingreifen, z. B. Colchicin. Die Aristolochiasäure bindet an das Adenosin der DNS und wirkt so krebserregend.

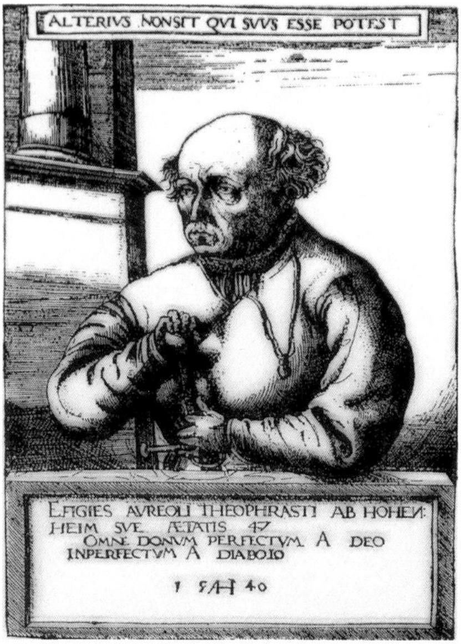
ALTERIVS NONSIT QVI SVVS ESSE POTEST
EFFIGIES AVREOLI THEOPHRASTI AB HOHEN:
HEIM SVE AETATIS 47
OMNE DONVM PERFECTVM A DEO
INPERFECTVM A DIABOLO

Wir sehen also, dass Gifte bei entsprechender Dosierung heilen und umgekehrt Arzneimittel bei Überdosierung töten können, was bereits PARACELSUS erkannte und in seinem oft zitierten Ausspruch zum Ausdruck brachte:

»Alle Dinge sind Gift, und nichts ist ohne Gift; allein die Dosis machts, dass ein Ding kein Gift sei.« PARACELSUS (1493–1541)

1.2 Einteilung der Wirkstoffe

1.2.1 Alkaloide

Alkaloide sind stickstoffhaltige organische, von lebenden Organismen synthetisierte Verbindungen.

Pyrrol-Pyridin-Alkaloide: Atropin, Scopolamin und Hyoscyamin blockieren die Überleitung der Impulse des Nervus vagus (ein Hirnnerv, der an der Regulation der Tätigkeit innerer Organe beteiligt ist) auf Drüsen und auf die glatte Muskulatur, während Nicotin die Empfindlichkeit der vegetativen Ganglien in geringen Dosen verstärkt und in höheren hemmt.

Pyridin-Alkaloide: Cytisin, Spartein und Lupinin führen zu Krämpfen und zur Atemlähmung, während Coniin motorische Zentren im Rückenmark lähmt. Außerdem gehören noch Rizin und Piperidin in diese Gruppe.

Isochinolin-Alkaloide: Morphin, Narcotin und Codein wirken dämpfend auf das Zentralnervensystem; Bulbocapnin führt zu einer wächsernen Starre; außerdem gibt es noch Berberin und Corydalin.

Indol-Alkaloide sind Ergotamin und Ergotoxin, die Wirkstoffe des Mutterkorns (ein parasitischer Pilz auf Roggen); Strychnin ist der Giftstoff der Brechnuss.

Angriffsmöglichkeiten von Pflanzengiften im Nervensystem

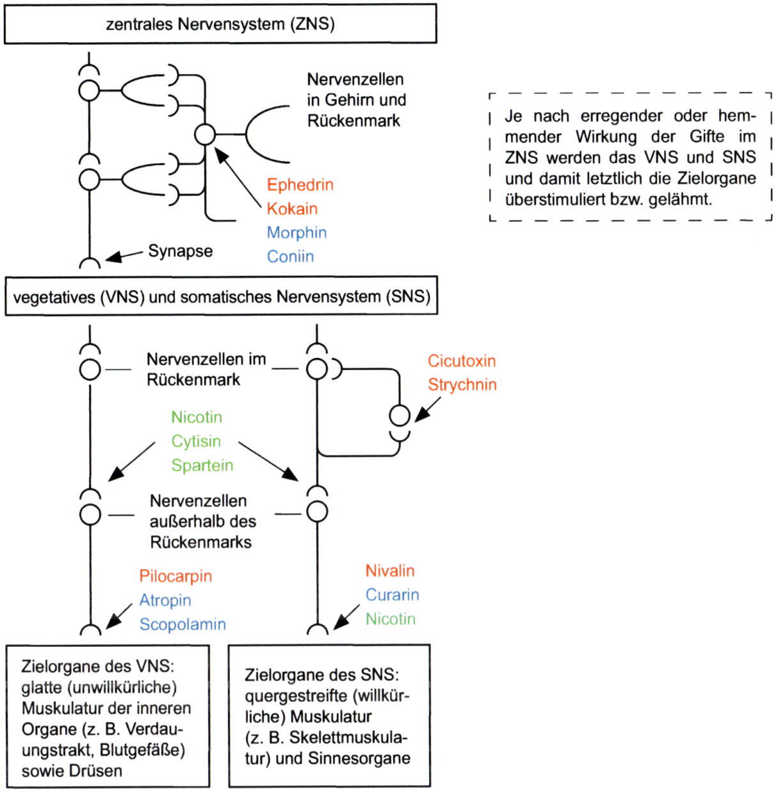

Zentrales Nervensystem (ZNS): Nervensystem des Gehirns und Rückenmarks, das Signale an die Zielorgane (innere Organe, Sinnesorgane, Drüsen und Muskeln) sendet und von diesen empfängt. Zwischen ZNS und den Zielorganen vermittelt das PNS.

Peripheres Nervensystem (PNS): Diejenigen Teile des SNS und VNS, die außerhalb des Gehirns und Rückenmarks liegen und die Zielorgane versorgen.

Vegetatives Nervensystem (VNS): Versorgt die unwillkürlichen Muskeln der inneren Organe und die Drüsen. Das VNS hat Anteile am ZNS (im Rückenmark gelegener Teil) und am PNS (außerhalb des Rückenmarks gelegener Teil).

Somatisches Nervensystem (SNS): Versorgt die willkürlichen Muskeln (Skelettmuskeln) und die Sinnesorgane, die für die bewusste Wahrnehmung der Umwelt zuständig sind. Das VNS hat Anteile am ZNS (im Rückenmark gelegener Teil) und am PNS (außerhalb des Rückenmarks gelegener Teil).

Rot = Gifte mit erregender Wirkung (Transmitteragonisten an Synapsen) → Muskelkrämpfe, Puls- und Atembeschleunigung u. a.

Blau = Gifte mit hemmender Wirkung (Transmitterantagonisten an Synapsen) → Muskellähmung, Pulsverminderung, Atemlähmung u. a..

Grün = Gifte mit teils erregender, teils hemmender Wirkung (Beeinflussung von Transmittersynthese, -speicherung, -freisetzung und -elimination an Synapsen).

Chinolin-Alkaloide: Hierher gehört das Chinin aus der Chinarinde.

Aromatische Alkaloide: Das Capsaicin wirkt reizend und das Ephedrin erregt die Stellen der Verknüpfung zwischen dem sympathischen Nervensystem und den Endorganen.

Steroid-Alkaloide: Imperalin kann zum Herzstillstand führen.

Andere Alkaloide: Aconitin und Delphinin verursachen ein Taubheitsgefühl, und Veratrin führt zum Herzversagen. Colchicin verursacht Blutdruckabfall, Krämpfe und Lähmungen. Als sogenannter Mitosehemmer greift es auch in die Struktur der Erbanlagen ein; es verhindert die Zellteilung nach erfolgter Teilung der Chromosomen.

1.2.2 Polyine

Carotin und Myxoxanthin sind Provitamine; Lycoxanthin verursacht eine sehr starke Schleimhautreizung und Krämpfe. Bei Arnika, Flockenblumen, Sonnenblumen und Alant-Arten, die diese Stoffe enthalten, sucht man nach neuen Antibiotika.

1.2.3 Glycoside

Glycoside sind an Zuckerketten gebundene organische Verbindungen.

Herzglycoside: Digitoxin, Lanatosid, Convallatoxin, Scillaren und Strophanthin (Meerzwiebel und Strophanthus) greifen am Natrium-Kalium-Transportsystem der Herzmuskelzelle an und führen in therapeutischen Dosen zur Stärkung der Herzarbeit, aber bei geringer Überschreitung der Dosis zum Herzstillstand im Zustand einer Dauerkontraktion.

Blausäureglycoside: Amygdalin ist glycosidisch (also an Zucker) gebundene Blausäure. Es hat einen Bittermandelgeruch und kann u. U. Blausäure freisetzen und so die Zellatmung blockieren.

Thioglycoside: Sinalbin und Sinigrin aus dem Senföl wirken stark schleimhautreizend bis zum Auftreten von Geschwüren.

Flavoglycoside: Rutin erhöht den Blutdruck.

Anthocyane: Pelargonin steigert die Herzfrequenz.

Andere Glycoside sind z. B. Convolvulin und Jalapin.

1.2.4 Furanocumarine

Umbelliferon ist der Wirkstoff der Doldenblütengewächse. Umbelliferon, Ostruthin, Aesculin und Scopeletin fluoreszieren im UV-Licht. Wenn diese Stoffe durch Hautkontakt oder über die Verdauungsorgane in den Körper gelangen und dann über den Blutweg in die Haut kommen, führen sie bei anschließender Bestrahlung mit UV-Licht zu einer Photodermatitis mit Sonnenbrand. Cumarin ist Duft- und Aromastoff des Waldmeisters.

1.2.5 Saponine

Saponine sind oberflächenaktive Stoffe, die in wässriger Lösung wie Seifen schäumen. Sie wirken reizend bis zerstörend auf Schleimhäute und sind im Blut hämolytisch, d. h., sie zerstören die roten Blutzellen und setzen dadurch den Blutfarbstoff Hämoglobin frei. Letzterer kann dann die Nieren verstopfen und schädigen.

1.2.6 Terpene

Terpene sind langkettige aliphatische oder aromatische Kohlenwasserstoffe mit 10–50 Kohlenstoff-Atomen. Man unterscheidet nach der Anzahl der Kohlenstoff-Atome zwischen Mono-, Sesqui-, Di- und Triterpenen; außerdem gibt es Terpenester. Besonders giftig sind die stark gewebereizenden tetracyclischen Triterpene aus den zwei Zaunrübenarten und die Triterpenester aus dem Wandelröschen. Das in der Krebstherapie benutzte Taxol aus der Eibe ist ein Diterpen.

1.2.7 Pflanzensäuren

Zitronensäure, Äpfelsäure und Weinsäure geben den Früchten ihren typischen Geschmack. Die Ascorbinsäure (Vitamin C) ist ein wichtiger Bestandteil unserer Nahrung. Die Oxalsäure kann, besonders in Kombination mit Calciumoxalatnadeln in den sogenannten »Idioblasten« (spezielle Pflanzenzellen) zu starken Entzündungen führen. Beim Platzen dieser Zellen schießen die Kristallnadeln in die Schleimhaut, sodass die konzentrierte Oxalsäure in die Schleimhaut eindringen kann.

1.2.8 Eiweiße (Proteine)

Toxalbumine sind toxische Eiweiße und Lektine sind zuckerhaltige Glycoproteine. Beide Stoffgruppen führen als sogenannte Phytohämagglutinine zum Zusammenballen von roten Blutkörperchen unter Freisetzung des Blutfarbstoffs Hämoglobin. Eine hohe Konzentration von Hämoglobin im Blut kann zu Nierenschäden führen.

1.2.9 Allergene

Verschiedene Pflanzen enthalten Allergene, also Stoffe, die das Immunsystem stimulieren, das daraufhin Antikörper bildet. Beim erneuten Kontakt kommt es durch die Antigen-Antikörper-Reaktion zu unter Umständen lebensbedrohlichen Situationen. Das gefährlichste Allergen ist das Urushiol des Giftsumachs. Dass Primeln und diverse Pollen Allergien auslösen, ist bekannt. Es gibt aber viele Pflanzen, die in seltenen Fällen ebenfalls Allergien auslösen können, ohne dass dies allgemein bekannt ist.

2 Erste Hilfe und Therapie

Vergiftungsfälle, bei denen Kinder beim Spielen im Freien giftige Pflanzen oder Pilze aufgenommen haben, liegen in der Vergiftungsstatistik ganz oben. Um ernste Komplikationen zu vermeiden, ist schnelles und richtiges Handeln angesagt, wobei eine gewisse Kenntnis von Giftpflanzen sehr hilfreich ist. Auf jeden Fall muss das Kind so schnell wie möglich einem Arzt vorgestellt werden. Eigenmächtiges Handeln sollte bis auf Maßnahmen der Ersten Hilfe vermieden werden. So ist die Annahme, Milch würde die Gifte neutralisieren, irrig, denn das Milchfett beschleunigt die Resorption fettlöslicher Gifte! Das aufgenommene Gift kann durch Auslösen von Erbrechen aus dem Magen entfernt werden. Hierzu verabreicht man dem Kind Wasser oder verdünnten Saft, und reizt danach die hintere Rachenwand mit dem Finger oder einer Feder. Die Gabe von Salzlösung sollte der Behandlung von Erwachsenen vorbehalten bleiben und ist bei Kindern zu vermeiden. Um die Aspiration (d. h. die Aufnahme in die Atemwege) von Erbrochenem zu vermeiden, sollte das Kind in Bauchlage auf den Knien einer Hilfsperson liegen. Die erste Portion des Erbrochenen ist sicherzustellen und dem Arzt vorzulegen.

Bei Kindern dürfen keine Brechmittel gegeben werden, da sie zu Komplikationen führen können. Alle weiteren Maßnahmen sind dem Arzt zu überlassen; lediglich können Augenspülungen mit fließendem warmen Wasser durchgeführt werden, wenn ätzende Pflanzensäfte ins Auge gekommen sind. Hierzu können auch Augenspülschälchen verwendet werden, die mit Wasser gefüllt auf das Auge gehalten werden, wobei der Patient zwinkern soll.

Wenn das Auslösen von Erbrechen nicht ausreichend war, kann der Arzt eine Magenspülung durchführen und anschließend Aktivkohle zur Bindung des Gifts und Natriumsulfat als Abführmittel geben. Die Gabe von Rizinusöl ist nur bei bestimmten Vergiftungen hilfreich. Zur Oxidation der Gifte kann mit einer weinroten Lösung von Kaliumpermanganat gespült werden.

Um bereits resorbierte Gifte aus dem Körper zu entfernen, kann der Arzt eine »forcierte Diurese« durchführen, wobei der Infusionslösung Furosemid zugesetzt wird, um die Ausscheidung durch die Niere zu beschleunigen. Eine weitere Möglichkeit ist die Hämodialyse (künstliche Niere), wobei ein Gerät die Funktion der Niere übernimmt. Da Letzteres für Kinder riskant werden kann, wird eine Peritonealdialyse empfohlen, wobei der Bauchraum gespült wird, um das Gift zu entfernen. Diese erwähnten Methoden werden aber nur bei sehr ernsten Fällen zur Anwendung kommen, was auch für die Blutaustauschtransfusion zutrifft. Bei einer starken Darmreizung können Schleimstoffe Erleichterung bringen, auch ist eine Schondiät angebracht.

Heftiges Erbrechen und Durchfälle führen zu einem Verlust an Wasser und Elektrolyten, was durch Infusionen ausgeglichen werden muss. Starke Erregung und Krämpfe können durch Beruhigungsmittel, Narkotika oder Muskelrelaxantien beeinflusst werden. Bei Lähmungen können Koffein und andere zentral erregende Mittel gegeben werden. Sinkt der Blutdruck oder steigt er über den Normalwert, so gibt es dagegen blutdrucksteigernde oder blutdrucksenkende Medikamente. Bei Fieber helfen kühlende Umschläge.

Für einige Gifte gibt es sogenannte Antidota (Gegengifte). Hier einige Beispiele: Atropin wird durch Pilocarpin vom Rezeptor verdrängt; gegen die Krampfgifte Cicutoxin und Cytisin helfen Muskelrelaxantien oder Diazepam. Herzglycoside wie Digitoxin und Convallatoxin greifen an der Kalium-Bindungsstelle der ATP-ase an, was durch Natriumgaben verhindert werden kann. Galantamin und Lycorin führen durch Hemmung der Cholinesterase zum Anstieg von Acetylcholin und damit zur cholinergen Übererregung, die durch Atropin gehemmt wird. Oxalsäure kann durch Calciumgluconat neutralisiert werden, und die Wirkung von Morphin wird durch Nalorphin aufgehoben.

Giftnotrufzentren

Schnelle ärztliche Hilfe ist bei Vergiftungsfällen – insbesondere bei Kindern – oberstes Gebot. Deutschsprachige Giftnotrufzentren finden Sie in Berlin, Bonn, Erfurt, Freiburg, Göttingen, Homburg/Saar, Mainz, München, Nürnberg, Wien und Zürich.

Es ist empfehlenswert, die für Ihre Region zuständige Giftnotrufnummer auf dem Telefon oder Handy abzuspeichern oder an schnell zugänglicher Stelle bereitzuhalten.

Berlin
Giftnotruf der Charité – Universitätsmedizin Berlin
Charité Centrum 5
Oranienburger Str. 285
13437 Berlin
Notruf: +49 (0) 30 19240
E-Mail: mail@giftnotruf.de
Web: http://giftnotruf.charite.de

Bonn
Informationszentrale gegen Vergiftungen
Zentrum für Kinderheilkunde – Universitätsklinikum Bonn
Adenauerallee 119
53113 Bonn
Notruf: +49 (0) 228 19240
E-Mail: gizbn@ukb.uni-bonn.de
Web: www.gizbonn.de

Erfurt
Gemeinsames Giftinformationszentrum der Länder Mecklenburg-Vorpommern, Sachsen, Sachsen-Anhalt und Thüringen (GGIZ)
Nordhäuser Str. 74
99089 Erfurt
Notruf: +49 (0) 361 730730
E-Mail: ggiz@ggiz-erfurt.de
Web: www.ggiz-erfurt.de

Freiburg
Vergiftungs-Informations-Zentrale Freiburg (VIZ)
Universitätsklinikum Freiburg – Zentrum für Kinder- und Jugendmedizin
Mathildenstraße 1
79106 Freiburg
Notruf: +49 (0) 761 19240
E-Mail: giftinfo@uniklinik-freiburg.de
Web: www.giftberatung.de

Göttingen

Giftinformationszentrum-Nord der Länder Bremen, Hamburg, Niedersachsen und Schleswig-Holstein (GIZ-Nord)

Universitätsmedizin Göttingen – Georg-August-Universität

Robert-Koch-Str. 40

37075 Göttingen

Notruf: +49 (0) 551 19240

E-Mail: giznord@giz-nord.de

Web: www.giz-nord.de

Homburg/Saar

Informations- und Behandlungszentrum für Vergiftungen des Saarlandes

Universitätsklinik für Kinder- und Jugendmedizin, Gebäude 9

Kirrberger Straße 100

66421 Homburg/Saar

Notruf: +49 (0) 6841 19240

E-Mail: giftberatung@uniklinikum-saarland.de

Web: www.uniklinikum-saarland.de/giftzentrale

Mainz

Giftinformationszentrum der Länder Rheinland-Pfalz und Hessen

Klinische Toxikologie

Universitätsmedizin der Johannes Gutenberg-Universität [JG|U]

Langenbeckstr. 1

55131 Mainz

Notruf: +49 (0) 6131 19240

E-Mail: giftinfo@giftinfo.uni-mainz.de

Web: www.giftinfo.uni-mainz.de

München

Giftnotruf München

Toxikologische Abteilung der II. Medizinischen Klinik des Klinikums rechts der Isar – Technische Universität München

Ismaninger Str. 22

81675 München

Notruf: +49 (0) 89 19240

E-Mail: tox@lrz.tum.de

Web: www.toxinfo.med.tum.de/inhalt/giftnotrufmuenchen

Nürnberg
Giftinformationszentrale Nürnberg, Medizinische Klinik 1, Klinikum Nürnberg
Universität Erlangen-Nürnberg
Prof.-Ernst-Nathan-Str. 1
90419 Nürnberg
Notruf: +49 (0) 911 3982451
E-Mail: giftnotruf@klinikum-nuernberg.de

Wien
Vergiftungsinformationszentrale Wien
Gesundheit Österreich GmbH
Stubenring 6
1010 Wien
Österreich
Notruf: +43 (0) 140 64343
E-Mail: viz@meduniwien.ac.at
Web: www.giftinfo.org

Zürich
Schweizerisches Toxikologisches Informationszentrum (STIZ)
Freiestrasse 16
8028 Zürich
Schweiz
Notruf: + 41 (0) 44 2515151
E-Mail: info@toxi.ch
Web: www.toxi.ch

Quelle der Adressen: Giftinformationszentrum-Nord der Universitätsmedizin Göttingen, www.giz-nord.de/cms/index.php/giftnotrufliste-lang.html, URL besucht am 19.03.2014.

3 Für Kinder potenziell gefährliche Pflanzen

Im Folgenden werden die wichtigsten für Kinder potenziell gefährlichen Giftpflanzen anhand von Farbfotos und Kurzbeschreibungen vorgestellt. Letztere sind bewusst steckbriefartig gehalten, damit die wesentlichen Merkmale schnell erfasst werden können.

Die Pflanzenarten sind zunächst nach Giftstoffgruppen (Nervengifte, Herzgifte usw.) oder Giftwirkungen (krebserregend, reizend usw.) angeordnet. Innerhalb einer jeden Giftstoffgruppe sind die Pflanzen gemäß ihrer Familienzugehörigkeit sortiert, da verwandte Arten meist auch über ähnliche Inhaltsstoffe verfügen, die ähnliche Vergiftungserscheinungen hervorrufen.

Neben jeder Pflanzenart ist deren Gefahrenstufe symbolisch gekennzeichnet. Dabei bedeuten:

☠	leichte bis mittelschwere Vergiftungssymptome
☠☠	schwere Vergiftungssymptome
☠☠☠	sehr schwere Vergiftungssymptome mit u. U. tödlichem Ausgang

Hierbei ist zu beachten, dass die Symbole die tatsächliche Giftigkeit einer Pflanze kennzeichnen, unabhängig davon, wie häufig oder selten die Pflanze ist oder wie wahrscheinlich es ist, dass Kinder mit der Pflanze in Kontakt kommen.

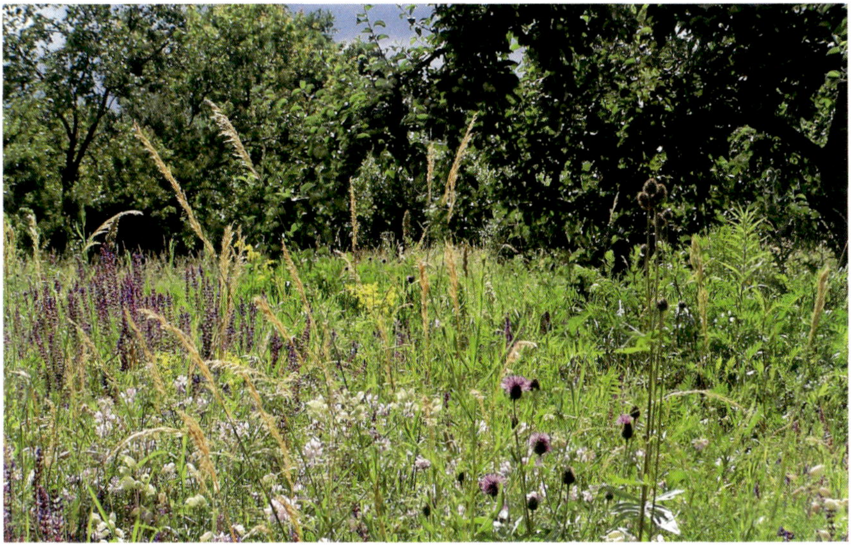

Eine artenreiche, blühende Wiese ist nicht nur Ausdruck einer intakten Natur, sie bietet Kindern auch tolle Möglichkeiten für Spiel und Abenteuer. Da Kinder dabei oft Haut- und Augenkontakt mit Pflanzensäften haben und auch gerne bunte Blüten und Früchte in den Mund nehmen, sind allergische Reaktionen und Vergiftungen nie ganz auszuschließen. Foto: GÜNTHER WANNENMACHER.

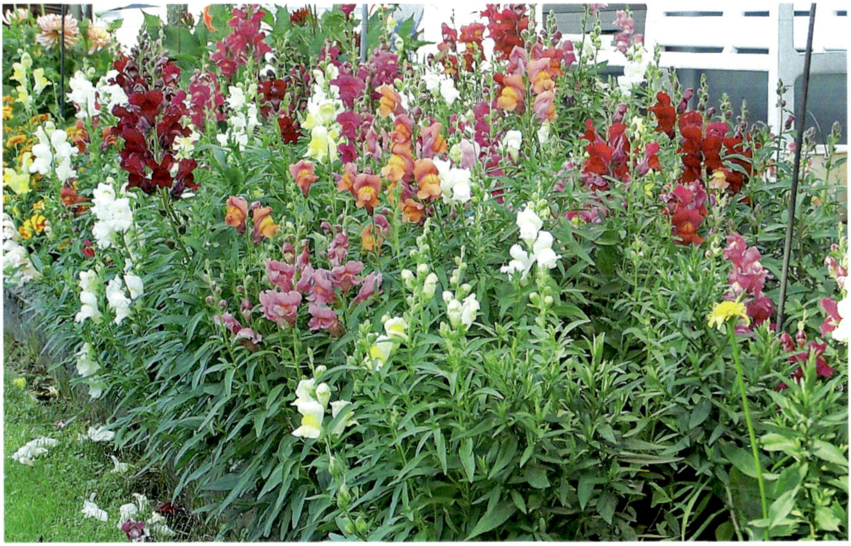

Auch ein bunt blühender Garten lädt Kinder zum Spielen und Erkunden ein. Damit es dabei nicht zu unliebsamen und gefährlichen Überraschungen kommt, sollte auf giftige Pflanzenarten verzichtet werden. Foto: GÜNTHER WANNENMACHER.

Belladonnalilie, Ritterstern (*Amaryllis belladonna*) ☠☠☠
Familie Narzissengewächse (Amaryllidaceae)

Vorkommen: Aus Südafrika stammende Zier- und Topfpflanze.

Beschreibung: Zwiebelpflanze.

Blätter: Grundständig, derb, riemenförmig.

Blüten: Die 2 x 3 eiförmigen Blütenblätter sind leuchtend rot, die Blüten stehen zu mehreren am Ende des Blütenstängels.

Früchte: Dreifächerige Kapseln.

Blütezeit: Meist August–September.

Inhaltsstoffe: Lycorin, Amellin u. a.

Symptome: Übelkeit, Speichelfluss, Erbrechen, Durchfall, Schweißausbrüche, enge Pupillen und Nierenschädigung. Nach Aufnahme größerer Mengen auch Kollaps und Lähmung – u. U. mit tödlichem Ausgang – möglich.

Wissenswertes: In Afrika wurde der Pflanzensaft als Pfeilgift verwendet.

➔ Die Pflanze ist gefährlich für Kinder, daher von Kindern fern halten!

Klivie, Riemenblatt (*Clivia miniata*) ☠☠☠
Familie Narzissengewächse (Amaryllidaceae)

Vorkommen: Zimmerpflanze; Heimat Südafrika.

Beschreibung: 60 cm hohe Zwiebelpflanze.

Blätter: Mehrere grundständige, in 2 Reihen angeordnete riemenförmige Blätter.

Blüten: In einer endständigen Dolde stehen mehrere trichterförmige Blüten, deren 6 Blütenblätter sind mennigrot mit gelber Basis.

Blütezeit: Februar–Mai.

Inhaltsstoffe: Der Milchsaft der Blätter enthält Lycorin, Clivimin und Clivatin.

Symptome: In geringen Mengen bewirkt Lycorin Speichelfluss, Erbrechen und Durchfall; nach größeren Mengen tritt eine zentrale Lähmung mit Kollaps ein.

➔ Die Klivie ist gefährlich für Kinder.

Gelbe Narzisse, Osterglocke (*Narcissus pseudonarcissus*) ☠☠☠
Familie Narzissengewächse (Amaryllidaceae)

Vorkommen: Zierpflanze; Heimat sind Bergwiesen in Süd- und Westeuropa.

Beschreibung: Zwiebelpflanze mit einer Blüte auf 15–40 cm hohem Stängel.

Blätter: Grundständig, linealisch, so lang wie der Blütenstängel.

Blüten: Vom Grund der 6 gelben Blütenblätter erhebt sich eine ebenfalls gelbe, trichterförmige Nebenkrone.

Früchte: Dreifächerige Kapseln.

Blütezeit: März–April.

Inhaltsstoffe: Galantamin und Lycorin (Hemmer der Acetylcholinesterase).

Symptome: Übelkeit, Erbrechen, Durchfall, Schweißausbrüche, enge Pupillen, Speichelfluss. Nach Verzehr größerer Mengen (als Folge der Verwechslung mit Küchenzwiebeln) kann es zum Kollaps und zu Lähmungen mit teilweise tödlichem Ausgang kommen.

➔ Bei Kindern, die Wasser aus der Blumenvase getrunken hatten, kam es zu heftigen Vergiftungserscheinungen.

Weiße Narzisse (*Narcissus poetica*) ☠☠☠
Familie Narzissengewächse (Amaryllidaceae)

Vorkommen: Wie Gelbe Narzisse.

Beschreibung: Zwiebelpflanze mit einblütigem, bis 40 cm hohem Stängel.

Blätter: Grundständig, linealisch, so lang wie der Blütenstängel, aber schmaler als bei der Gelben Narzisse.

Blüten: Am Grund der 6 weißen Blütenblätter befindet sich eine kurze, gelbe, trichterförmige Nebenkrone.

Inhaltsstoffe und Symptome: Wie bei der Gelben Narzisse.

➔ Beide Narzissenarten sind sehr gefährlich für Kinder, sogar das Wasser aus der Blumenvase hat schon zu Vergiftungen geführt!

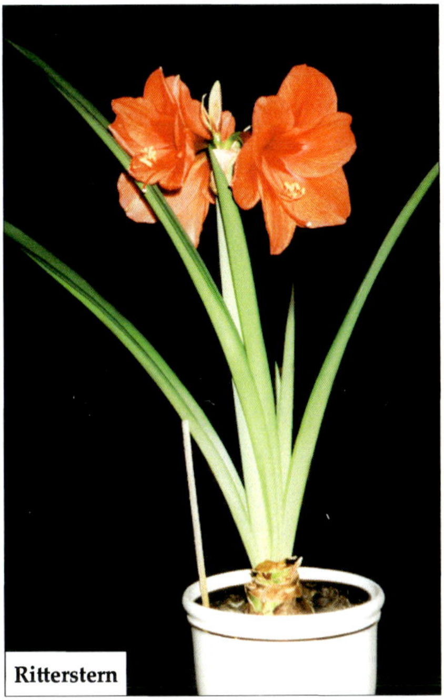
Ritterstern

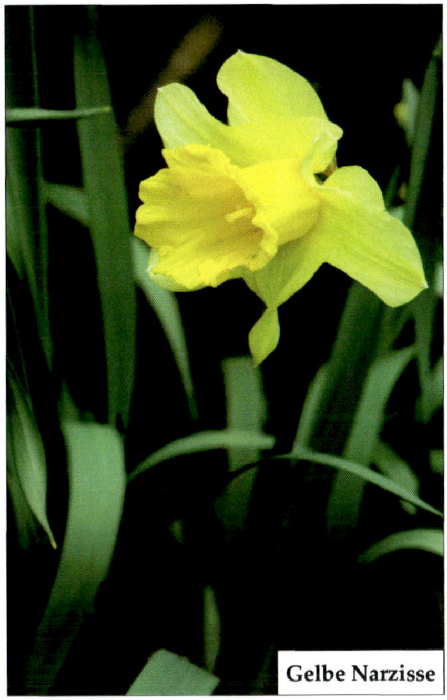
Gelbe Narzisse

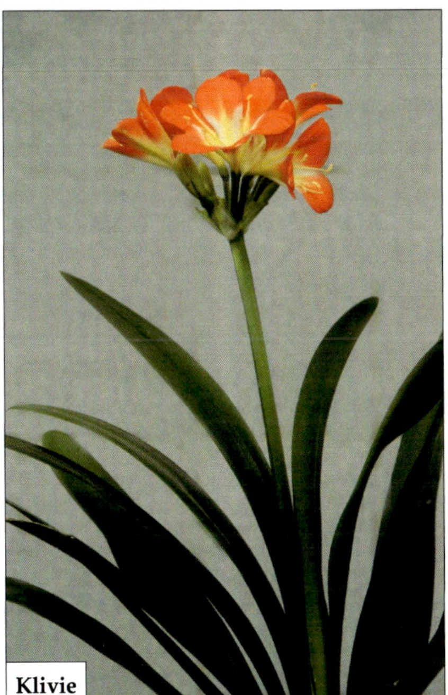
Klivie

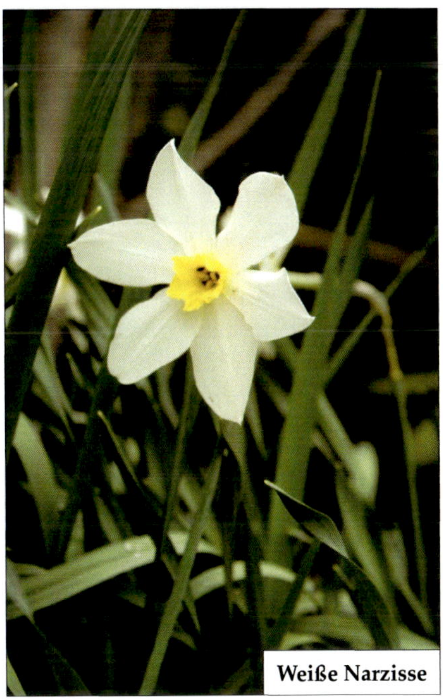
Weiße Narzisse

Märzenbecher, Frühlingsknotenblume (*Leucojum vernum*) ☠☠ Familie Narzissengewächse (Amaryllidaceae)

Vorkommen: Laubwälder in Mitteleuropa, beliebte Gartenpflanze.

Beschreibung: Zwiebelpflanze mit einblütigem, etwa 20 cm hohem Stängel.

Blätter: Grundständig, riemenartig, so lang wie der Blütenstängel.

Blüten: Hängende Glocken aus 6 gleichgroßen weißen Blütenblättern, mit gelbgrünem Fleck an der Spitze.

Früchte: Beerenartige Kapseln.

Blütezeit: Februar–April.

Inhaltsstoffe: Galantamin, Lycorin, Narcissin und andere Alkaloide.

Symptome: Übelkeit, Erbrechen und Durchfall, auch Herzrhythmusstörungen und Schläfrigkeit.

➔ Märzenbecher und Schneeglöckchen dürften Kinder kaum zum Naschen verführen – dennoch Vorsicht!

Wasserschierling, Wüterich (*Cicuta virosa*) ☠☠☠ Familie Doldenblütler (Apiaceae)

Vorkommen: Uferzonen von Tümpeln, Teichen und langsam fließenden Gewässern in Europa und Zentralasien.

Beschreibung: Mehrjähriges, bis 1,5 m hohes Kraut mit gekammertem Wurzelstock.

Blätter: Zwei- bis dreifach gefiedert, Fiederblättchen schmal und spitz, Blattscheide blasig aufgetrieben.

Blüten: Die weißen Blüten stehen in zusammengesetzten Dolden.

Früchte: Eiförmige Spaltfrüchte.

Blütezeit: Juli–August.

Inhaltsstoffe: Cicutoxin, Cicutoxol.

Symptome: Zyklische Krämpfe. Begleitsymptome sind Brennen im Mund, Übelkeit, Erbrechen und Schaum vor dem Mund.

➔ Beide Schierlingsarten sind hochgiftig!

Kleines Schneeglöckchen (*Galanthus nivalis*) ☠☠ Familie Narzissengewächse (Amaryllidaceae)

Vorkommen: Feuchte Laubwälder in Mittel- und Südeuropa, auch Zierpflanze.

Beschreibung: Zwiebelpflanze mit einblütigem, bis 10 cm langem Stängel.

Blätter: Grundständig linealisch, schmal.

Blüten: Hängend mit 3 langen weißen und 3 kurzen Blütenblättern mit gelbgrünem Fleck.

Früchte: Grüne, beerenartige Kapseln.

Blütezeit: Februar–April.

Inhaltsstoffe: Galantamin, Lycorin.

Symptome: Typische Anzeichen einer Hemmung der Acetylcholinesterase – siehe bei Osterglocke und Ritterstern.

Wissenswertes: Galantamin wird zur Behandlung von Demenzen, insbesondere bei Alzheimer, eingesetzt.

Gefleckter Schierling (*Conium maculatum*) ☠☠☠ Familie Doldenblütler (Apiaceae)

Vorkommen: Wegränder, Schuttplätze und Brachland in Europa, Asien und Nordamerika.

Beschreibung: Zweijährige, etwa 1 m hohe Pflanze mit rotbraun geflecktem Stängel; Geruch mäuseartig.

Blätter: Dreifach fiederteilig.

Blüten: Fünfteilig, weiß, stehen in 10–20-strahligen Dolden.

Früchte: Gerippte Spaltfrüchte.

Blütezeit: Juni–August.

Inhaltsstoffe: Coniin.

Symptome: Schwitzen, Sehstörungen, aufsteigende Lähmung des Rückenmarks: Lähmung der Beine, des Rumpfes der Arme, des Gesichts sowie Atemlähmung; Ersticken bei vollem Bewusstsein.

Wissenswertes: Bekannt ist die Hinrichtung des Sokrates durch den »Schierlingsbecher«.

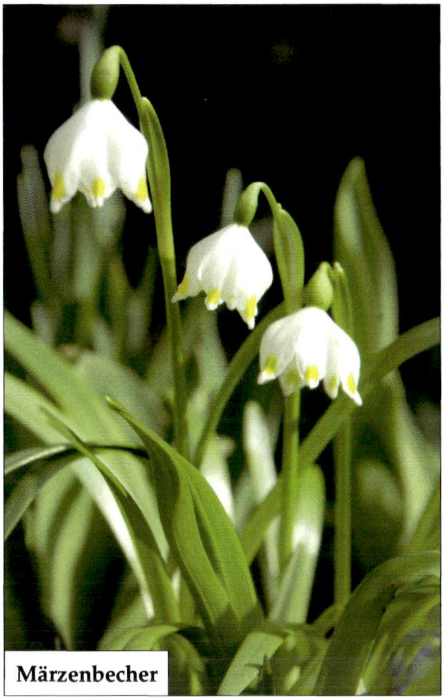
Märzenbecher

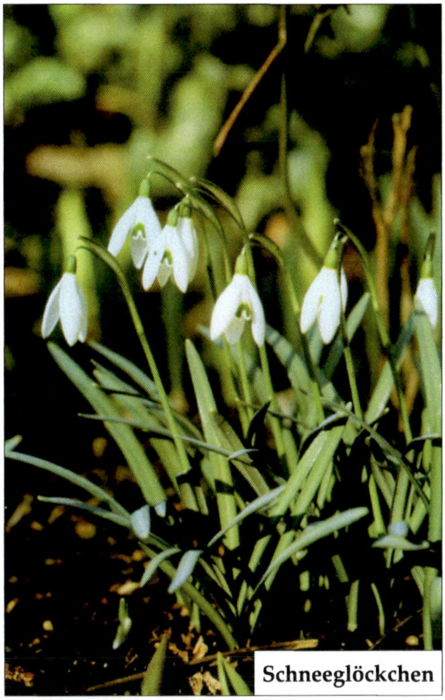
Schneeglöckchen

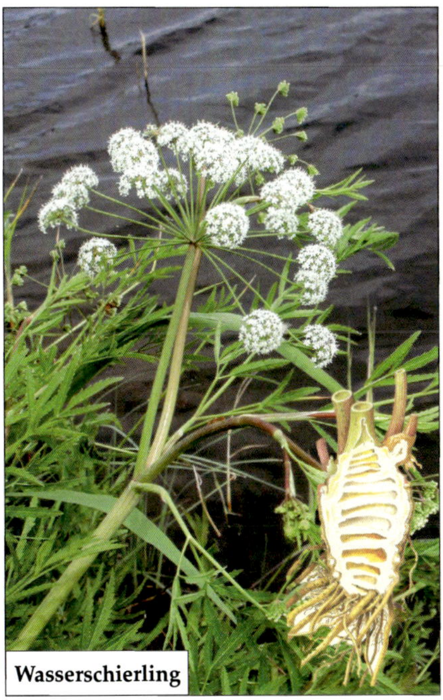
Wasserschierling

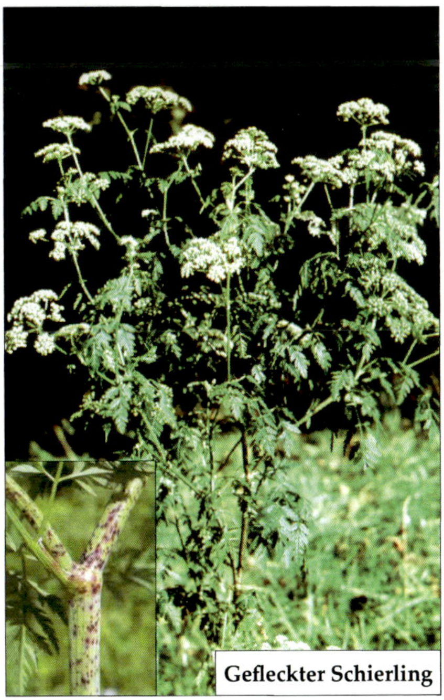
Gefleckter Schierling

Hundspetersilie (*Aethusa cynapium*) ☠☠☠
Familie Doldenblütler (Apiaceae)

Vorkommen: Wegränder und lichte Wälder in Mitteleuropa; selten.

Beschreibung: Bis 60 cm hohes, nach Mäuseharn riechendes Kraut.

Blätter: Doppelt bis dreifach gefiedert, glänzend.

Blüten: Die weißen Blüten stehen in lockeren Dolden.

Früchte: Kugelige Spaltfrüchte.

Blütezeit: Juni–September.

Inhaltsstoffe: Aethusin (Mäusegeruch).

Symptome: Bei Verwechslung mit glattblättriger Echter Petersilie treten Erbrechen, kalter Schweiß, Herzrasen, weite Pupillen und Krämpfe auf. Auf Krämpfe folgt (ähnlich wie bei Coniin, dem Gift des Gefleckten Schierlings) eine aufsteigende Lähmung.

Wissenswertes: Mit der krausblättrigen Echten Petersilie besteht keine Verwechslungsgefahr.

➔ Tod durch Atemlähmung ist möglich!

Wurmfarn (*Dryopteris filix-mas*) ☠☠☠
Familie Schildfarne (Aspidiaceae)

Vorkommen: Schattige Wälder in fast allen Ländern der Erde.

Beschreibung: Farn mit ausdauerndem Wurzelstock.

Blätter: Grundständig wie bei einem Blumenstrauß, doppelt gefiedert. Auf der Blattunterseite sitzen Sporenträger. Aus den Sporen entstehen Vorkeime mit Sexualorganen.

Inhaltsstoffe: Verbindungen der Isobuttersäure mit Phloroglucin, Filicin.

Symptome: Übelkeit, Erbrechen, Leibschmerzen, Durchfall, Herzschwäche, Sehstörungen, Reflexsteigerung bis zu Krämpfen und Bewusstlosigkeit. Todesursache meist Atemlähmung im Krampfanfall.

Wissenswertes: Früher wurde ein Extrakt als Mittel gegen Bandwürmer verwendet. Diese Anwendung wurde aber wegen der toxischen Nebenwirkung aufgegeben.

Safranrebendolde, Giftige Rebendolde (*Oenanthe crocata*) ☠☠☠
Familie Doldenblütler (Apiaceae)

Vorkommen: Feuchte Standorte in allen Mittelmeerländern.

Beschreibung: Doldenblütengewächs mit ausdauerndem Wurzelstock.

Blätter: Zart und mehrfach fiederteilig.

Blüten: Weiß und in doppelten Dolden stehend.

Früchte: Spaltfrüchte.

Blütezeit: Sommermonate.

Inhaltsstoffe: Oenanthotoxin, Oenanthetol, Oenantheton.

Symptome: Entzündliche Reizung der Mund- und Magenschleimhaut, anhaltende epilepsieartige Krämpfe mit blutigem Schaum vor dem Mund, Bewusstlosigkeit.

➔ Es besteht kaum Gefahr, dass Kinder mit der Pflanze Kontakt haben – dennoch höchste Vorsicht!

Wermut (*Artemisia absinthium*) ☠☠
Familie Korbblütler (Asteraceae)

Vorkommen: Verbreitet in Mitteleuropa und Nordafrika, zum Teil angebaut und zum Teil verwildert.

Beschreibung: Halbstrauch von etwa 1 m Höhe.

Blätter: Ober- und Unterseite silberig filzig, zwei- bis dreifach gefiedert, tief eingeschnitten, schmal.

Blüten: Kleine hellgelbe, kugelförmige Korbblüten in vielästigen Rispen.

Früchte: Nüsschen ohne »Fallschirm«.

Blütezeit: Juli–September.

Inhaltsstoffe: Thujon (ätherisches Öl), Absinthin (Bitterstoff) u. a. Stoffe.

Symptome: Wermut ist Bestandteil des Bitterlikörs Absinth. Missbräuchlicher Genuss von Absinth führt zu Schwindel, Bewusstlosigkeit, Krämpfen und Lähmungen.

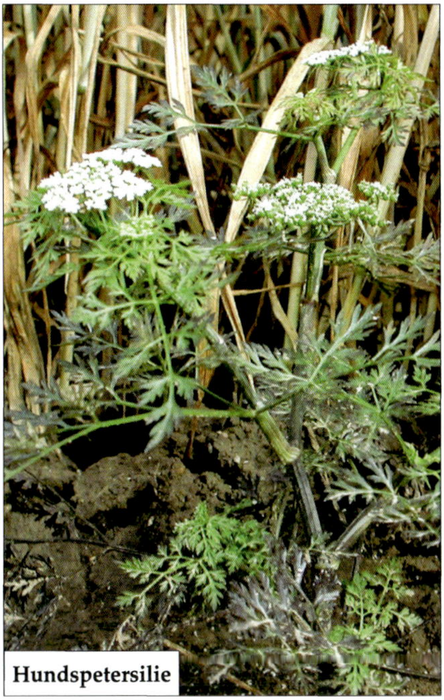

Hundspetersilie

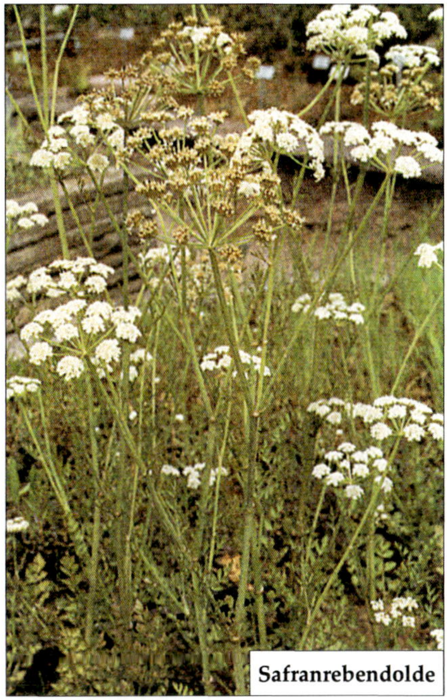

Safranrebendolde

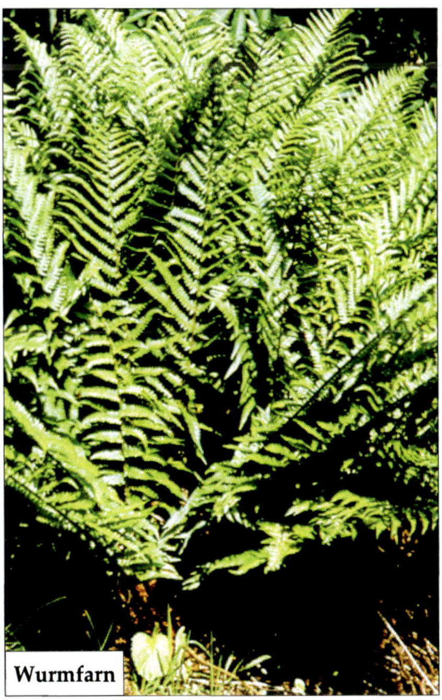

Wurmfarn

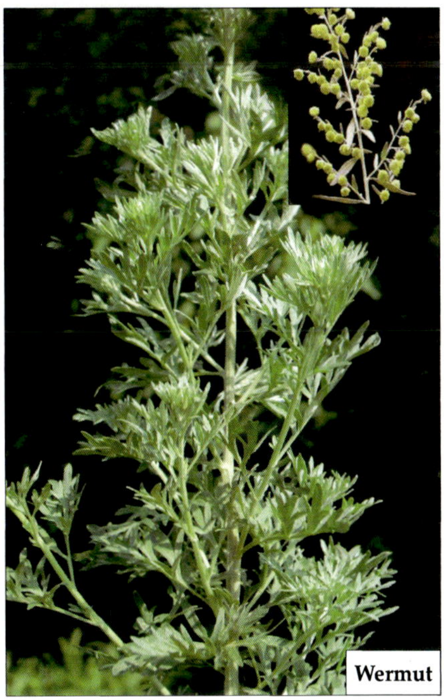

Wermut

Bergwohlverleih, Arnika (*Arnica montana*) ☠
Familie Korbblütler (Asteraceae)

Vorkommen: In Torf- und Magerwiesen der mitteleuropäischen Gebirge.

Beschreibung: Staude mit Blattrosette, aus der sich ein etwa 50 cm hoher Blütenstängel erhebt.

Blätter: Grundständige Rosette aus 2 Paar lanzettlichen, gegenständigen Blättern.

Blüten: Korbblüten, einzeln endständig, Ø 5–7 cm, mit gelben Zungen- und Röhrenblüten.

Blütezeit: Juni–August.

Inhaltsstoffe: Bitterstoffe, ätherische Öle und sehr viele Begleitstoffe. Arnikatinktur aus der Volksmedizin kann aber bei Überdosierung schädlich sein.

Symptome: Verminderung der Reflexe, Harnfluss vermehrt, Entzündung der Haut, Durchfall, Kopfschmerz usw.

Gift-Lattich (*Lactuca virosa*) ☠☠
Familie Korbblütler (Asteraceae)

Vorkommen: Trockene und sonnige Standorte in Süd- und Mitteleuropa.

Beschreibung: Zweijähriges, bis 1,5 m hohes Kraut; im 1. Jahr nur Blattrosette.

Blätter: Länglich eiförmig, ungeteilt, stängelumfassend, Rand fein gezähnt bis gesägt, Mittelrippe borstig behaart.

Blüten: Körbchen stehen in verzweigten Blütenständen, bestehen aus gelben Zungenblüten.

Früchte: Nüsschen mit »Fallschirm«.

Blütezeit: Juli–September.

Inhaltsstoffe: Der Milchsaft enthält Sesquiterpenlactone und Bitterstoffe.

Symptome: Bei Missbrauch Anstieg der Atem- und Pulsfrequenz, weite Pupillen, Sehstörungen, Schweißausbrüche, Schwindel, Kopfschmerz, Müdigkeit.

Wissenswertes: Der Milchsaft wurde früher (teils auch heute noch) homöopathisch als Beruhigungsmittel eingesetzt.

Dalmatinische Insektenblume (*Chrysanthemum cinerariifolium*) ☠☠
Familie Korbblütler (Asteraceae)

Vorkommen: Gebiet des ehemaligen Jugoslawiens, Albanien, weltweit zur Insektenbekämpfung angebaut. Präparat: Pyrethrum.

Beschreibung: Mehrjährige, bis 1 m hohe Pflanze mit aromatischem Duft.

Blätter: Grundständig, gefiedert, seidig behaart, Stängel meist ohne Blätter.

Blüten: Blütenköpfchen ähnlich einer Margarite mit weißen Zungenblüten und gelben Röhrenblüten.

Früchte: Nüsschen mit 5 Rippen.

Blütezeit: Juni–Juli.

Inhaltsstoffe: Pyrethrine und Cinerine.

Symptome: Dauerkontakt zerstört die Myelinscheide (die Isolierschicht) der Nervenfasern – lokale Reizung und zentralnervöse Störungen möglich!

Wissenswertes: Man glaubte mit Pyrethrum ein unbedenkliches Insektizid gefunden zu haben, aber siehe oben.

Buchsbaum (*Buxus sempervirens*) ☠☠
Familie Buchbaumgewächse (Buxaceae)

Vorkommen: Hanglagen warmer Regionen in Süd- und Mitteleuropa.

Beschreibung: Strauch, langsam wachsende Hecken, selten bis 8 m hoch.

Blätter: Klein, meist oval, je nach Zuchtrasse unterschiedlich geformt.

Blüten: Klein, weiß, unscheinbar, büschelig in Blattachseln.

Früchte: Dreihörnige Kapseln mit je 2 braunen Samen.

Blütezeit: März–Mai.

Inhaltsstoffe: Alkaloidgemisch aus Buxin, Parabuxin und anderen Steroidverbindungen.

Symptome: Erbrechen, Durchfall, heftige Krämpfe, gefolgt von Lähmungserscheinungen.

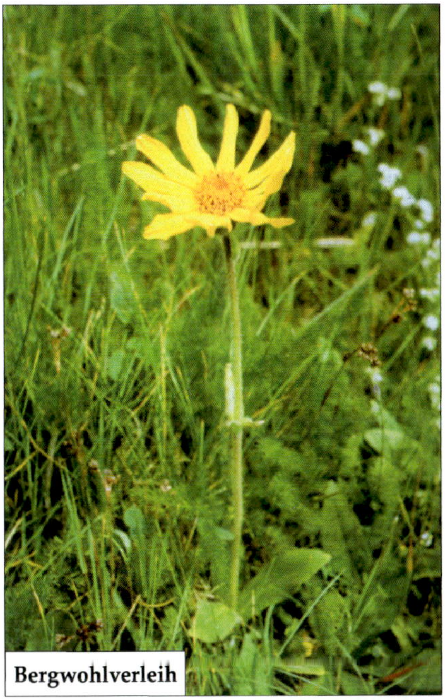
Bergwohlverleih

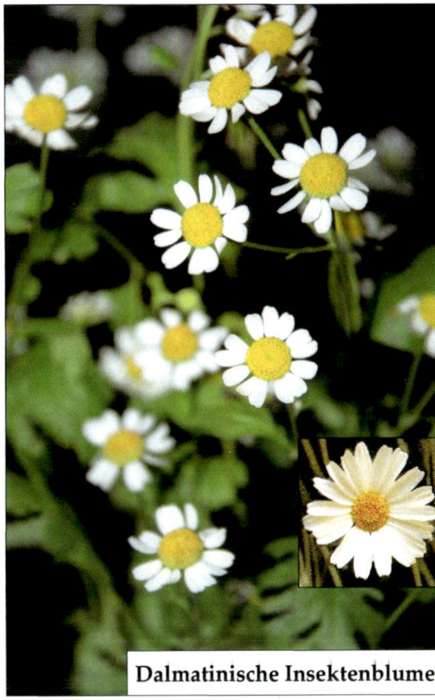
Dalmatinische Insektenblume

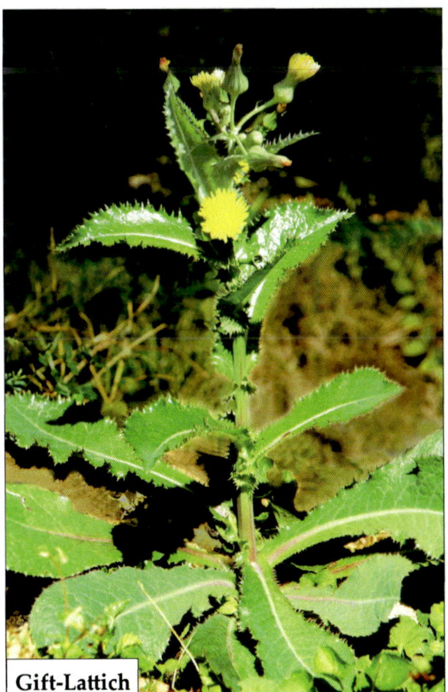
Gift-Lattich

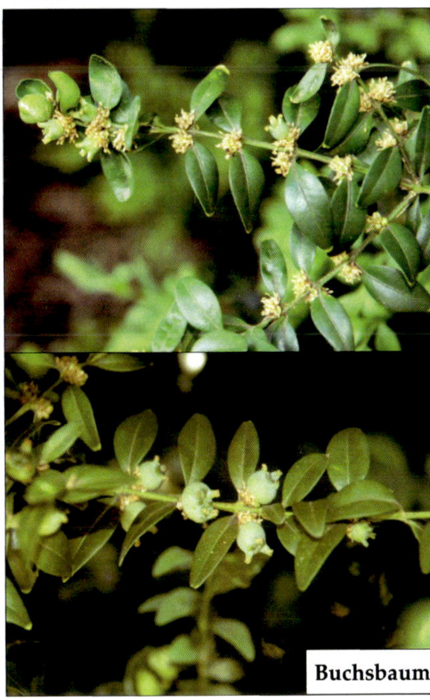
Buchsbaum

Trichterwinde, Himmelblaue Prunkwinde (*Ipomoea tricolor*) ☠☠
Familie Windengewächse (Convolvulaceae)

Vorkommen: Zierpflanze, ursprüngliche Heimat ist Mexiko.

Beschreibung: Gern an Zäunen windende, bis zu 3 m lange Pflanze.

Blätter: Zugespitzt ei- bis herzförmig.

Blüten: Trichterförmig, Ø = 8–19 cm, erst rot, dann blau, Schlund weiß.

Früchte: Kapseln mit 4 schwarzen, länglichen Samen.

Blütezeit: Juli–September.

Inhaltstoffe: Samen enthalten Lysergsäurederivate (u. a. LSD, Chanoclavin, Elymoclavin und Ergometrin); Gehalt schwankend.

Symptome: Halluzinationen, Durchfall, Leibschmerzen, Atemnot, Kopfschmerz, weite Pupillen, Blutdruckabfall, schneller Puls.

Wissenswertes: Indianer benutzten eine Paste aus Samen zu Kultzwecken.

Sumpf-Schachtelhalm, Duwock (*Equisetum palustre*) ☠☠☠
Familie Schachtelhalmgewächse (Equisetaceae)

Vorkommen: Gemäßigte Zonen der nördlichen Halbkugel.

Beschreibung: Gefäßsporenpflanze, die aus scheinbar ineinander geschachtelten Teilen besteht. Im Gegensatz zum Acker-Schachtelhalm ist der Sumpf-Schachtelhalm sehr zart.

Blätter: Unscheinbar. Sporenträger: Ährenförmig, endständig.

Inhaltsstoffe: Palustrin und Palustridin, Thiaminase, Kieselsäure, Oxalsäure, Aconitin und Spuren von Nicotin.

Symptome: Taumeln, Schreckhaftigkeit, Abmagerung, Tod durch allgemeine Schwäche. Vergiftungen sind nur von Tieren bekannt, daher ist die Pflanze für den Menschen toxikologisch bedeutungslos.

Scharfer Mauerpfeffer (*Sedum acre*) ☠☠☠
Familie Dickblattgewächse (Crassulaceae)

Vorkommen: Häufig auf sonnigen Hängen, Ödland, Felsen, Bahndämmen.

Beschreibung: Mehrjährige Pflanze mit pfefferartigem Geschmack, Sprosse bis auf die blütentragenden Teile kriechend.

Blätter: Die kleinen, dicklichen, eiförmigen Blätter stehen dicht gedrängt.

Blüten: Sternförmig, fünfteilig, goldgelb.

Früchte: Balgfrüchte, die bei Reife zu einem fünfteiligen Stern aufspringen.

Blütezeit: Juni–Juli.

Inhaltsstoffe: Gemisch von diversen Piperidin-Alkaloiden wie Sedamin und Isopelletierin und bisher noch nicht identifizierten Wirkstoffen.

Symptome: Reizung der Schleimhäute mit Erbrechen; nach Resorption erst Erregung bis zu Krämpfen, dann Betäubung, Lähmung und Atemstillstand.

Vielblättrige Lupine (*Lupinus polyphyllus*) ☠☠☠
Familie Schmetterlingsblütler (Fabaceae = Papilionaceae)

Vorkommen: Europa und Nordamerika. Häufig wild wachsend und in Gärten.

Beschreibung: Mehrjährige Staude.

Blätter: Gefingert, aus vielen lanzettlichen Blattteilen bestehend.

Blüten: Meist blaue, typische »Schmetterlingsblüten« in 30–50 cm langen Trauben stehend.

Früchte: Dicht behaarte Hülsen.

Blütezeit: Juli–August.

Inhaltsstoffe: Spartein, Lupinin, Lupanin.

Symptome: Speichelfluss, Übelkeit, Erbrechen, Herzrhythmusstörungen, aufsteigende Lähmung, Tod durch Atemlähmung möglich!

Wissenswertes: Die als Futterpflanze angebaute Gelbe Lupine (Lupinus luteus) enthält kaum Giftstoffe.

➔ Die Samen sind sehr gefährlich für Kinder!

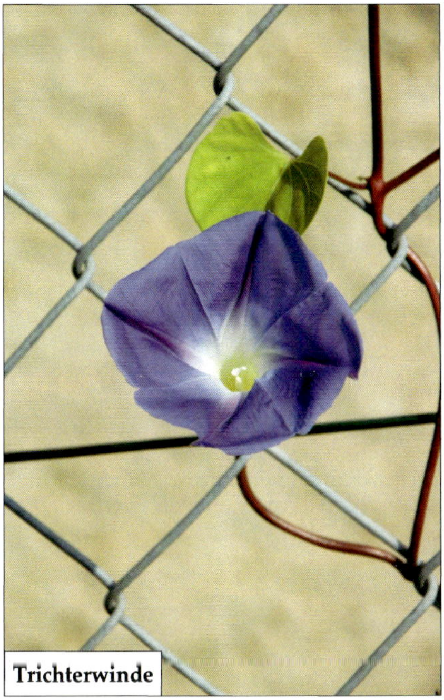

Trichterwinde

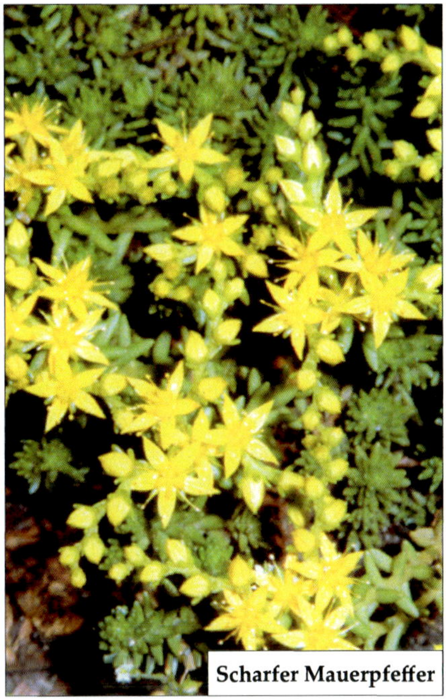

Scharfer Mauerpfeffer

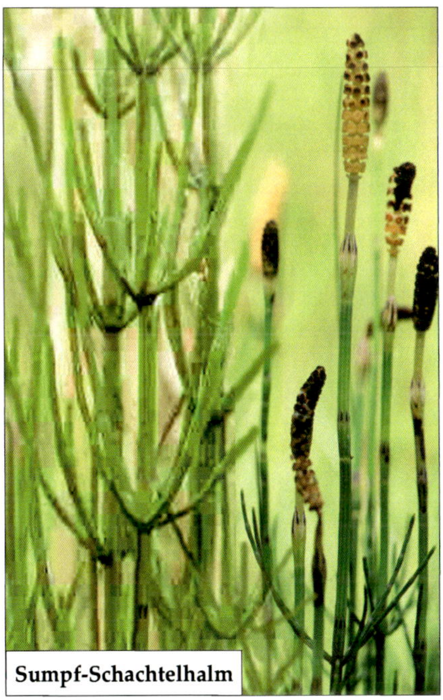

Sumpf-Schachtelhalm

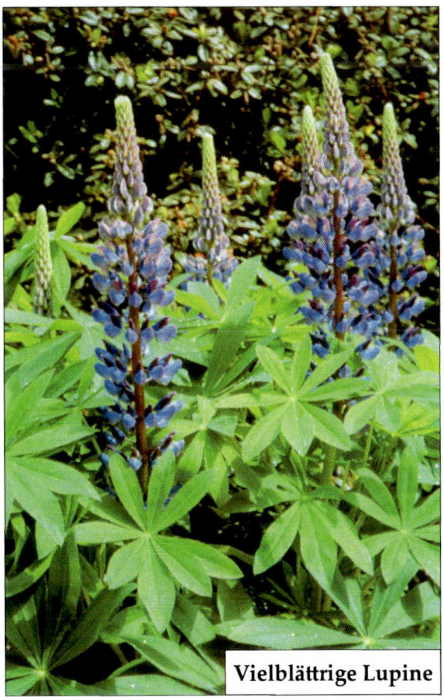

Vielblättrige Lupine

Gemeiner Goldregen (*Cytisus laburnum*) ☠☠☠
Familie Schmetterlingsblütler (Fabaceae = Papilionaceae)

Vorkommen: Gärten und Grünanlagen, auch verwildert; Heimat der Pflanze sind die Mittelmeerländer.

Beschreibung: Bis 6 m hoher Strauch mit glatter Rinde und meist hängenden Zweigenden.

Blätter: Dreiteilig, Teilblatt spitz eiförmig.

Blüten: In hängenden Trauben; goldgelbe, typische Schmetterlingsblüten (wie bei der Gartenbohne).

Früchte: 5–6 cm lange, erst grüne, dann bräunliche, bohnenartige Hülsen mit schwarzbraunen Samen.

Blütezeit: Mai–Juni.

Inhaltsstoffe: Cytisin und ähnliche Alkaloide. Die Konzentration ist in den Samen mit 2 % sehr hoch!

Symptome: Kurze Zeit nach der Giftaufnahme treten folgende Symptome auf: Schwindelgefühl, Übelkeit, Erbrechen (was bei höheren Dosen ausbleiben kann), Schweißausbrüche, Schmerzen in Mund, Rachen und Magengegend, u. U. blutiges Erbrechen. Es folgen starke Erregungszustände, gefolgt von Lähmungen. Der Tod tritt als Folge der Atemlähmung ein. Als tödliche Menge gelten 15–20 Samen. Kinder versuchen gelegentlich, den Nektar aus den Blüten zu saugen, wobei zu bedenken ist, dass 10 Blüten die toxische Dosis an Cytisin enthalten!

→ Goldregen ist sehr gefährlich, besonders wenn Kinder mit den Früchten und Samen spielen oder an den Blüten saugen!

Besenginster (*Cytisus scoparius*, Syn.: *Sarothamnus scoparius*) ☠☠☠
Familie Schmetterlingsblütler (Fabaceae = Papilionaceae)

Vorkommen: In ganz Europa, meist auf sandigen Böden und an Waldrändern.

Beschreibung: Etwa 0,5–3 m hoher Strauch mit kantigen, grünen Zweigen.

Blätter: Klein, bestehen aus 3 weich behaarten, spitz eiförmigen Teilblättern.

Blüten: Auffällig groß, goldgelb, stehen einzeln in den Blattachseln und sind typische »Schmetterlingsblüten«.

Früchte: Schwarzbraune, 5 cm lange Hülsen mit dunkelbraunen Samen.

Blütezeit: Mai–Juni.

Inhaltsstoffe: Spartein und Lupanin, in den Samen bis zu 3 % enthalten.

Symptome: Siehe Nicotinvergiftung: erst Erregung, dann Lähmung.

Wissenswertes: Spartein-Präparate aus Besenginster werden in der Medizin gegen Herzrhythmusstörungen eingesetzt.

→ Bereits 5 Samen sind für Kinder gefährlich!

Deutscher Ginster (*Genista germanica*) ☠☠☠
Familie Schmetterlingsblütler (Fabaceae = Papilionaceae)

Vorkommen: Mitteleuropa; küstennahe Trockenvegetationsgebiete.

Beschreibung: Sommergrüner, dorniger, 30–60 cm hoher Strauch.

Blätter: Elliptisch, klein (1–2 cm lang).

Blüten: Die typischen gelben »Schmetterlingsblüten« stehen in endständigen Trauben. Früchte: Längliche ovale Hülsen mit rundlichen Samen.

Blütezeit: Mai–Juni.

Inhaltsstoffe: Spartein, Cytisin und Scoparin (Farbstoff, Bitterstoff).

Symptome: Die Gifte wirken erst erregend, dann lähmend auf Atmung und Blutdruck.

→ Kinder sind gefährdet, wenn sie mit Samen spielen und diese essen.

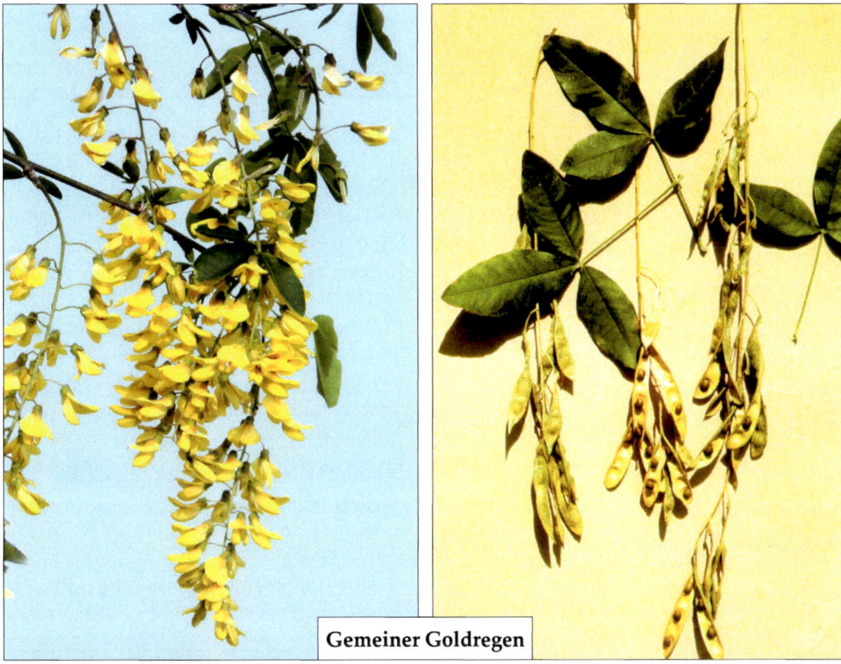

Gemeiner Goldregen

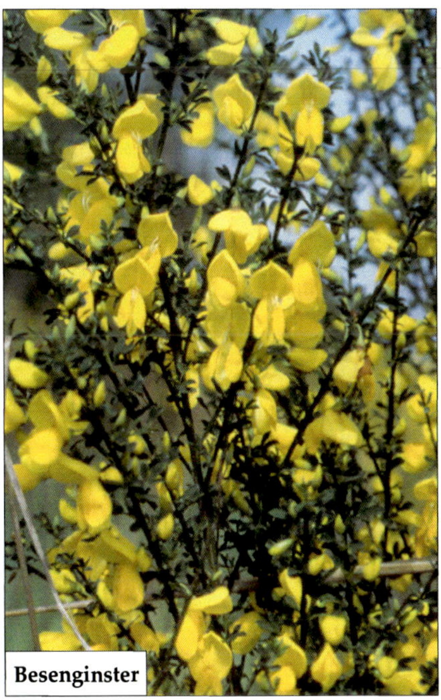

Besenginster

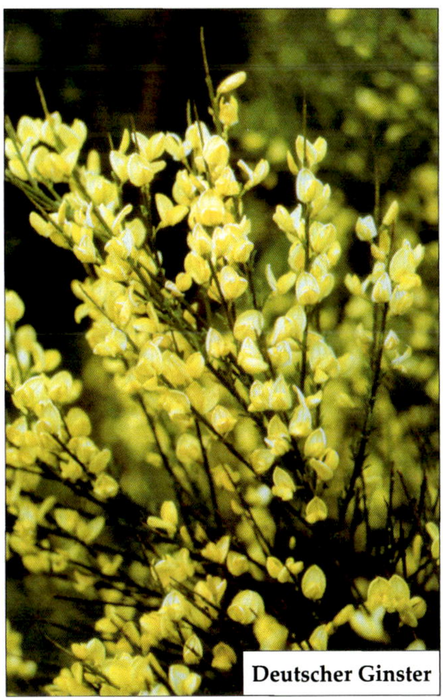

Deutscher Ginster

Färber-Ginster (*Genista tinctoria*) ☠☠☠
Familie Schmetterlingsblütler (Fabaceae = Papilionaceae)

Vorkommen: Trockenrasen, Heiden und lichte Wälder in Europa und Asien.

Beschreibung: Halbstrauch mit gefurchten grünen, meist rutenförmigen Zweigen ohne Dornen.

Blätter: Lanzettlich, ungeteilt mit sehr kleinen Nebenblättern.

Blüten: In endständigen Trauben; gelbe und 1–1,5 cm lange, typische »Schmetterlingsblüten«.

Früchte: Kahle längliche Hülsen mit bis zu 10 dunklen, rundlichen Samen.

Blütezeit: Juni–August.

Inhaltsstoffe: Cytisin, Anagyrin und Lupinin.

Symptome: Die Gifte wirken erst erregend, dann lähmend auf Atmung und Blutdruck.

➔ Die Samen sind für Kinder gefährlich!

Duftende Platterbse (*Lathyrus odoratus*) ☠☠
Familie Schmetterlingsblütler (Fabaceae = Papilionaceae)

Vorkommen: Aus Süditalien stammende Zierpflanze, in Gärten, an Zäunen, oft verwildert.

Beschreibung: Rankende Pflanze.

Blätter: Blätter haben eine Ranke und 2 Nebenblätter.

Blüten: Typische »Schmetterlingsblüte« (wie Gartenbohne und Erbse). Farbe rot, aber auch weiß oder violett.

Früchte: Hülsen mit braunen Samen.

Blütezeit: Juli–September.

Inhaltsstoffe: β-Aminonitril, Propionsäureverbindungen und andere Nitrile.

Symptome: Genuss der Samen einiger Platterbsen führt zum »Lathyrismus« (eine chronische neurologische Erkrankung, die sich in Krämpfen der Extremitätenmuskulatur und spastischer Lähmung der Beinmuskulatur äußert).

Stechginster (*Ulex europaeus*) ☠☠
Familie Schmetterlingsblütler (Fabaceae = Papilionaceae)

Vorkommen: In West- und Mitteleuropa auf Heiden, Trockenrasen, in Kiefernwäldern und Gärten.

Beschreibung: 0,5–1,5 m hoher, stacheliger Strauch.

Blätter: Schmal, meist dreiteilig, oft mit stechender Spitze.

Blüten: Die gelben, typischen »Schmetterlingsblüten« stehen in Blattachseln.

Früchte: Zottig behaarte Hülsen mit mehreren dunklen Samen.

Blütezeit: April–Juli.

Inhaltsstoffe: Cytisin und Anagyrin.

Symptome: Cytisin wirkt wie Nicotin erst erregend, dann lähmend auf Nervenganglien – siehe Goldregen.

➔ Die Samen sind für Kinder gefährlich!

Frühlings-Krokus (*Crocus vernus*) und Safran (*Crocus sativus*) ☠☠
Familie Schwertliliengewächse (Iridaceae)

Vorkommen: Bei uns Zierpflanzen; ihre Heimat sind die Alpen und der Balkan.

Beschreibung: Mehrjährige Knollengewächse.

Blätter: Grundständig, schmal, grün, mit weißem Mittelstreifen.

Blüten: Die 6 länglichen Blütenblätter sind blau, violett oder weiß; die Narbe ist auffällig safrangelb und enthält Safran.

Früchte: Dreiteilige Kapseln.

Blütezeit: März–April (C. vernus) bzw. Herbst (C. sativus).

Inhaltsstoffe: Crocin, Picrotoxin, Safranal.

Symptome: Erregung, Lachreiz, Herzklopfen, Schwindel, Erbrechen, Sinnestäuschungen und schließlich Lähmung des Nervensystems. Beim Pflücken der Narbenschenkel des zur Safrangewinnung angebauten Crocus sativus können Pflücker/-innen erkranken.

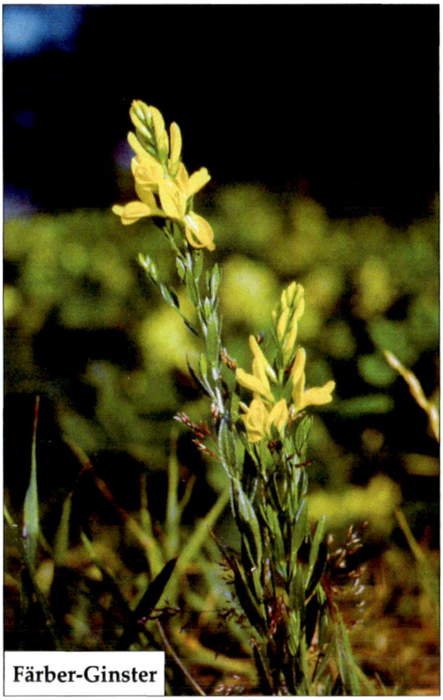
Färber-Ginster

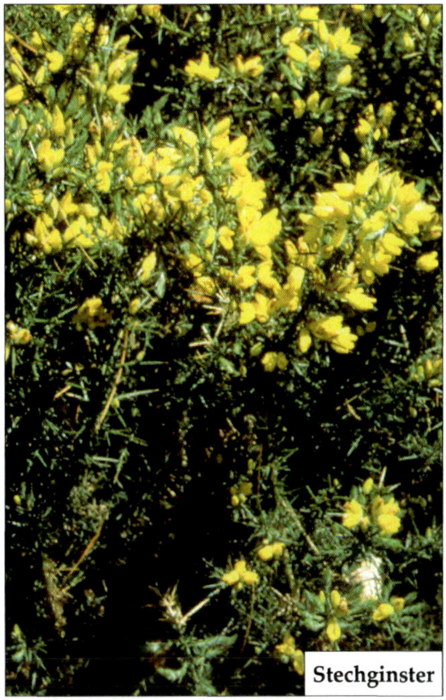
Stechginster

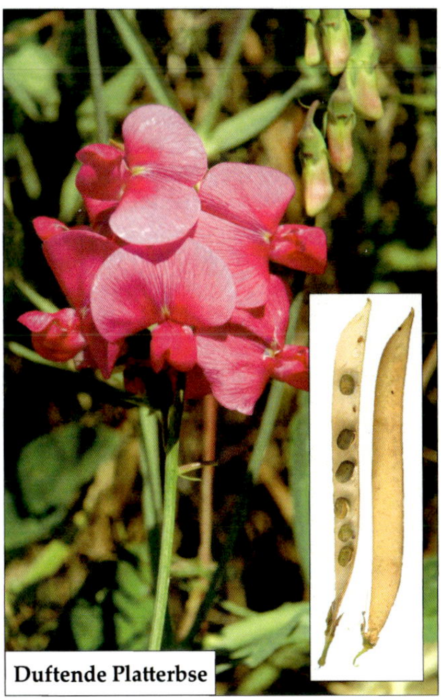
Duftende Platterbse

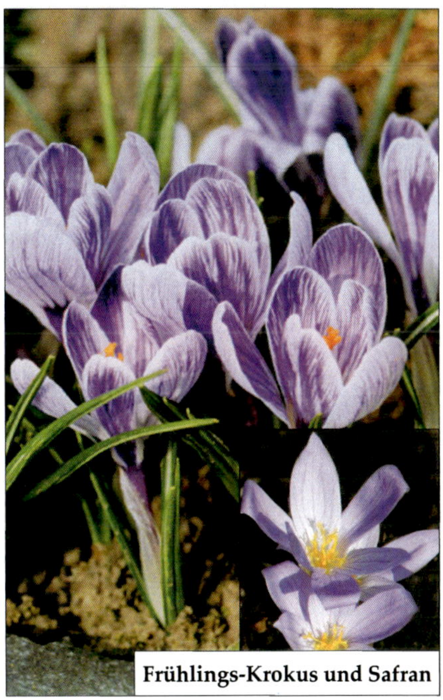
Frühlings-Krokus und Safran

Tannenbärlapp (*Lycopodium selago*, Syn.: *Huperzia selago*) ☠☠☠ Familie Bärlappgewächse (Lycopodiaceae)

Vorkommen: Feuchte Wälder und Abhänge in fast allen Gebirgen der Welt.

Beschreibung: Gefäßsporenpflanze mit 5–20 cm hohen Sprossen.

Blätter: Linealisch, klein, dicht, meist in 8 Zeilen stehend, erst anliegend, dann abstehend.

Sporenträger: Im oberen Drittel zwischen Blättern. Aus den Sporen entstehen zunächst »Vorkeime«, die Sexualorgane tragen; aus der befruchteten Eizelle wächst die neue Pflanze.

Inhaltsstoffe: Alkaloidgemisch aus Lycopodin, Acrifolin und Pseudoselagin.

Symptome: Schwindel, Erbrechen, Taumeln, Bewusstlosigkeit, Lähmung (die Vergiftung verläuft im Vergleich zum Keulenbärlapp weniger dramatisch).

Keulenbärlapp (*Lycopodium clavatum*) ☠☠☠ Familie Bärlappgewächse (Lycopodiaceae)

Vorkommen: Wiesen, Moore und Wälder in fast allen Ländern der Erde.

Beschreibung: Gefäßsporenpflanze mit meist kriechenden Sprossen.

Blätter: Linealisch, klein, dicht, meist in mehreren Zeilen stehend, anliegend.

Sporenträger: Ährenförmig, endständig, aufrecht auf bis zu 18 cm hohen Stängeln. Entwicklung siehe Tannenbärlapp.

Inhaltsstoffe: Alkaloidgemisch aus Clavatin, Clavatoxin, Lycopodin, Nicotin und Hydrokaffeesäure.

Symptome: Schwindel, Erbrechen, Taumeln, Bewusstlosigkeit, Lähmung ähnlich wie nach Curare.

➔ **Die Wahrscheinlichkeit, dass Kinder die beiden Bärlapp-Arten essen, ist gering, dennoch Vorsicht!**

Gelbe Teichrose (*Nuphar lutea*) ☠☠ Familie Seerosengewächse (Nymphaeaceae)

Vorkommen: Stehende oder langsam fließende Gewässer in den gemäßigten Zonen von Europa und Asien.

Beschreibung: Mehrjährige Wasserpflanze mit ausdauerndem Wurzelstock am Grund der Gewässer.

Blätter: Herzförmige Schwimmblätter.

Blüten: Auf steifen Stielen einige Zentimeter über der Wasseroberfläche stehend; die gelben Blütenblätter sind meist zur Blütenmitte gekrümmt.

Früchte: Flaschenförmige Kapseln.

Blütezeit: Juni–September.

Inhaltsstoffe: Nupharin (Alkaloid), a- und b-Nupharidin, weitere unbekannte Wirkstoffe.

Symptome: Nupharin erschlafft die glatte Muskulatur und senkt den Blutdruck; Desoxynupharidin steigert den Blutdruck. Literaturangaben sind widersprüchlich.

Weiße Seerose (*Nymphaea alba*) ☠☠☠ Familie Seerosengewächse (Nymphaeaceae)

Vorkommen: Stehende oder langsam fließende Gewässer in den gemäßigten Zonen von Europa und Asien.

Beschreibung: Wasserpflanze mit ausdauerndem Wurzelstock am Grunde der Gewässer.

Blätter: Langstielige, runde Schwimmblätter.

Blüten: Auffällig, schwimmend; den Fruchtknoten umgeben etwa 20 weiße Blütenblätter und gelbe Staubblätter.

Früchte: Halbkugelige Kapseln.

Blütezeit: Juni–September.

Inhaltsstoffe: Nupharin (Alkaloid), Nymphalin (Glycosid), Ellagsäure und mehrere noch unbekannte Wirkstoffe.

Symptome: Erregungszustände, Halluzinationen und Atemlähmung. Die Literaturangaben sind widersprüchlich.

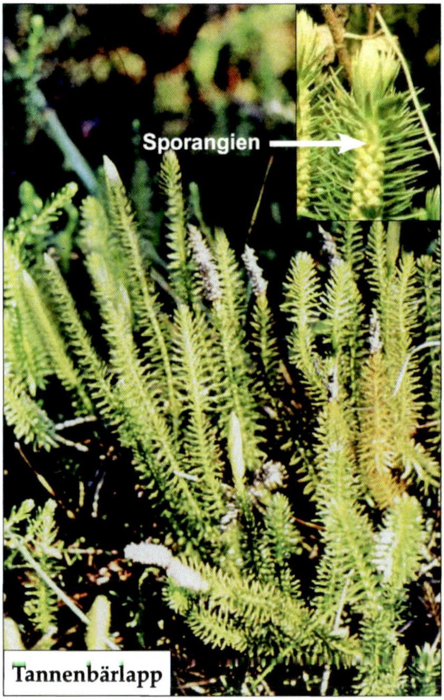

Tannenbärlapp

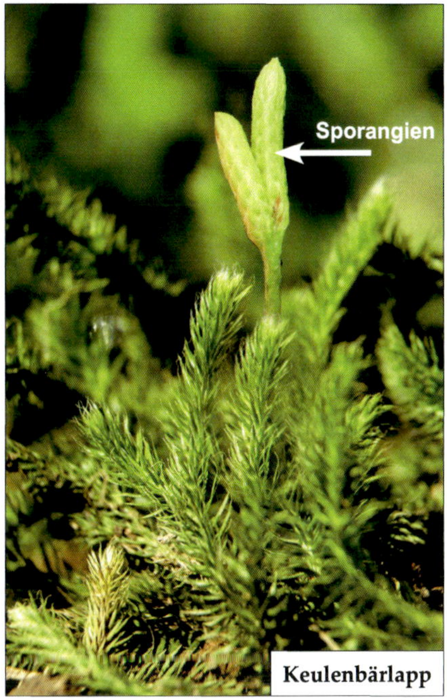

Keulenbärlapp

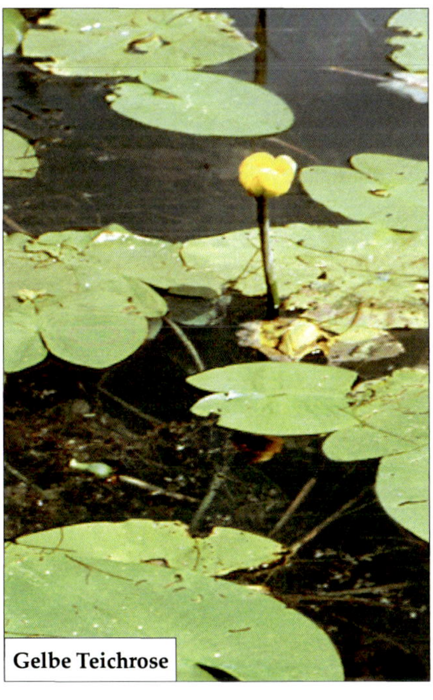
Gelbe Teichrose

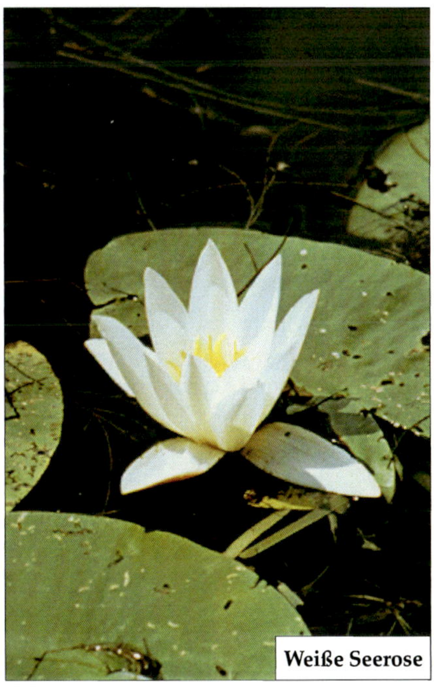
Weiße Seerose

Polei-Minze (*Mentha pulegium*) ☠☠
Familie Lippenblütler (Laminaceae)

Vorkommen: Feuchte Standorte in Mitteleuropa und Asien.

Beschreibung: Ausdauernde, bis 30 cm hohe Pflanze mit oberirdischen Ausläufern, Stängel vierkantig.

Blätter: Elliptisch, kurz gestielt, stehen kreuzgegenständig.

Blüten: Sitzen büschelig in Blattachseln, Blütenkelch röhrenförmig, Farbe Lila.

Früchte: Eiförmige Nüsschen.

Blütezeit: Juli–September.

Inhaltsstoffe: Ätherisches Öl mit Pulgeon, einem Monoterpenketon.

Symptome: Erbrechen, Blutdrucksteigerung, zentrale narkoseartige Lähmung, u. U. zentrale Atemlähmung. Bei chronischer Aufnahme Leberverfettung.

Wissenswertes: Im alten Griechenland als Mittel gegen Flöhe verwendet.

Klatschmohn (*Papaver rhoeas*) ☠☠
Familie Mohngewächse (Papaveraceae)

Vorkommen: In Europa, Asien und Nordafrika auf Feldern, Wiesen usw.

Beschreibung: Einjährige, bis 1 m hohe, aufrecht wachsende Pflanze.

Blätter: Doppelt fiederspaltig, behaart.

Blüten: Die 4 scharlachroten Blütenblätter haben an der Basis einen schwarzen Fleck, z. T. mit weißem Rand; die 2 Kelchblätter fallen ab.

Früchte: Eiförmige Kapseln mit Narbenstrahlendeckel und vielen Samen.

Blütezeit: Mai–Juli.

Inhaltsstoffe: Alkaloidgemisch, Hauptalkaloid ist Rhoeadin (kein Morphin).

Symptome: Leibschmerzen, Erbrechen, Gleichgewichtsstörung, zentrale Erregung mit Krampfneigung.

Schlafmohn (*Papaver somniferum*) ☠☠
Familie Mohngewächse (Papaveraceae)

Vorkommen: Aus Asien eingeführte Kultur- und Arzneipflanze.

Beschreibung: Einjährige Pflanze mit einblütigem, aufrechtem Stängel.

Blätter: Länglich eiförmig und zugespitzt, bläulichgrau getönt, Rand grob gesägt.

Blüten: Die 4 großen, weißen bis weißlichvioletten Blütenblätter haben einen violetten Fleck an der Basis. Die beiden Kelchblätter fallen ab.

Früchte: Eiförmige Kapseln mit Narbenstrahlendeckel.

Blütezeit: Juli–September.

Inhaltsstoffe: Der weiße Milchsaft enthält Morphin, Codein, Papaverin und andere Opiumalkaloide.

Symptome: Erbrechen, Schwindel, narkoseähnliche Zustände, enge Pupillen, Atemdepression, Darmbewegung verlangsamt. Morphin ist ein starkes Mittel gegen Schmerzen. Suchtgefahr!

Goldmohn, Kalifornischer Mohn (*Eschscholzia californica*) ☠
Familie Mohngewächse (Papaveraceae)

Vorkommen: Aus Kalifornien eingeführte Zierpflanze.

Beschreibung: Einjährige bis ausdauernde Pflanze, 30–60 cm hoch.

Blätter: Linealisch, fein zerteilt, leicht bläulich behaucht.

Blüten: Ø 3,5 cm, die 4 Blütenblätter sind leuchtend gelb bis hell orange.

Früchte: Kegelförmige Kapseln.

Blütezeit: Juni–September.

Inhaltsstoffe: Alkaloidgemisch aus Eschscholzin, Ionidin, Sanguinarin, Chelerythrin, Cryptopin u. a.

Symptome: Die Alkaloide wirken schwach narkotisch, schmerzlindernd und führen zum Erschlaffen der Muskulatur.

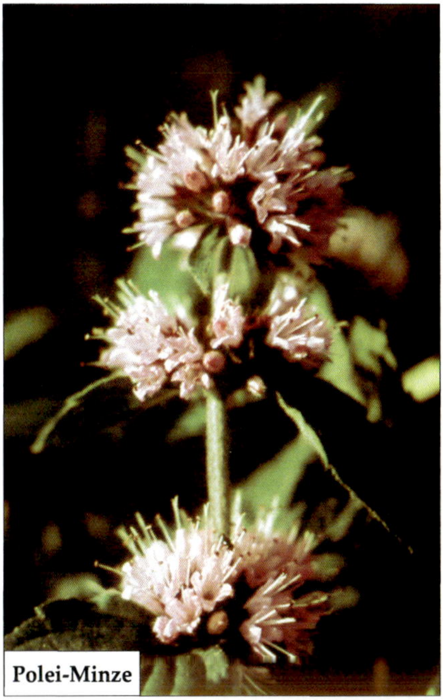
Polei-Minze

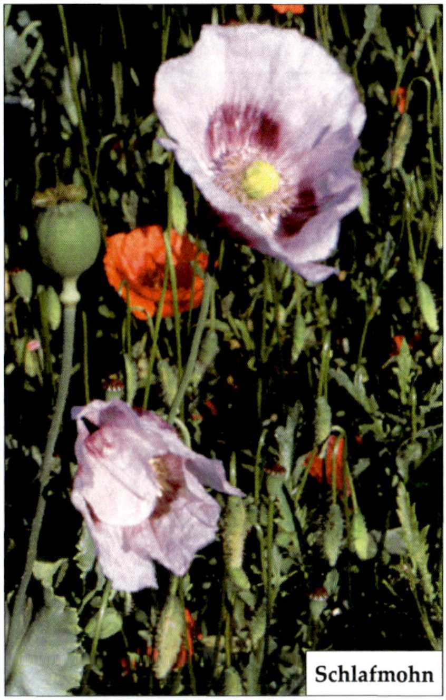
Schlafmohn

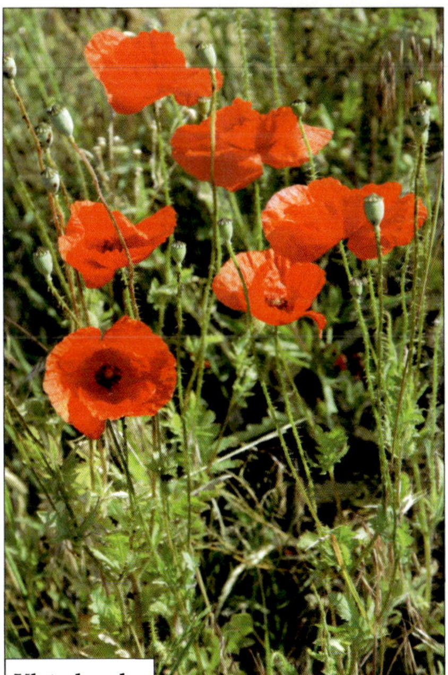
Klatschmohn

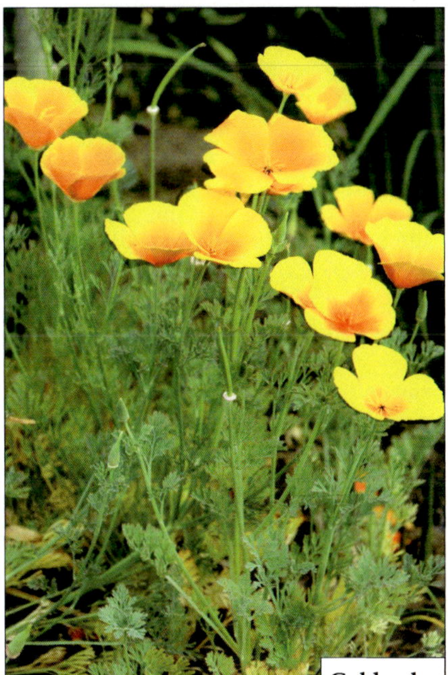
Goldmohn

Hohler Lerchensporn (*Corydalis cava*) ☠
Familie Mohngewächse (Papaveraceae)

Vorkommen: Auwälder und feuchte Feldgehölze in ganz Europa.

Beschreibung: Krautige Pflanze mit ausdauernder Knolle, die durch Auszehrung beim Wachstum hohl wird.

Blätter: Zwei Blätter stehen wechselständig, sind lang gestielt und doppelt dreispaltig.

Blüten: Stehen in endständiger Traube, sind zweiseitig symmetrisch, rot oder weiß, und enden in einem gebogenen Sporn (Name).

Früchte: Schoten.

Blütezeit: März–April.

Inhaltsstoffe: Bulbocapnin u. a.

Symptome: Bulbocapnin erzeugt bei Tieren eine »wächserne Starre«. Vergiftungen beim Menschen bisher nicht bekannt – dennoch Vorsicht!

Erdrauch (*Fumaria officinalis*) ☠
Familie Mohngewächse (Papaveraceae)

Vorkommen: Äcker, Gärten und Ödland der gemäßigten Zonen von Europa, Asien und Nordamerika.

Beschreibung: Einjährige, 10–30 cm hohe zarte Pflanze.

Blätter: Wechselständig, langstielig, doppelt bis dreifach gefiedert mit lanzettlichen Zipfeln.

Blüten: Zweiseitig symmetrisch, mit stumpfem Sporn, Farbe purpurrot.

Früchte: Kugelförmige Nüsschen.

Blütezeit: Mai–Oktober.

Inhaltsstoffe: Alkaloidgemisch, Fumarin.

Symptome: Wegen der geringen Größe sind Vergiftungen beim Menschen unwahrscheinlich. Fumarin wirkt schwach narkotisch. Bei Tieren Wirkung auf Galle und Blutdruck, daher ist »Herba fumaria« Bestandteil der Naturheilkunde.

Taumel-Lolch, Rauschgras (*Lolium temulentum*) ☠☠
Familie Süßgräser (Poaceae)

Vorkommen: Mitteleuropa und Westasien, besonders Mittelmeergebiet.

Beschreibung: Einjähriges, etwa 70 cm hohes Gras mit festem Halm. Durch Saatgutreinigung heute selten.

Blätter: Schmal.

Blüten: Aus vielen, 5–9-blütigen, wechselständig stehenden Ährchen zusammengesetzte Ähren.

Früchte: Die einsamigen Schließfrüchte nennt man Karyopsen (Getreidekörner); sie sind von Spelzen umhüllt.

Blütezeit: Juni–August.

Inhaltsstoffe: Temulin.

Symptome: Reizung von Magen und Darm, zentralnervöse Störungen wie Schwindel und taumelnder Gang (Name).

Wissenswertes: Das Gift wird wahrscheinlich von einem Pilz produziert, der in der Kleberschicht der Früchte lebt.

Schwarzes Bilsenkraut (*Hyoscyamus niger*) ☠☠
Familie Nachtschattengewächse (Solanaceae)

Vorkommen: Auf Wegrändern, Ödland und Müllhalden. Gartenunkraut.

Beschreibung: 20 cm hohe, zweijährige Pflanze.

Blätter: Breit, buchtig gezähnt, wechselständig stehend.

Blüten: 5-lappige Trichterblüten, blass gelb mit brauner Netzzeichnung und dunklem Schlund.

Früchte: Trockene Deckelkapseln. Samen verwechselbar mit Mohnsamen.

Blütezeit: Juli–August.

Inhaltsstoffe: Hyoscyamin und Scopolamin.

Symptome: Dämpfung des zentralen Nervensystems, Pulsbeschleunigung, Gesichtsrötung, warme, trockene Haut, weite Pupillen und Halluzinationen.

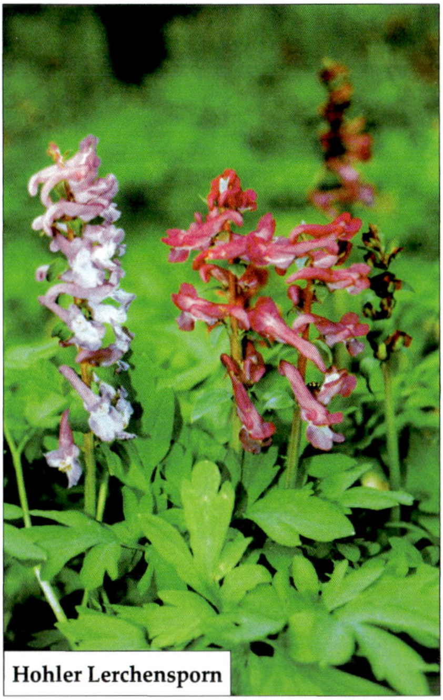
Hohler Lerchensporn

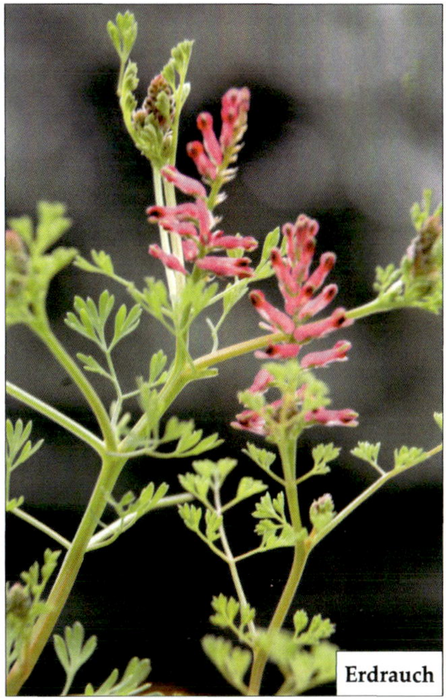
Erdrauch

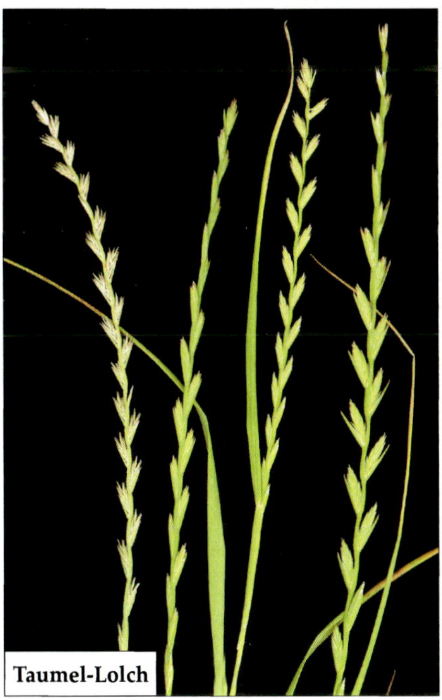
Taumel-Lolch

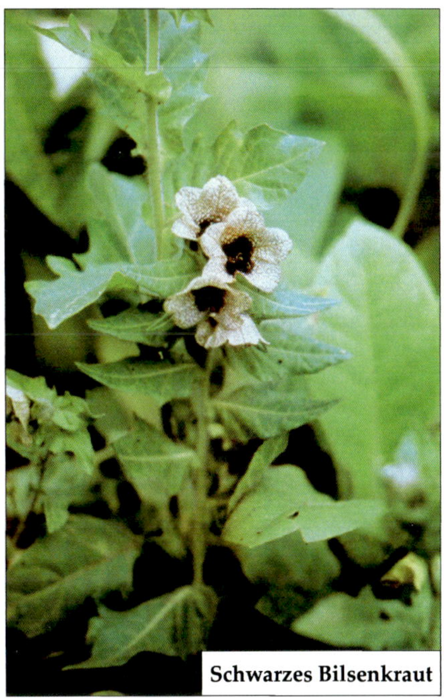
Schwarzes Bilsenkraut

Schwarze Tollkirsche
(*Atropa belladonna*) ☠☠☠
Familie Nachtschattengewächse (Solanaceae)

Vorkommen: Verbreitet in ganz Europa auf Kahlschlägen, Waldlichtungen und an Wegrändern.

Beschreibung: 1–2 m hohe, strauchähnliche Staude mit überwinterndem Wurzelstock.

Blätter: Spitz eiförmig, etwa 20 cm lang.

Blüten: Stehen einzeln in den Blattachseln; glockenförmig mit 5 Zipfeln an der Öffnung; Farbe bräunlich.

Früchte: Schwarze kirschgroße Beeren.

Blütezeit: Juni–August.

Inhaltsstoffe: Hoch wirksames Gemisch aus Alkaloiden, besonders Atropin und Hyoscyamin.

Symptome: Rötung des Gesichts, weite Pupillen, Trockenheit im Mund und Pulsbeschleunigung. Bei höheren Dosen: Unruhe, Rededrang, Bewusstseinstrübung und Tobsuchtsanfälle (daher Tollkirsche).

Wissenswertes: Die Tollkirsche ist eine der ältesten Heilpflanzen, auch heute noch haben Atropin und alle verwandten Alkaloide in der Medizin eine große Bedeutung.

➔ 3–5 Beeren sind für Kinder tödlich! (10 Beeren für Erwachsene)

Krainer Tollkraut
(*Scopolia carniolica*) ☠☠☠
Familie Nachtschattengewächse (Solanaceae)

Vorkommen: Vorwiegend im Alpenvorland und in Mittelmeerländern.

Beschreibung: 60 cm hohe Pflanze mit ausdauerndem Wurzelstock.

Blätter: Spitz eiförmig und ganzrandig.

Blüten: Die glockigen, fünfzipfeligen Blütenröhren sind 3 cm lang und stehen nickend in Blattachseln; sie sind außen braunrot und innen olivgrün.

Früchte: Deckelkapseln.

Blütezeit: April–Mai.

Inhaltsstoffe: Hyoscyamin und Scopolamin.

Symptome: Gesichtsrötung, trockener Mund, weite Pupillen, u. U. Rededrang, Halluzinationen und Tobsuchtsanfälle (daher Tollkraut).

➔ Atemlähmung kann zum Tod führen.

Gemeiner Stechapfel
(*Datura stramonium*) ☠☠☠
Familie Nachtschattengewächse (Solanaceae)

Vorkommen: An Wegrändern, auf Schuttplätzen, Ödland und in Gärten.

Beschreibung: Einjähriges, bis 1 m hohes Kraut.

Blätter: Zugespitzt eiförmig, buchtig gezähnt, gestielt.

Blüten: 5-zipfelig, trichterförmig, weiß.

Früchte: Eiförmige, stachelige Kapseln.

Samen: Braunschwarz, Ø 3,5 mm.

Blütezeit: Juni–September.

Inhaltsstoffe: Hyoscyamin, Atropin, Scopolamin.

Symptome: Pupillen erweitert, Heiterkeit, Erregung bis Tobsucht, Halluzinationen, Benommenheit, Atemlähmung.

➔ Die Wahrscheinlichkeit, dass Kinder die Pflanze essen, ist gering, aber die Samen können u. U. mit Mohnsamen verwechselt werden und eine Vergiftung wäre sehr gefährlich!

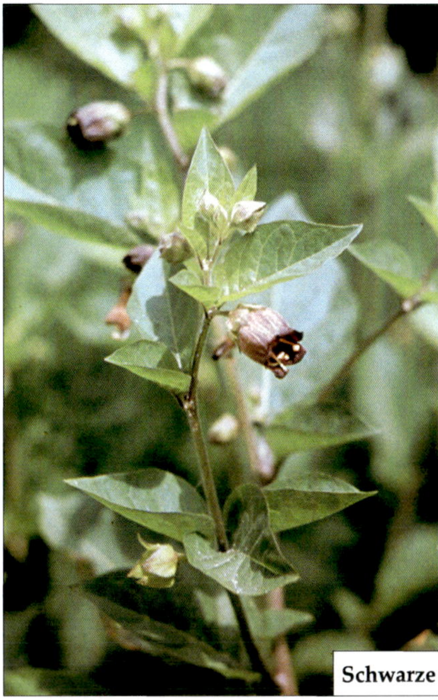

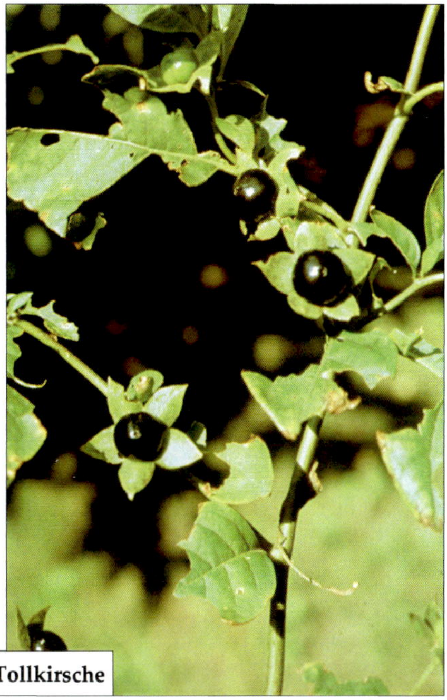

Schwarze Tollkirsche

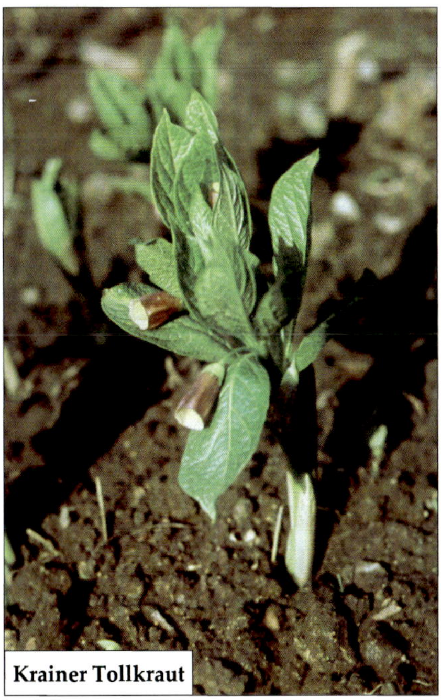

Krainer Tollkraut

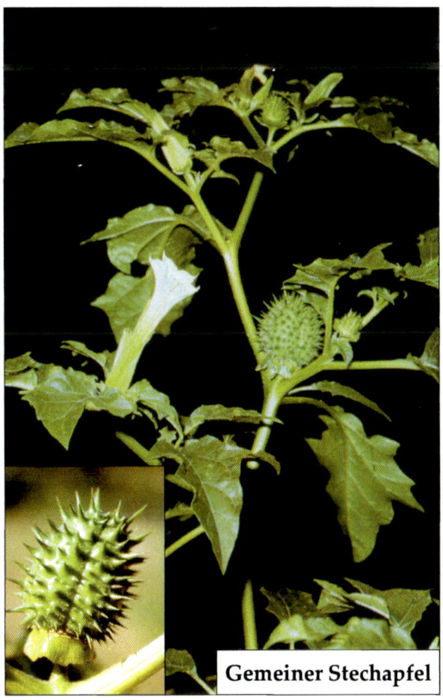

Gemeiner Stechapfel

Engelstrompete (*Datura suaveolens*) ☠☠☠
Familie Nachtschattengewächse (Solanaceae)

Vorkommen: Kübelpflanze; ihre Heimat ist Brasilien.

Beschreibung: Krautiger, bis 5 m hoher Strauch.

Blätter: Wechselständig, eiförmig, mit gewelltem Rand.

Blüten: Große hängende Röhren, weiß, selten andersfarbig, trompetenförmig.

Früchte: Langgestreckt und spiralförmig.

Blütezeit: August–Oktober.

Inhaltsstoffe: Alle Pflanzenteile enthalten Scopolamin, Hyoscyamin und Atropin.

Symptome: Weite Pupillen, Herzrasen, Gesichtsrötung, trockener Mund sowie rote, trockene Haut. Halluzinationen. Im ZNS überwiegt die Dämpfung.

➔ Die Wahrscheinlichkeit, dass Kinder die Pflanze essen, ist gering, aber eine Vergiftung wäre sehr gefährlich!

Gemeiner Bocksdorn, Teufelszwirn (*Lycium barbarum*) ☠☠
Familie Nachtschattengewächse (Solanaceae)

Vorkommen: Mittelmeerländer. In Deutschland zur Befestigung von Abhängen und zur Grundstücksbegrenzung verwendet.

Beschreibung: Bis 5 m hoher Strauch mit hängenden Ästen.

Blätter: Lanzettlich.

Blüten: Lila, fünfspaltig in Blattachseln.

Früchte: Länglich eiförmige, rote Beeren.

Blütezeit: Juni–September; Früchte von August bis Oktober.

Inhaltsstoffe: Hyoscyamin, Gehalt stark schwankend, Flavonol-Glycoside, Saponine, Withasteroide. Widersprüchliche Angaben.

Symptome: Sehr unterschiedliche Beschreibungen. Erregung, Tobsucht, Heiterkeit, weite Pupillen, trockener Mund und Halluzinationen; u. U. auch symptomlos.

➔ Die roten Beeren können Kinder zum Naschen verführen!

Lampionblume, Judenkirsche (*Physalis alkekengi*) ☠
Familie Nachtschattengewächse (Solanaceae)

Vorkommen: Aus Asien und Nordamerika eingeschleppte Zierpflanze, teilweise verwildert.

Beschreibung: Krautige Pflanze.

Blätter: Eiförmig.

Blüten: Einzeln in den Blattachseln, sie sind flach trichterförmig und weiß.

Früchte: Ein lampionähnlicher, roter Hüllkelch (Name) umschließt eine kirschrote Beere.

Inhaltsstoffe: Physalin A, B und C. Die Pflanze enthält keine Tropan-Alkaloide.

Symptome: Die Beeren sollen ungiftig sein, es wurde aber von Übelkeit, Herzbeschwerden und auch von Schweißausbrüchen berichtet. Auf der Haut soll der Saft lokal reizend wirken.

Wissenswertes: Die Früchte werden gelegentlich im Handel angeboten.

Giftbeere (*Nicandra physaloides*) ☠☠
Familie Nachtschattengewächse (Solanaceae)

Vorkommen: Aus Südamerika importierte Zierpflanze, oft auch verwildert.

Beschreibung: Einjähriges, 30–50 cm hohes, stark verästeltes Kraut.

Blätter: Elliptisch bis eiförmig, der Blattrand ist gebuchtet.

Blüten: Fünflappig, trichterförmig, blau mit weißem Schlund; sie stehen hängend oder aufrecht in den Blattachseln.

Früchte: Beeren (ähnlich wie bei der Lampionblume), von einem bräunlichen, trockenen Hüllkelch umschlossen.

Inhaltsstoffe: Die ganze Pflanze enthält Atropin-ähnliche Alkaloide, z. B. Hygrin und Tropinon.

Symptome: Ähnlich der Vergiftung mit Hyoscyamin, nur schwächer; schneller Herzschlag, rotes Gesicht, weite Pupillen, Unruhe, Halluzinationen.

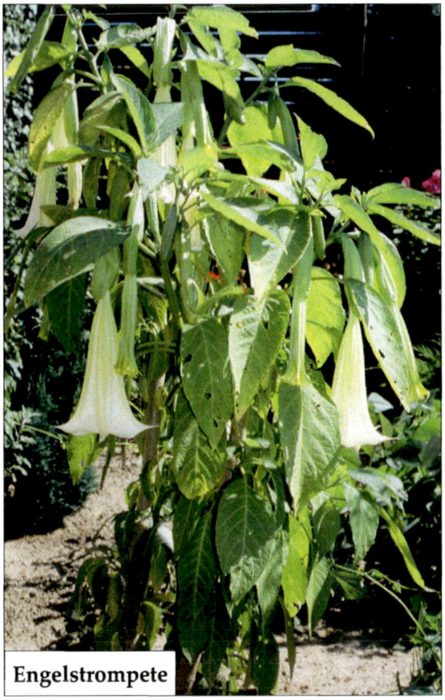
Engelstrompete

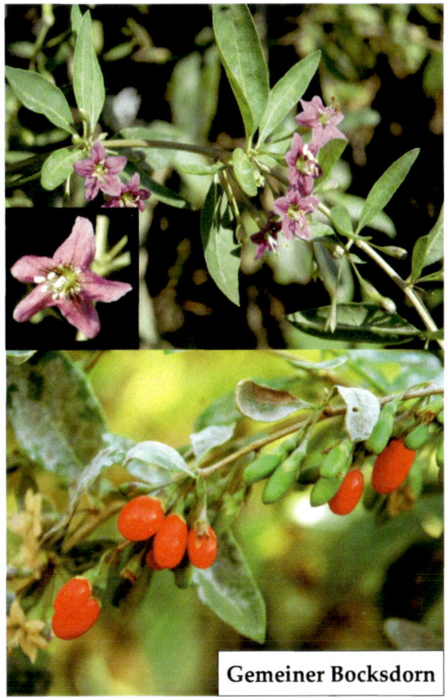
Gemeiner Bocksdorn

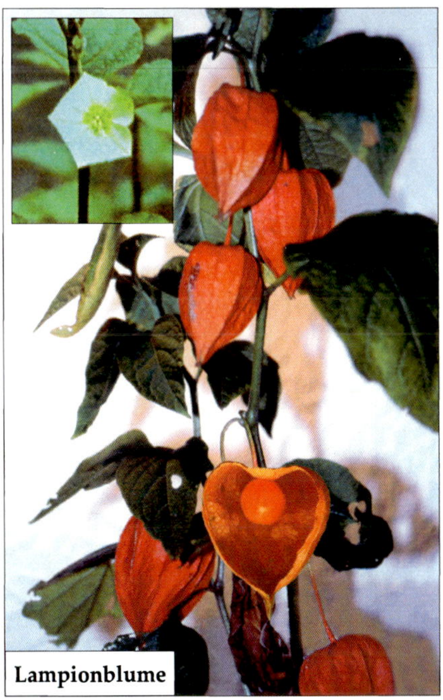
Lampionblume

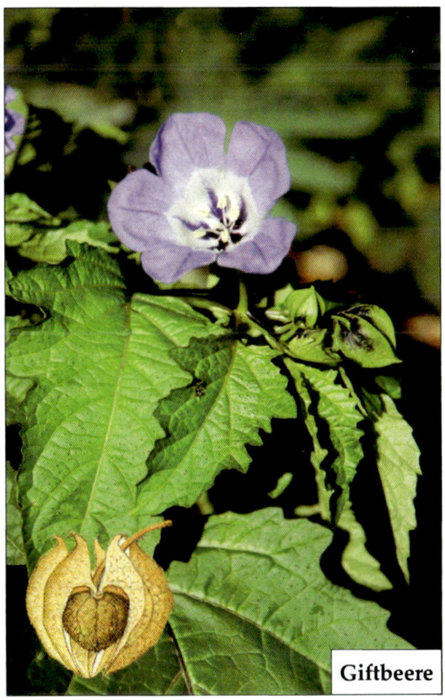
Giftbeere

Virginischer Tabak (*Nicotiana tabacum*) ☠☠☠ Familie Nachtschattengewächse (Solanaceae)

Vorkommen: Aus Südamerika eingeführte Nutzpflanze.

Beschreibung: Einjährige, 1–2 m hohe Pflanze.

Blätter: Groß, zugespitzt elliptisch.

Blüten: Rosa bis rot, 5-spaltig trichterförmig, in endständigen Rispen.

Früchte: Zweiklappige Kapseln.

Blütezeit: Juni–September.

Inhaltsstoffe: Nicotin und Nornicotin.

Symptome: Schwindel, Erbrechen, Schmerzen in Mund und Magengegend, Schweißausbrüche, blasse Haut, Sehstörungen, Zittern, Muskelschwäche, erst Erregung, dann Lähmung, Herzrasen und Blutdruckanstieg (dann Blutdruckabfall möglich).

➔ Tod durch Atemlähmung möglich. Bei Rauchern Lungenkrebsgefahr! Auch bei Passivrauchen ist Vergiftung möglich!

Gift-Eisenhut (*Aconitum anthora*) ☠☠☠ Familie Hahnenfußgewächse (Ranunculaceae)

Vorkommen: Lichte Wälder und Wiesen in Hoch- und Mittelgebirgen Südeuropas, z. B. in Ungarn.

Beschreibung: 25–150 cm hohe Staudenpflanze mit ausdauernder Sprossknolle.

Blätter: Sehr fein, vielfach fiederspaltig oder handförmig geteilt, Teilblättchen sehr schmal.

Blüten: Weißlich bis grünlich gelb, oberstes Blütenblatt helmartig geformt.

Früchte: Balgkapseln.

Blütezeit: Juli–September.

Inhaltsstoffe: Aconitin und andere Alkaloide; siehe Blauer Eisenhut.

Symptome: Siehe Blauer Eisenhut.

➔ Hochgiftig – Kinder unbedingt fernhalten!

Blauer Eisenhut (*Aconitum napellus*) ☠☠☠ Familie Hahnenfußgewächse (Ranunculaceae)

Vorkommen: Wiesen, Bachränder in Mittel- und Hochgebirgen Europas.

Beschreibung: Bis zu 1,50 m hohe Staudenpflanze mit Sprossknolle.

Blätter: Drei- bis fünffach schmal handförmig geteilt, wechselständig.

Blüten: In dichter endständiger Traube stehend, dunkelblau, fünfteilig, das oberste Blütenblatt ist helmartig.

Früchte: 3–5 Balgkapseln.

Blütezeit: Juni–September.

Inhaltsstoffe: Aconitin (Teil eines Gemischs) – eines der stärksten Gifte, es durchdringt sogar die intakte Haut!

Symptome: Lähmung der sensiblen, dann der motorischen Nervenenden; Kribbeln in Mund und Fingern breitet sich über den ganzen Körper aus; Gefühl, als wenn »Eiswasser in den Adern fließt«; Tod durch Atemlähmung.

➔ Hochgiftig – Kinder unbedingt fernhalten!

Bunter Eisenhut (*Aconitum variegatum*) ☠☠☠ Familie Hahnenfußgewächse (Ranunculaceae)

Vorkommen: Alpen und Mittelgebirge Europas, auch als Zierpflanze in Gärten.

Beschreibung: Staudenpflanze.

Blätter: Drei- bis fünffach schmal handförmig geteilt.

Blüten: In dichter endständiger Traube stehend, fünfteilig, oberstes Blütenblatt ist helmartig ausgebildet, weiß und violett gefärbt.

Früchte: 3–5 Balgkapseln.

Inhaltsstoffe und Symptome: Siehe Blauer Eisenhut.

Wissenswertes: Früher wurde Aconitin als Mittel gegen Schmerzen verwendet, doch wegen der starken Nebenwirkungen und der möglichen Lebensgefahr wurde diese Therapie aufgegeben.

➔ Hochgiftig – Kinder unbedingt fernhalten!

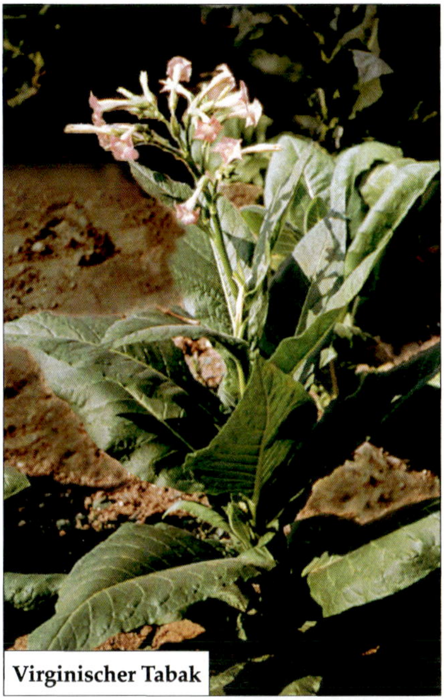
Virginischer Tabak

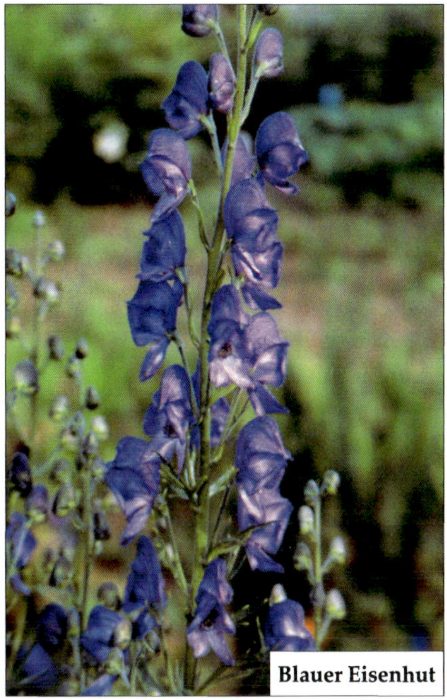
Blauer Eisenhut

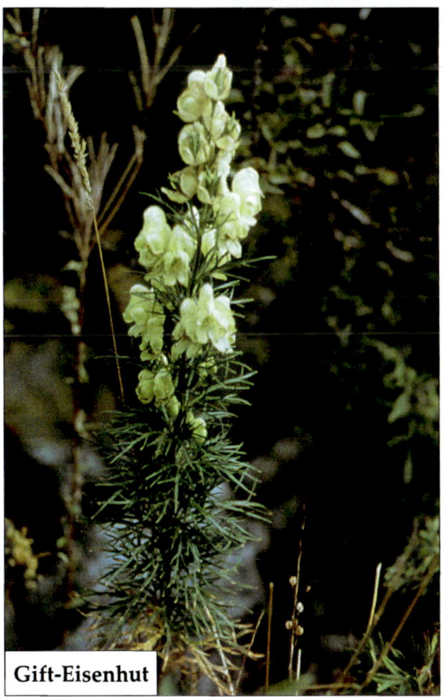
Gift-Eisenhut

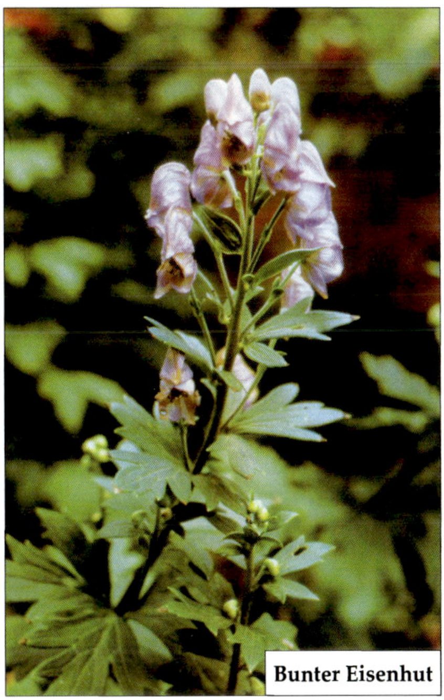
Bunter Eisenhut

Gelber Eisenhut (*Aconitum vulparia*, Syn.: *Aconitum lycoctonum*) ☠☠☠
Familie Hahnenfußgewächse (Ranunculaceae)

Vorkommen: Bergwälder und Gebüsche in Hoch- und Mittelgebirgen Europas und Asiens.

Beschreibung: Mehrjährige Staude mit ausdauerndem, fingerdickem Wurzelstock.

Blätter: Drei- bis fünffach handförmig geteilt mit zugespitzten Enden.

Blüten: Schwefelgelb; der aus dem oberen Blütenblatt gebildete Helm ist dreimal so hoch wie breit.

Früchte: Balgkapseln.

Blütezeit: Juni–Juli.

Inhaltsstoffe: Kein Aconitin, dafür Lycoconitin und Lycoctonin.

Symptome: Lycoconitin und Lycoctonin wirken wie Aconitin; siehe Blauer Eisenhut.

➔ **Hochgiftig – Kinder unbedingt fernhalten!**

Feldrittersporn (*Delphinium consolida*) ☠☠☠
Familie Hahnenfußgewächse (Ranunculaceae)

Vorkommen: Felder, Wiesen, Brachen, Wegränder in Europa und Kleinasien.

Beschreibung: Einjährige, etwa 30 cm hohe Pflanze.

Blätter: Zwei- bis dreifach gespalten mit langen Zipfeln, wechselständig.

Blüten: Blau oder violett; das oberste der 5 Blütenblätter ist gespornt. Blüten stehen in Trauben.

Früchte: Balgkapseln.

Blütezeit: Mai–Juli (August).

Inhaltsstoffe: Die Samen enthalten Alkaloide wie Delcosin, Delsonin und Lycoctonin, die Blüten Delphinin.

Symptome: Delphinin wirkt wie Aconitin, aber schwächer: Übelkeit, Herzrhythmusstörungen, Erregung, Krämpfe, u. U. Atemlähmung.

Hoher Rittersporn (*Delphinium elatum*) ☠☠
Familie Hahnenfußgewächse (Ranunculaceae)

Vorkommen: Alpen, Pyrenäen, Sibirien, Karpaten; als Gartenform kultiviert.

Beschreibung: Kräftige, bis 1,50 m hohe Staude mit ausdauerndem Wurzelstock.

Blätter: Drei- bis siebenspaltig handförmig geteilt, Enden spitz, Rand gesägt.

Blüten: In aufrechten, endständigen Trauben stehend; hellblau, dunkelblau, violett oder weiß, fünfteilig mit nach hinten gerichtetem Sporn.

Früchte: Trockene Balgkapseln.

Blütezeit: Juni–Juli.

Inhaltsstoffe: Delphiniumalkaloide, hauptsächlich Delphinin und Elatin.

Symptome: Ähnlich denen einer Aconitinvergiftung, aber schwächer; außerdem bewirkt Elatin eine Muskelerschlaffung.

Garten-Tulpe (*Tulipa gesneriana*) ☠☠
Familie Liliengewächse (Liliaceae)

Vorkommen: Zierpflanze; stammt aus den Steppen Südeuropas und Asiens.

Beschreibung: Kräftige, mehrjährige Zwiebelpflanze.

Blätter: Zugespitzt linealisch bis breit lanzettlich.

Blüten: Die in 2 Kreisen stehenden 6 Blütenblätter sind rot, gelb, weiß oder mehrfarbig.

Früchte: Dreikantige Kapsel.

Blütezeit: März–Mai.

Inhaltsstoffe: Tulipin A und B.

Symptome: Ähnlich wie bei Aconitinvergiftung. Durch Verwechslung mit Küchenzwiebeln wurde von Leibschmerzen, Erbrechen und Durchfall berichtet. Bei Dauerkontakt kann bei Gärtnern eine Allergie auftreten.

➔ **Bei Kindern besteht Gefahr der Austrocknung!**

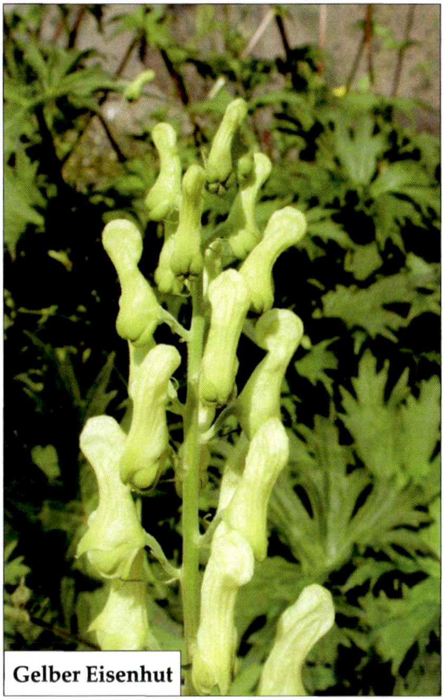
Gelber Eisenhut

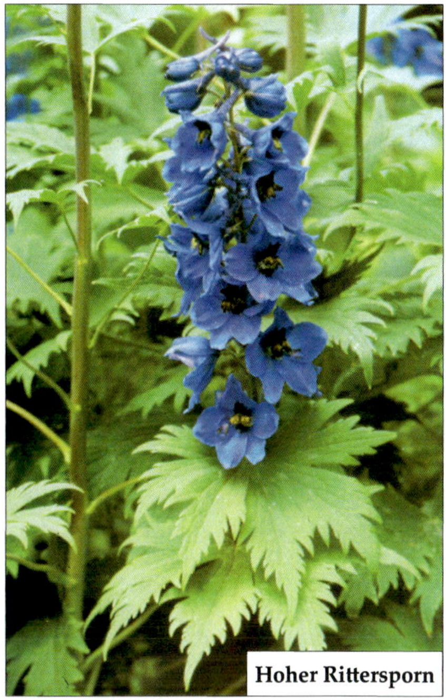
Hoher Rittersporn

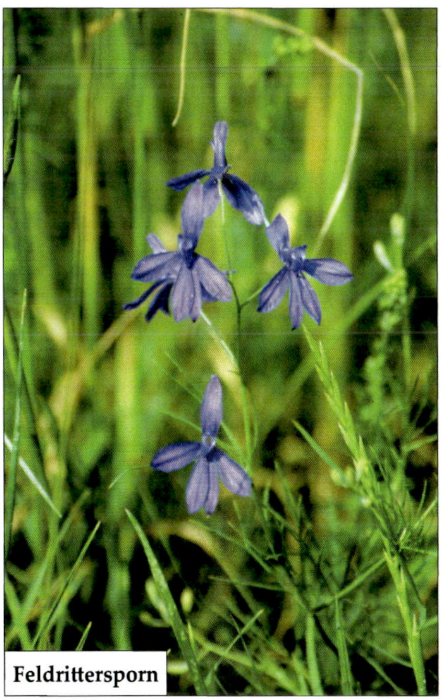
Feldrittersporn

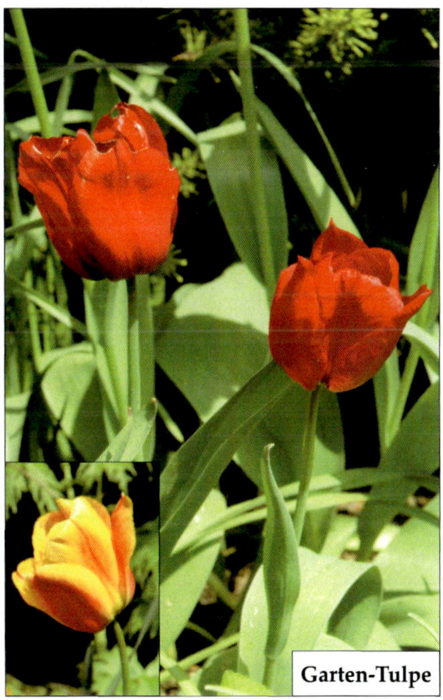
Garten-Tulpe

Oleander (*Nerium oleander*) ☠☠☠
Familie Hundsgiftgewächse (Apocynaceae)

Vorkommen: Kübelpflanze, Heimat: Mittelmeerländer.

Beschreibung: Immergrüner Strauch.

Blätter: Lanzettlich und lederartig, gegenständig bis quirlständig.

Blüten: Die 5 Blütenblätter sind rot oder weiß.

Früchte: Schotenartige Balgkapseln.

Blütezeit: Juli–September.

Inhaltsstoffe: Oleandrin und andere Herzglycoside; außerdem das Antibiotikum Oleandomycin. Der Giftgehalt ist zur Blütezeit am höchsten.

Symptome: Übelkeit, Erbrechen, Krämpfe, Herzversagen und weitere, für Herzglycoside typische Symptome.

➔ Es kam schon zu Vergiftungen, weil Schaschlik-Spieße aus Oleanderholz benutzt wurden! Kinder fernhalten!

Zweiblättrige Schattenblume (*Maianthemum bifolium*) ☠☠☠
Familie Spargelgewächse (Asparagaceae)

Vorkommen: Schattige Wälder in Europa und Nordasien.

Beschreibung: Kleine Pflanze mit ausdauerndem Wurzelstock.

Blätter: Am aufrechten Stängel sind 2 herzförmige Blätter wechselständig angeordnet.

Blüten: Klein, mit 4 weißen Blütenblättern und weit hervorstehenden Staubblättern.

Früchte: Erbsengroße rote Beeren, die in einer Traube stehen.

Blütezeit: Mai–Juni; Früchte Juli–August.

Inhaltsstoffe: Herzglycoside, Blausäureglycoside und Cumarin (Duft).

Symptome: Siehe Maiglöckchen.

➔ Die Beeren sind für Kinder sehr gefährlich, da sie zum Naschen verleiten!

Maiglöckchen, Maiblume (*Convallaria majalis*) ☠☠☠
Familie Spargelgewächse (Asparagaceae)

Vorkommen: Lichte Laubwälder (gelegentlich auch Nadelwälder) in Europa und im gemäßigten Asien; in Nordamerika wurde die Pflanze eingeschleppt.

Beschreibung: Mehrjährige Pflanze mit ausdauerndem Wurzelstock.

Blätter: Am aufrechten Stängel stehen meist 2 spitz eiförmige, ganzrandige Blätter.

Blüten: Aus 5 reinweißen Blütenblättern bestehende Glöckchen, die hängend in einer einseitigen Traube angeordnet sind. Sie strömen einen angenehmen Duft aus.

Früchte: Leuchtend rote Beeren, die zum Verzehr einladen, aber giftig sind!

Blütezeit: Mai–Juni.

Inhaltsstoffe: 44 herzwirksame Glycoside, z. B. Convallatoxin, Convallatoxol, Convallosid.

Symptome: Wie alle Herzglycoside wird auch durch die Convallaria-Glycoside die Herzkontraktion verstärkt und verlängert; Überdosierung führt unter Dauerkontraktion zum Herzstillstand.

Wissenswertes: Convallatoxol ist in seiner Wirkung dem Strophanthin sehr ähnlich. Aus diesem Grund wurde es während der DDR-Zeit in der Klinik an dessen Stelle angewandt, um den teuren Import von Strophanthin zu umgehen (»Störfreimachung«).

➔ Die Beeren sind für Kinder sehr gefährlich, da sie zum Naschen verleiten!

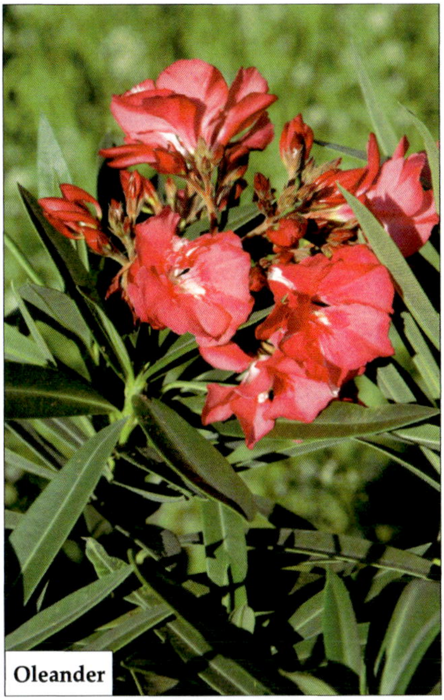

Oleander

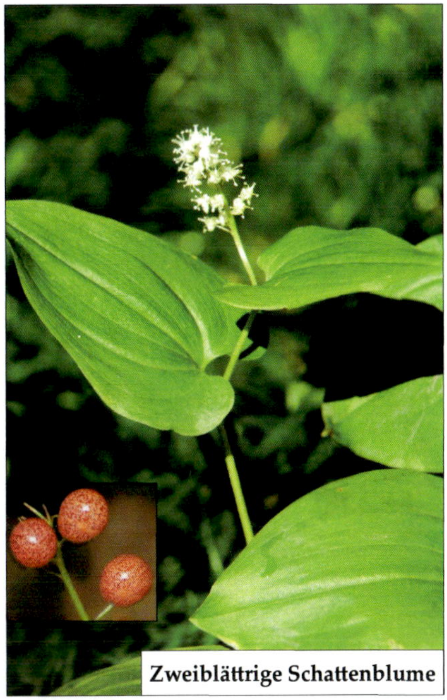

Zweiblättrige Schattenblume

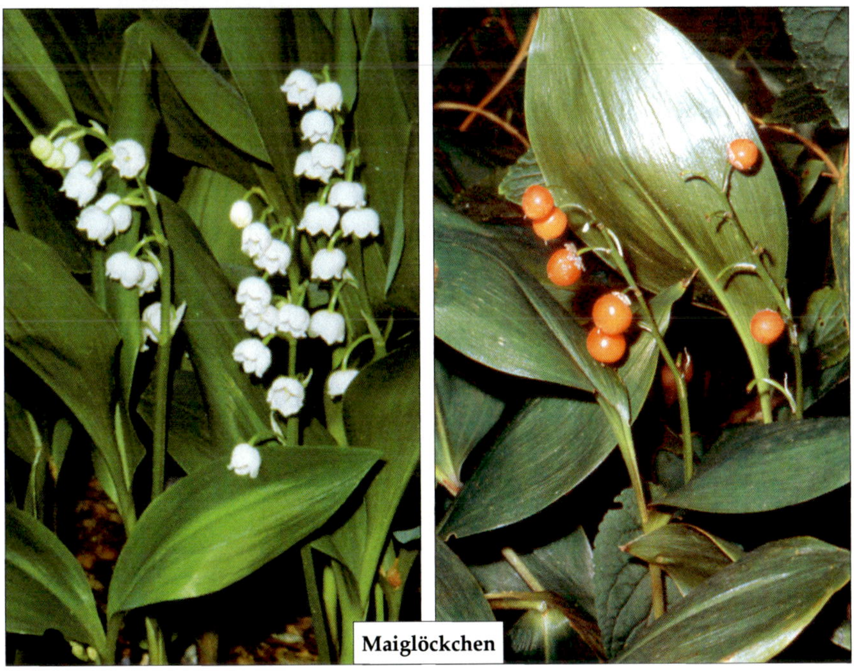

Maiglöckchen

Vogelmilchstern, Dolden-Milchstern (*Ornithogalum umbellatum*) ☠☠☠
Familie Spargelgewächse (Asparagaceae)

Vorkommen: Auwälder in Europa, Vorderasien und Nordafrika.

Beschreibung: Bis 30 cm hohe Zwiebelpflanze.

Blätter: Grundständig, linealisch mit weißlichem Streifen.

Blüten: Die 6 Blütenblätter sind weiß mit grünlichem Streifen auf der Rückseite; die Blüten stehen in »Doldentrauben«.

Früchte: Keulenförmige Kapseln.

Blütezeit: Mai–Juni.

Inhaltsstoffe: Convallatoxin und Convallosid, besonders in den Zwiebeln.

Symptome: Die Wirkung am Herzen ist stärker als die der Digitalis-Glycoside.

➔ Kinder von den Zwiebeln fernhalten!

Goldlack (*Cheiranthus cheiri*) ☠☠
Familie Kreuzblütler (Brassicaceae, Syn.: Cruciferae)

Vorkommen: Zierpflanze in Gärten, eingeführt aus dem Mittelmeergebiet.

Beschreibung: Mehrjährige, etwa 1 m hohe Pflanze mit aufrechtem verholzten Stängel und ausdauerndem Wurzelstock.

Blätter: Die Blätter sind schmal lanzettlich und stehen paarweise wechselständig.

Blüten: Die 4 Blütenblätter variieren von goldgelb, orange bis bräunlich gelb.

Früchte: Längliche Schoten.

Blütezeit: Mai–Juni.

Inhaltsstoffe: Die Herzglycoside, vorwiegend Cheirotoxin, sind besonders in den Samen zu finden.

Symptome: Siehe Herzglycoside (S. 12); medizinische Anwendung nicht bekannt. Vergiftungsgefahr relativ gering, da die Pflanze nicht zum Genuss verleitet.

Zweiblättriger Blaustern (*Scilla bifolia*) ☠☠☠
Familie Spargelgewächse (Asparagaceae)

Vorkommen: Selten in Auwäldern, Zierpflanze in Gärten, z. T. auch sekundär verwildert.

Beschreibung: Zwiebelpflanze mit Blütenschaft und zwei grundständigen Blättern.

Blätter: Linealisch, lanzettlich und grundständig.

Blüten: Blau, sternförmig, bestehen aus 6 Blütenblättern, die in lockeren Trauben angeordnet sind.

Früchte: Kapseln.

Blütezeit: März–April.

Inhaltsstoffe: In den Zwiebeln Herzglycoside und Saponine.

Symptome: Neben der Wirkung auf das Herz kommt es durch die Saponine zur Schleimhautreizung.

➔ Vorsicht – Kinder fernhalten!

Bleicher Schotendotter, Bleicher Schöterich, Gänsesterbe (*Erysimum crepidifolium*) ☠☠☠
Familie Kreuzblütler (Brassicaceae)

Vorkommen: Trockenrasen, Wegränder, Ödland in Süd- und Mitteleuropa.

Beschreibung: Zweijährige Pflanze, Höhe 60–100 cm.

Blätter: Schmal, buchtig ausgerandet, an der Spitze meist zurückgebogen.

Blüten: Ø 10–16 mm, die 4 Blütenblätter sind hell schwefelgelb; die Stiele sind kürzer als der Kelch.

Früchte: Stumpfkantige Schoten.

Blütezeit: April–Juni.

Inhaltsstoffe: Erysimosid, ein herzwirksames Glycosid, und Erysimipicion, ein Bitterstoff.

Symptome: Erregung, Krämpfe und Herzversagen. Bisher sind nur Vergiftungen bei Tieren (meist Gänsen) bekannt, es wird aber davor gewarnt, die Blätter für Salate zu verwenden.

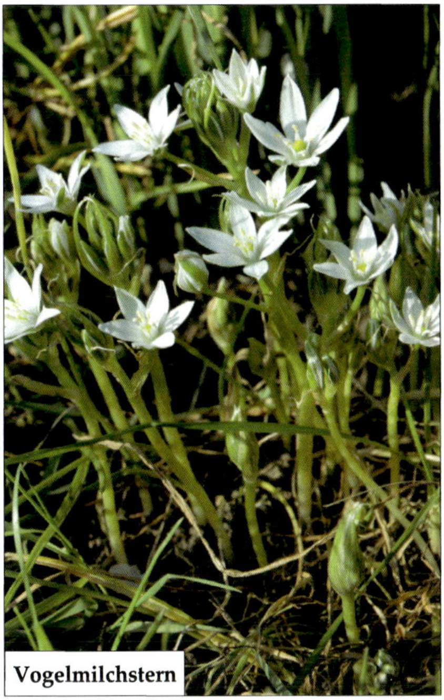
Vogelmilchstern

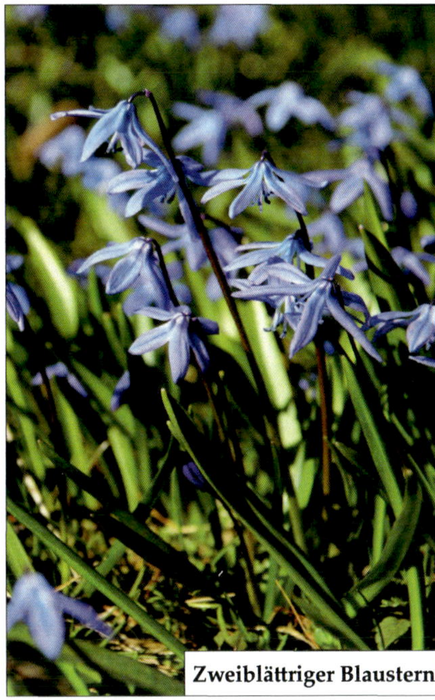
Zweiblättriger Blaustern

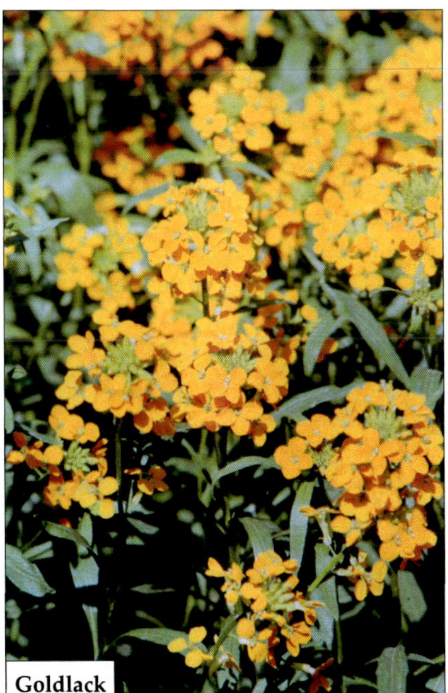
Goldlack

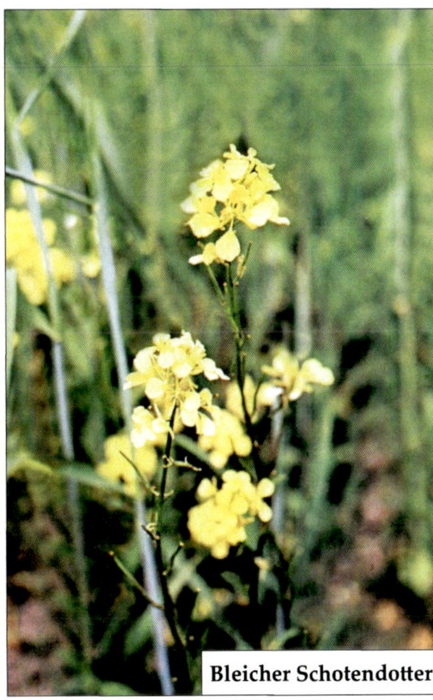
Bleicher Schotendotter

Pfaffenhütchen, Spindelbaum (*Euonymus europaeus*) ☠☠☠ Familie Spindelbaumgewächse (Celastraceae)

Vorkommen: Lichte Laubwälder in Europa und Asien.

Beschreibung: Strauch oder kleiner Baum, bis 3 m hoch.

Blätter: Lanzettlich-eiförmig, gegenständig.

Blüten: Gelblich grün, klein, stehen in kleinen Trauben in den Blattachseln.

Früchte: Die Früchte sind orange und stehen in vierfächrigen, karminroten Kapseln (ähneln einem Priester-Hut – Name!).

Blütezeit: Mai–Juni.

Inhaltsstoffe: Herzglycoside, Evonosid, Evobiosid und Evomonosid sowie stark schleimhautreizende Triterpene.

Symptome: Neben der Glycosidwirkung blutige Durchfälle, Krämpfe und Koliken.

Kaiserkrone (*Fritillaria imperialis*) ☠☠☠ Familie Liliengewächse (Liliaceae)

Vorkommen: Dekorative Gartenpflanze aus Irak, Iran, Afghanistan und dem West-Himalaya.

Beschreibung: Zwiebelpflanze mit einem bis zu 1 m hohem Stängel und einem unangenehm aufdringlichem Geruch.

Blätter: Linealisch-lanzettlich, grundständig, am Stängel dicht stehend sowie als Blätterschopf über den Blüten.

Blüten: Die aus 6 orangen oder gelben Blütenblättern bestehenden Glocken hängen quirlartig am Stängel.

Früchte: Große, sechskantige Kapseln.

Blütezeit: April–Mai.

Inhaltsstoffe: Imperalin, Fritillin, Fritillarin (Steroidalkaloide) sowie Tulipalin A (Kontaktallergen aus der Blüte).

Symptome: Erbrechen, Krämpfe, Herzstillstand. Bei Berührung der Blüte ist eine Kontaktallergie möglich.

Bunte Kronwicke (*Securigera varia*, Syn.: *Coronilla varia*) ☠☠ Familie Schmetterlingsblütler (Fabaceae = Papilionaceae)

Vorkommen: Auf Wiesen und an Wegrändern in Süd- und Mitteleuropa.

Beschreibung: Krautige Pflanze mit kriechender Sprossachse.

Blätter: Die Blätter sind unpaarig gefiedert und aus 10–15 eiförmigen Teilblättchen zusammengesetzt.

Blüten: Typische »Schmetterlingsblüten« mit rosa Fahne und weißem Schiffchen. Die Blüten stehen in Trauben.

Früchte: Mehrsamige Hülsen.

Blütezeit: Juni–September.

Inhaltsstoffe: Coronilla-Glycoside, Hauptglycosid ist Psoralen.

Symptome: Siehe Herzglycoside (S. 12); als Medikament nicht im Gebrauch.

➔ **Kinder sind gefährdet, wenn sie mit den Samen spielen!**

Schachblume (*Fritillaria meleagris*) ☠☠☠ Familie Liliengewächse (Liliaceae)

Vorkommen: In West- und Mitteleuropa an feuchten Standorten; selten, unter Naturschutz stehend! Als Zierpflanze in Gärten.

Beschreibung: Zwiebelpflanze mit 30 cm hohem Blütenstängel.

Blätter: Linealisch, schmal, rinnig, wechselständig.

Blüten: Endständige, nickende Glocken, deren 6 Blütenblätter eine schachbrettartige Zeichnung haben; Farbe Purpurrot, selten Weiß und Grau.

Früchte: Kugelige Kapseln.

Blütezeit: April–Mai.

Inhaltsstoffe: Imperalin (besonders in den Zwiebeln).

Symptome: Erbrechen, Krämpfe, Herzstillstand.

➔ **Aufgrund der Seltenheit sind nur wenige Vergiftungen beschrieben – dennoch Vorsicht!**

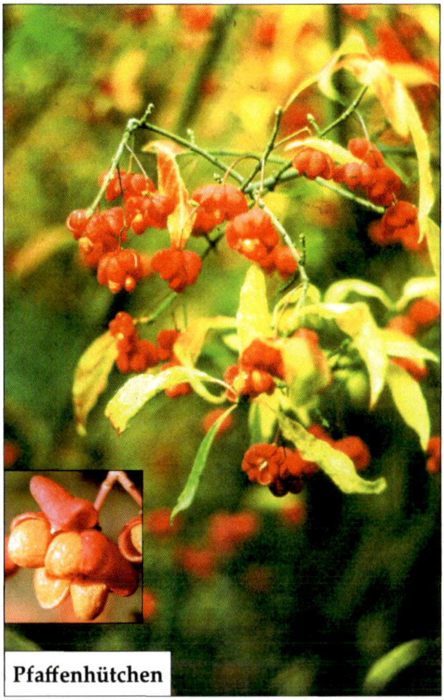

Pfaffenhütchen

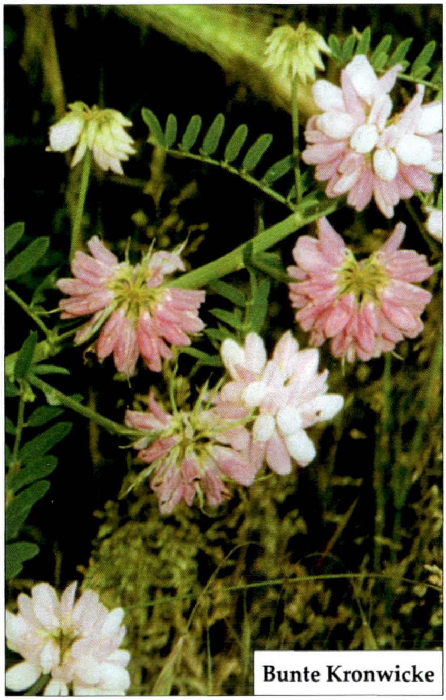

Bunte Kronwicke

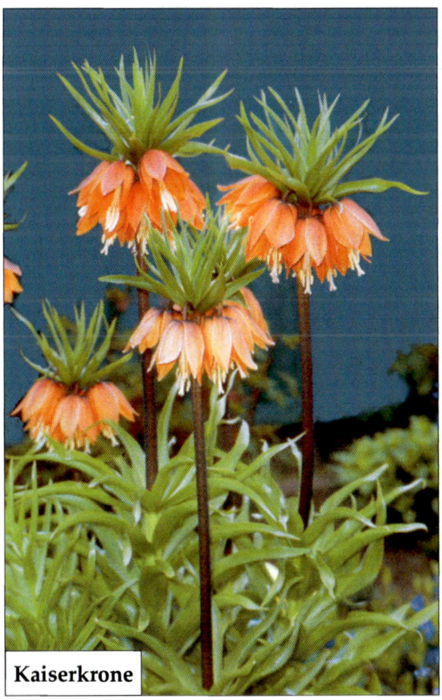

Kaiserkrone

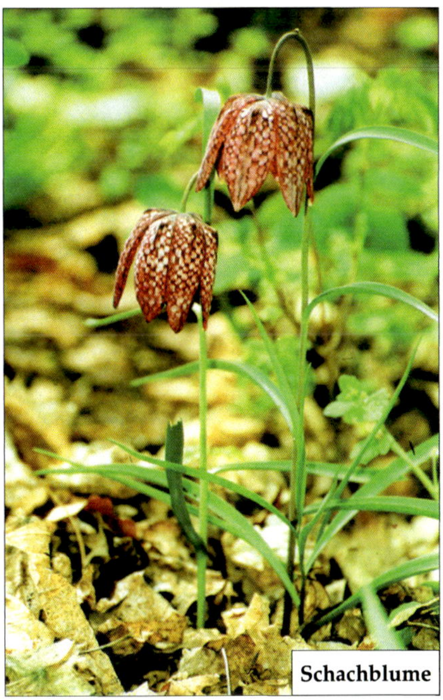

Schachblume

Weißer Germer (*Veratrum album*) und Schwarzer Germer (*Veratrum nigrum*) ☠☠☠ Familie Germergewächse (Melanthiaceae)

Vorkommen: Wiesen und Hänge der Hochgebirge in Europa und Asien.

Beschreibung: Bis etwa 1 m hohe Staude mit ausdauerndem Wurzelstock.

Blätter: Breit glattrandig, eiförmig zugespitzt, mit deutlichen Längsadern.

Blüten: Die 6 Blütenblätter sind weißlich grün (beim Schwarzen Germer schwarzpurpur; siehe kleines Foto). Die relativ kleinen Blüten stehen in zusammengesetzten Trauben.

Früchte: Vielsamige Kapseln.

Blütezeit: Juni–August.

Inhaltsstoffe: Veratrin, besonders im Wurzelstock (1–2 g sind tödlich!).

Symptome: Niesreiz (daher auch Nieswurz genannt), Kribbeln im Mund, Übelkeit, Erbrechen, sich ausbreitendes Taubheitsgefühl, Tod durch Atemlähmung und Herzstillstand möglich. Vergiftungsgefahr durch Verwechslung mit Enzianwurzeln.

Sommer-Adonisröschen (*Adonis aestivalis*) ☠☠☠ Familie Hahnenfußgewächse (Ranunculaceae)

Vorkommen: Felder in Süd- und Mitteleuropa.

Beschreibung: Einjähriges Ackerunkraut.

Blätter: Mehrfach sehr fein gefiedert, wechselständig.

Blüten: Radiärsymmetrisch; die 6–8 Blütenblätter sind zinnoberrot mit dunkler Basis, selten auch gelb.

Früchte: Viele kleine Nüsschen stehen dicht in einer kugelförmigen Gruppe.

Blütezeit: Mai–Juni.

Inhaltsstoffe: Herzwirksame Glycoside (Cardenoloside).

Symptome: Wie alle Herzglycoside verkürzen und verstärken sie die Herzkontraktion, was bei Überdosierung zum Herzstillstand führt.

➔ **Beide Arten sind sehr giftig, die Gefahr des Kontakts allerdings gering.**

Frühlings-Adonisröschen (*Adonis vernalis*) ☠☠☠ Familie Hahnenfußgewächse (Ranunculaceae)

Vorkommen: Sonnige Hügel, Abhänge und Steppenheiden. In Mitteleuropa selten, steht daher unter Naturschutz.

Beschreibung: Mehrjährige Pflanze mit ausdauerndem Wurzelstock.

Blätter: Mehrfach fein gefiedert.

Blüten: Radiärsymmetrisch, auffällig, einzeln endständig, Ø etwa 6 cm. Die 12–18 Blütenblätter sind goldgelb.

Früchte: Viele kleine Nüsschen.

Blütezeit: März–Mai.

Inhaltsstoffe: Adonitoxin, Convallatoxin, k-Strophanthin und Strophanthidin

Symptome: Wie bei allen Herzglycosiden wird die Herzkontraktion verstärkt und verkürzt; eine Überdosis führt zum Herzstillstand.

Wissenswertes: Die Pflanze wird nicht medizinisch genutzt, da unter Schutz stehend.

Winterling (*Eranthis hyemalis*) ☠☠☠ Familie Hahnenfußgewächse (Ranunculaceae)

Vorkommen: Lichte Wälder in Südeuropa, auch als Gartenpflanze, z. T. auch verwildert.

Beschreibung: Kleine mehrjährige Pflanze mit knolligem Wurzelstock.

Blätter: Unterhalb der Blüte befinden sich am 5–10 cm langen Stängel zwei handförmige Blätter.

Blüten: Die Blütenblätter der sternförmigen Blüten sind goldgelb, ebenfalls die Staubblätter; die 5–7 Fruchtknoten sind grünlich.

Früchte: Dicht zusammenstehende, kleine Balgfrüchte.

Blütezeit: Februar –April.

Inhaltsstoffe: Besonders die Knolle enthält Eranthin A und B; Glycoside der Bufadienolidgruppe.

Symptome: Es können Atemnot, Erbrechen, Übelkeit, Koliken, Sehstörungen sowie unregelmäßiger und verlangsamter Puls eintreten; u. U. Tod durch Herzstillstand.

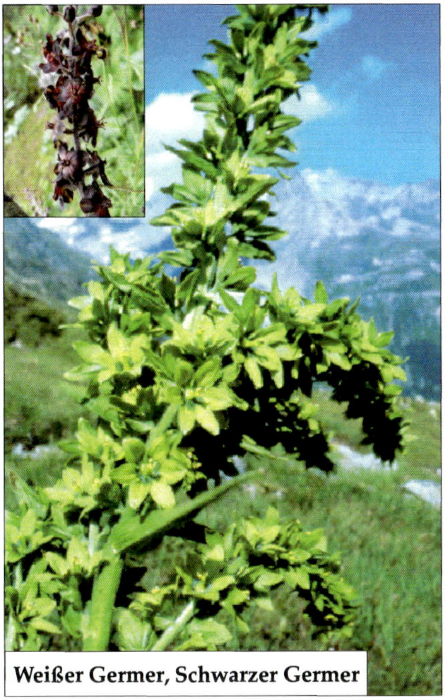

Weißer Germer, Schwarzer Germer

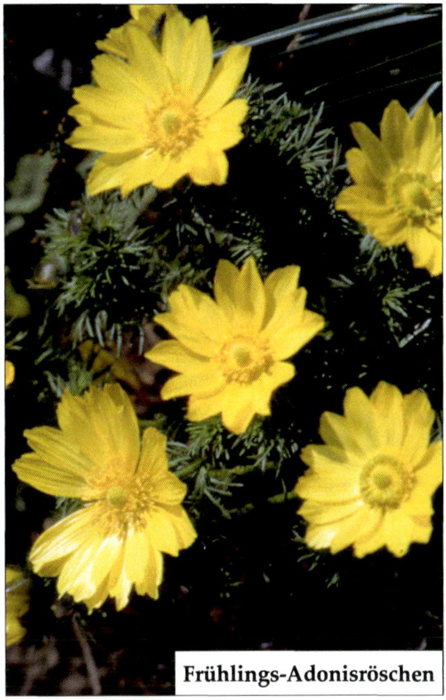

Frühlings-Adonisröschen

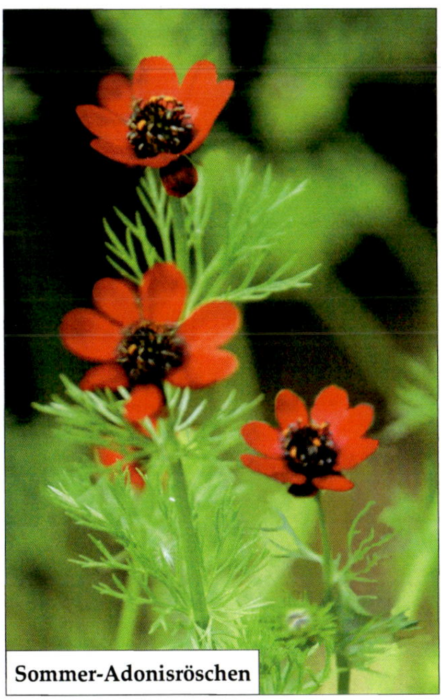

Sommer-Adonisröschen

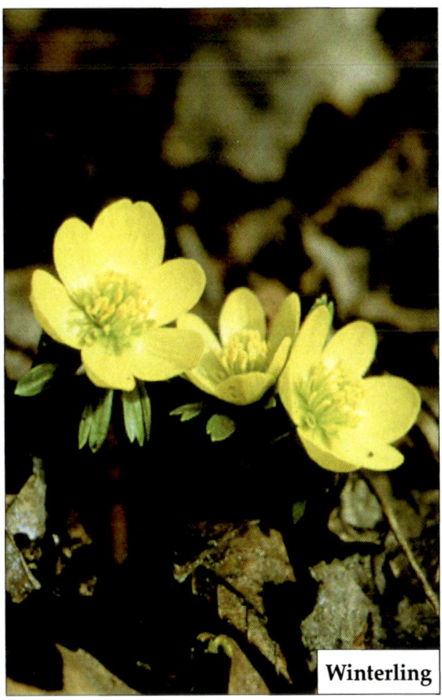

Winterling

Weißbeerige Mistel (*Viscum album*) ☠
Familie Sandelholzgewächse (Santalaceae)

Vorkommen: Europa und Nordasien.

Beschreibung: Immergrüner Halbschmarotzer auf Laubbäumen (es gibt aber auch eine Art auf Nadelgehölz).

Blätter: Lederartig, länglich, verkehrt eiförmig, gegenständig stehend.

Blüten: Klein, gelbgrün, zweihäusig, radiärsymmetrisch, in Trugdolden.

Früchte: Weiße beerenartige Scheinfrüchte, Inhalt klebrig.

Blütezeit: März–April.

Inhaltsstoffe: Viscotoxine (Eiweiße), Lectine, Begleitstoffe. Zusammensetzung von der Wirtspflanze abhängig.

Symptome: Die blutdrucksenkende Wirkung kann medizinisch genutzt werden, es gibt aber Nebenwirkungen: Magen-Darm-Reizung, Leberschäden, Harnverhalt. Antitumorwirkung (bei Mäusen).

Roter Fingerhut (*Digitalis purpurea*) ☠☠☠
Familie Braunwurzgewächse (Scrophulariaceae)

Vorkommen: Mittelgebirgswälder Westeuropas; auch als Zierpflanze und Arzneipflanze angebaut.

Beschreibung: Die Blattrosette treibt im 2. Jahr einen 1,5 m hohen Blütenstängel.

Blätter: Länglich eiförmig, groß, Unterseite filzig behaart.

Blüten: Rote bis weiße röhrenartige Glocken in endständiger Traube.

Früchte: Vielsamige Kapselfrüchte.

Blütezeit: Juni–August.

Inhaltsstoffe: Digitoxin, Digitonin u. a.

Symptome: Digitoxin und andere Herzglycoside verbessern den Zustand bei Herzschwäche. Der Herzschlag wird verstärkt und verlängert, aber bei Überdosierung kommt es zum Herzstillstand im kontrahierten Zustand.

➔ Alle Fingerhutarten sind für Kinder sehr gefährlich!

Gelber Fingerhut (*Digitalis lutea*) ☠☠☠
Familie Braunwurzgewächse (Scrophulariaceae)

Vorkommen: Europäische Mittelgebirge.

Beschreibung: Im 1. Jahr bildet sich eine Blattrosette, im 2. Jahr ein 70 cm hoher Blütenschaft.

Blätter: Länglich spitz eiförmig, der Rand ist gesägt.

Blüten: Röhrenförmige Glocken, hellgelb, etwa 3 cm lang, stehen in einer einseitigen, endständigen Traube.

Früchte: Kapseln mit vielen Samen.

Blütezeit: Juni–Juli.

Inhaltsstoffe: Diverse Herzglycoside aus der Gruppe der Lanatoside.

Symptome: Herzstillstand wie beim Roten und Wollblättrigen Fingerhut (Digitalis purpurea bzw. Digitalis lanata). Ähnlich ist der Großblütige Fingerhut (Digitalis grandiflora), der aber deutlich größere Blüten hat.

➔ Für Kinder gefährlich!

Wollblättriger Fingerhut (*Digitalis lanata*) ☠☠☠
Familie Braunwurzgewächse (Scrophulariaceae)

Vorkommen: Heimat ist Südosteuropa und Südwestasien. Die Pflanze wird weltweit als Arzneipflanze angebaut.

Beschreibung: Ähnlich Digitalis purpurea, Blütenstängel etwa 1,20 m hoch.

Blätter: Oberseite der länglichen Rosettenblätter ist drüsig-flaumig.

Blüten: Röhrig glockig, weißlich und gelblich mit bräunlichen Adern.

Früchte: Kapseln mit vielen Samen.

Blütezeit: Juli–August.

Inhaltsstoffe: Lanatosid A, B, C, D, E und andere Herzglycoside.

Symptome: Alle Herzglycoside führen bei Überdosierung zum Herzstillstand, sie unterscheiden sich nur in der Resorbierbarkeit und Wirkdauer.

➔ Alle Fingerhutarten sind für Kinder sehr gefährlich!

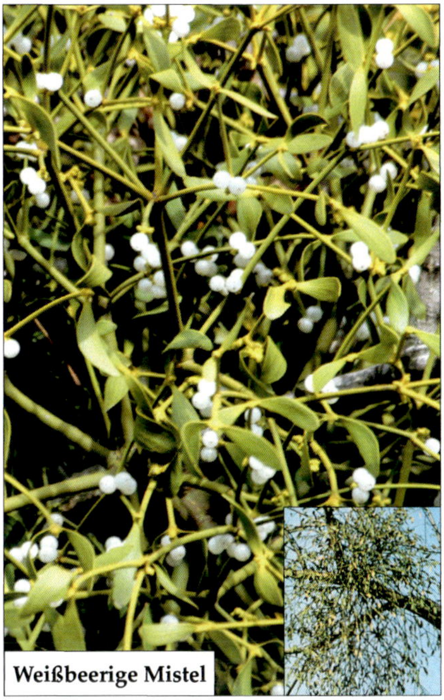

Weißbeerige Mistel

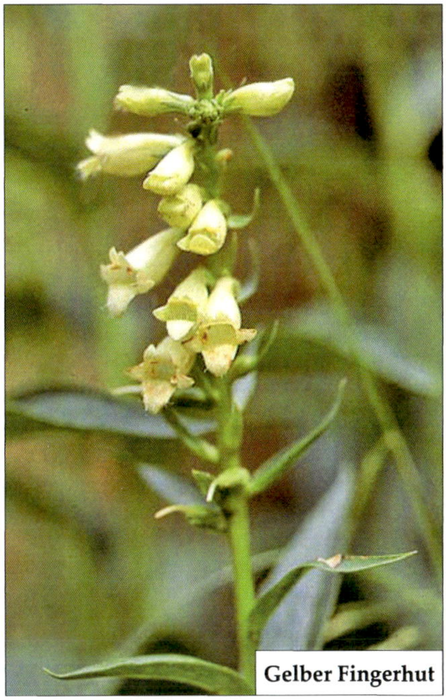

Gelber Fingerhut

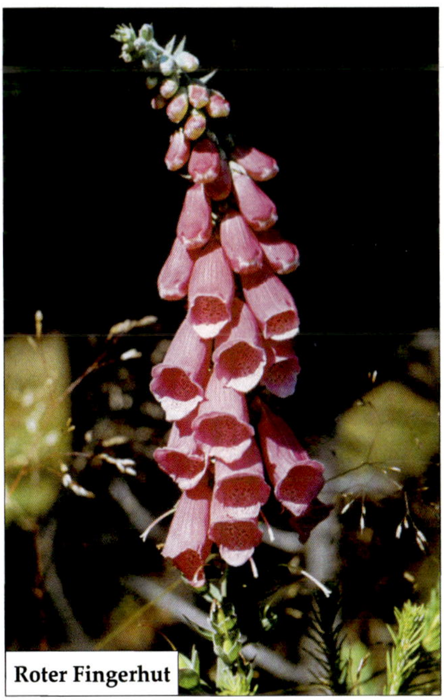

Roter Fingerhut

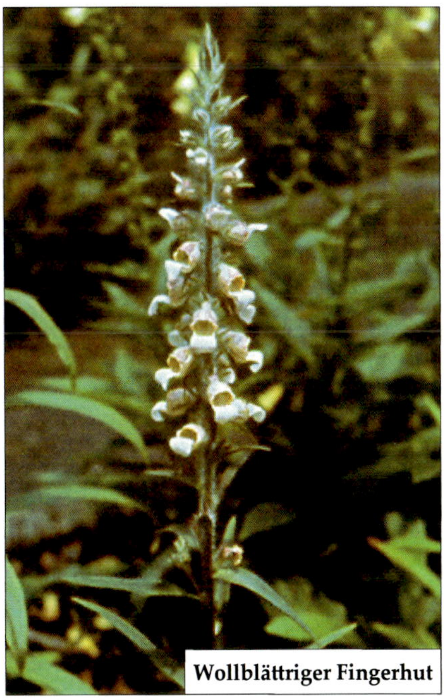

Wollblättriger Fingerhut

Eibe (*Taxus baccata*) ☠☠☠
Familie Eibengewächse (Taxaceae)

Vorkommen: In Laubwäldern von Europa und Westasien; oft in Gärten und Parks angepflanzt.

Beschreibung: Immergrüner Baum, einer Tanne ähnlich, langsam wachsend.

Blätter: Weiche, oben dunkelgrüne und unten hellgrüne Nadeln.

Blüten: Die ♂ Blüten stehen in kleinen kugelförmigen Kätzchen, die ♀ Blüten stehen einzeln.

Früchte: Ein süßer, roter Mantel umhüllt den giftigen, schwarzen Samen.

Blütezeit: März–April.

Inhaltsstoffe: Taxin A, B, C sowie Taxol.

Symptome. Die Taxine lähmen die Herzmuskulatur und die Atmung.

Wissenswertes: Taxol wird als Zytostatikum gegen Brustkrebs eingesetzt.

➔ Der leuchtend rote Samenmantel ist ungiftig und süß, die Samen sind aber tödlich giftig!

Jakobs-Kreuzkraut, Jakobs-Greiskraut (*Senecio jacobaea*) ☠
Familie Korblütler (Asteraceae)

Vorkommen: Wiesen, Wegränder usw.; in Europa und Asien häufiges Unkraut.

Beschreibung: Zweijähriges, bis 80 cm hohes Kraut.

Blätter: Fiederspaltig mit Endlappen.

Blüten: Die in Dolden stehenden Körbchen haben auffällige gelbe Röhren- und Zungenblüten.

Blütezeit: Juli–August.

Früchte: Nüsschen mit weißen Kelchhaaren, die als Flugorgane dienen; sehen aus wie weißes Kopfhaar (Name).

Inhaltsstoffe: Gemisch aus Pyrrolizidinalkaloiden (Jacobin, Senecionin u. a.)

Symptome: Vergiftungen bisher nur bei Tieren bekannt (Leberkrebs).

Wissenswertes: Homöopathisch gegen Leberleiden eingesetzt; bei chronischem Gebrauch besteht die Gefahr, an Leberkrebs zu erkranken!

Gemeines Kreuzkraut, Gemeines Greiskraut (*Senecio vulgaris*) ☠
Familie Korbblütler (Asteraceae)

Vorkommen: In Europa und Asien, häufig auf nährstoffreichen Böden.

Beschreibung: Einjähriges kleines Kraut.

Blätter: Wechselständig, fiederspaltig.

Blüten: Die kleinen, endständigen Körbchen tragen nur unscheinbare gelbe Röhrenblüten.

Blütezeit: Februar–November.

Früchte: Nüsschen mit weißen Kelchhaaren, die als Flugorgane dienen; sie erinnern an das weiße Kopfhaar von Greisen (Name).

Inhaltsstoffe: Alkaloidgemisch aus Jacobin, Senecionin u. a.

Symptome: Vergiftungen bisher nur bei Tieren bekannt (Leberkrebs).

Wissenswertes: Homöopathisch z. B. gegen Leberleiden eingesetzt; bei chronischem Gebrauch besteht die Gefahr, an Leberkrebs zu erkranken!

Frühlings-Kreuzkraut, Frühlings-Greiskraut (*Senecio vernalis*) ☠
Familie Korblütler (Asteraceae)

Vorkommen: Wald- und Wegränder Europas, aus dem Westen vordringend.

Beschreibung: Einjähriges Kraut.

Blätter: Fiederspaltig, gezähnt, zottig.

Blüten: Endständige Blütenköpfchen mit gelben Röhrenblüten und auffälligen, ebenfalls gelben Zungenblüten.

Früchte: Nüsschen mit weißen Kelchhaaren, die als Flugorgane dienen, sie erinnern an das weiße Kopfhaar von Greisen (Name).

Inhaltsstoffe: Alkaloidgemisch aus Jacobin, Senecionin u. a.

Symptome: Vergiftungen bisher nur bei Tieren bekannt (Leberkrebs).

Wissenswertes: Homöopathisch gegen Lebererkrankungen und diverse Leiden eingesetzt; bei chronischem Gebrauch besteht die Gefahr, an Leberkrebs zu erkranken!

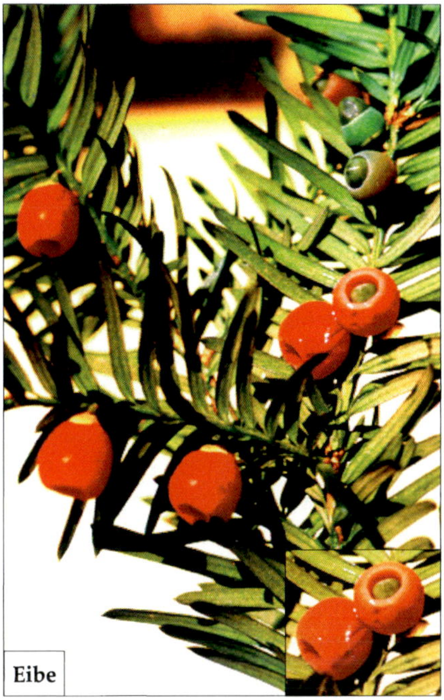
Eibe

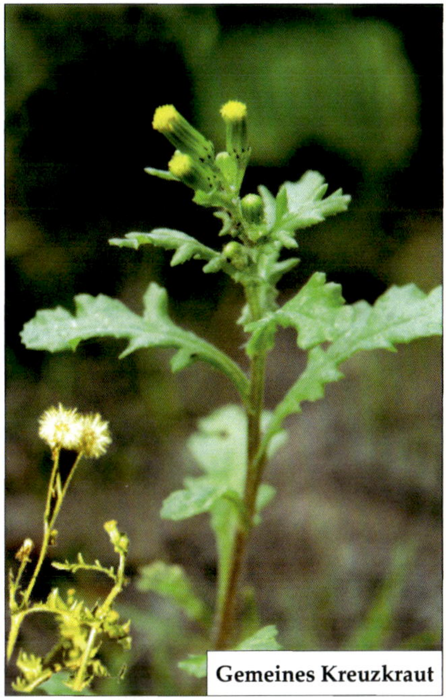
Gemeines Kreuzkraut

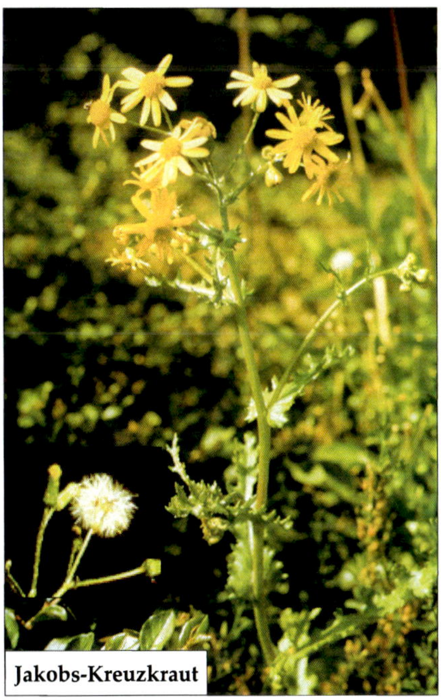
Jakobs-Kreuzkraut

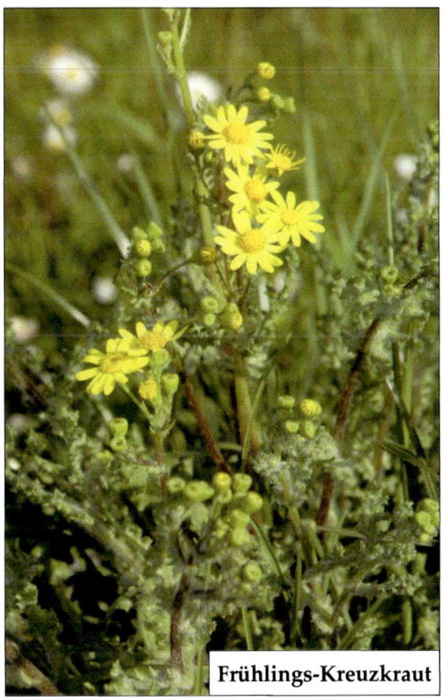
Frühlings-Kreuzkraut

Kalmus (*Acorus calamus*) ☠
Familie Aronstabgewächse (Araceae)

Vorkommen: An Gräben und Teichrändern; aus Kleinasien stammend, in Mitteleuropa eingebürgert.

Beschreibung: Etwa 1 m hohe Sumpfpflanze mit ausdauerndem Wurzelstock.

Blätter: Schmal, lang und schwertförmig.

Blüten: Unscheinbar grünlich gelb, stehen in einem fast 10 cm langen Kolben.

Früchte: Werden bei uns nicht gebildet.

Blütezeit: Juni–Juli.

Inhaltsstoffe: ß-Asaron, ätherische Öle, Bitterstoffe, Glycoside, Gerbstoffe u. a.

Symptome: Ein Extrakt wird für einen Magenbitter verwendet, der den Appetit anregt und verdauungsfördernd wirkt. Häufiger Gebrauch ist krebsauslösend! – Ursache ß-Asaron?

Lausblume (*Senecio cruentus*) ☠☠
Familie Korblütler (Asteraceae)

Vorkommen: Viele Hybriden als beliebte Topfpflanzen; Heimat: Kanarische Inseln.

Beschreibung: Etwa 40 cm hohe Staude.

Blätter: Grundständig, herzförmig, gestielter Rand schwach gezähnt.

Blüten: Körbchenförmig, die vielen Zungenblüten sind blau oder purpur mit weißer Basis, viele Körbchen stehen in einer endständigen Doldentraube.

Früchte: Kleine Nüsschen.

Blütezeit: Februar– April.

Inhaltsstoffe: Pyrrolizidinalkaloide wie Senecionin, Seneciophyllin u. a.

Symptome: Die Inhaltstoffe mehrerer Senecio-Arten sind krebserregend, doch da die Läuseblume nicht homöopathisch genutzt wird, besteht für Menschen keine Gefahr.

Osterluzei (*Aristolochia clematitis*) ☠☠
Familie Osterluzeigewächse (Aristolochiaceae)

Vorkommen: An Wegrändern und auf sonnigen Hängen im Mittelmeergebiet, nach Mitteleuropa eingeschleppt.

Beschreibung: Etwa 1,5 m hohe, mehrjährige Pflanze.

Blätter: Herzförmig und lang gestielt.

Blüten: Stehen in achselständigen Gruppen, sie sind schwefelgelb und röhrenförmig. Kleine Insekten werden bis zur Bestäubung eingeschlossen.

Früchte: Sechsklappige Kapseln.

Blütezeit: Mai–Juni.

Inhaltsstoffe: Aristolochiasäure, Nor-Aristolochiasäure, Bitterstoffe, ätherische Öle.

Symptome: Aristolochiasäure bindet an das Adenosin der DNS und ist krebserregend!

Wissenswertes: Mittel in der Naturheilkunde; in Deutschland heute als bedenklich eingestuft.

Rote Pestwurz, Gewöhnliche Pestwurz (*Petasites hybridus*) ☠
Familie Korblütler (Asteraceae)

Vorkommen: Aus Nordamerika nach Mitteleuropa eingeschleppt.

Beschreibung: Zweijährige, kräftige, behaarte Pflanze mit großen Blättern.

Blätter: Ähneln Rhabarberblättern, Unterseite behaart.

Blüten: Rötlich bis rot, stehen in großen endständigen Trauben; Stängel hohl.

Früchte: Bis 2 cm lange Nüsschen mit Flugorgan (»Fallschirm«).

Blütezeit: März–Mai.

Inhaltsstoffe: Sesquiterpene, Pyrrolizidinalkaloide, Senecionin, Senkirkin u. a.

Symptome: Bei zu hoher Dosierung und Dauergebrauch krebserregend!

Wissenswertes: Im Mittelalter Mittel gegen die Pest (Aberglaube), heute homöopathisch eingesetzt.

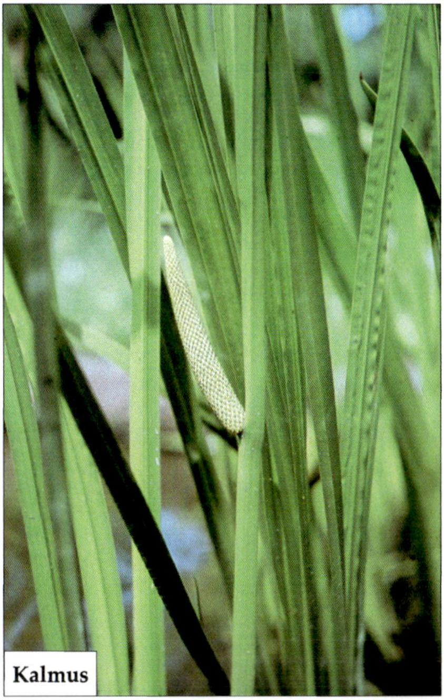

Kalmus

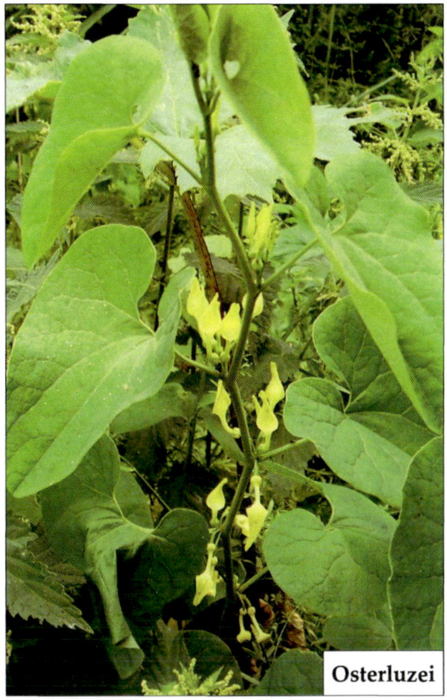

Osterluzei

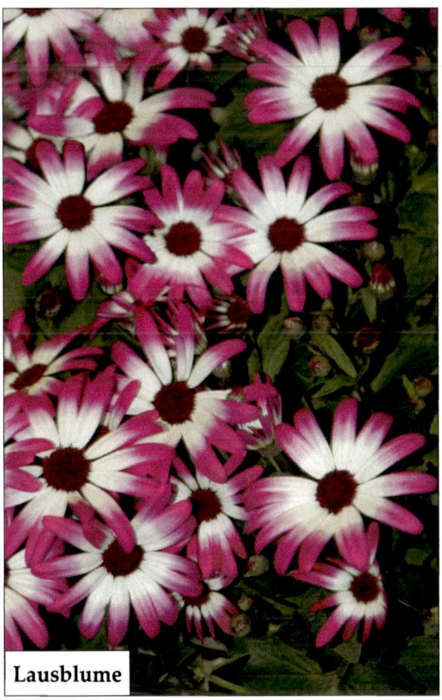

Lausblume

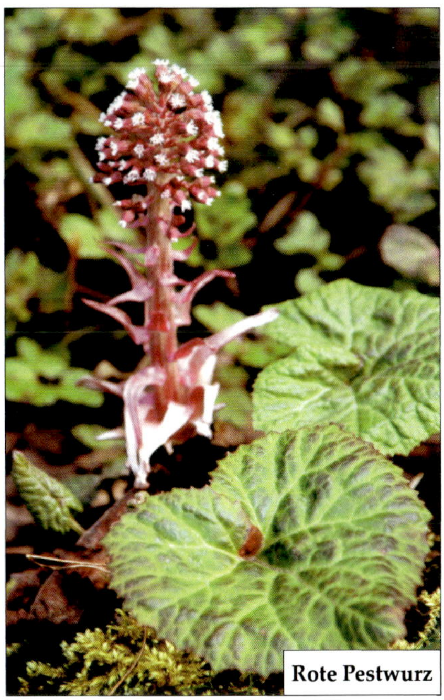

Rote Pestwurz

Gewöhnlicher Natternkopf (*Echium vulgare*) ☠
Familie Raublattgewächse (Boraginaceae)

Vorkommen: Auf Ödland und an Wegrändern im gemäßigten Europa.

Beschreibung: Zweijährige, bis 1 m hohe, borstig behaarte Pflanze mit aufrechtem Stängel.

Blätter: Ungeteilt, lanzettlich.

Blüten: Bilateralsymmetrische, röhrenförmige »Rachenblüten« mit heraushängenden Staubgefäßen. Die Blüten stehen in Blattachseln am oberen Teil des Stängels.

Früchte: Sog. Klausen.

Blütezeit: Mai–Oktober.

Inhaltsstoffe: Nicht ausreichend untersucht.

Symptome: Da die Pflanze nicht zum Genuss einlädt, besteht kaum eine Vergiftungsgefahr. Inhaltsstoffe sind krebserregend.

Ruhmeskrone (*Gloriosa superba*, Syn.: *G. rotschildiana*) ☠☠☠
Familie Zeitlosengewächse (Colchicaceae)

Vorkommen: Aus Asien und Afrika stammende dekorative Zierpflanze.

Beschreibung: Kletterpflanze mit ausdauerndem, unterirdischem Rhizom.

Blätter: Stängelumfassend, länglich oval, gegenständig mit Ranken.

Blüten: Dekorativ, langstielig, die 6 Blütenblätter sind zurückgeschlagen, rot mit gelbem Rand.

Früchte: Dreiteilige Kapseln.

Blütezeit: Meist Juni–August.

Inhaltsstoffe: Colchicin.

Symptome: Kratzen im Rachen, Schluckbeschwerden, Durst, Übelkeit, Erbrechen, Harndrang, Koliken, blutige Durchfälle, Atembeschwerden, Angst- und Erstickungsgefühle, Blutdruckabfall und Herzrasen, Krämpfe, Atemlähmung.

Palmfarn (*Cycas revoluta*) ☠
Familie Palmfarne (Cycadaceae)

Vorkommen: Aus Ostasien stammende Kübelpflanze.

Beschreibung: Einer Palme ähnliche Pflanze mit dickem Stamm.

Blätter: Sehr lang, fest, gefiedert, aus linealischen, dicht stehenden Teilblättern bestehend (im Blumenhandel als »Palmenzweig« bekannt).

Blüten: Großer endständiger Zapfen.

Früchte: Nüsse.

Blütezeit: Je nach Standort unterschiedlich.

Inhaltsstoffe: Cycasin, Neocycasin A und B sowie Begleitstoffe.

Symptome: Blutiger Brechdurchfall; bei höheren Dosen Leberschäden, außerdem Gefahr der Krebsentstehung!

Wissenswertes: Die walnussgroßen Samen werden in Asien gemahlen und gegessen, müssen aber entgiftet werden!

Herbstzeitlose (*Colchicum autumnale*) ☠☠☠
Familie Zeitlosengewächse (Colchicaceae)

Vorkommen: Auf Wiesen und an Feldrändern in ganz Europa.

Beschreibung: Knollenpflanze.

Blätter: Viele bis 40 cm lange lanzettförmige Blätter umhüllen die Frucht.

Blüten: Die Blütenröhre geht oben in 6 rosig lila gefärbte Blütenblätter über.

Früchte: Dreifächrige Kapseln, die im Frühjahr mit den Blättern erscheinen.

Blütezeit: September–Oktober.

Inhaltsstoffe: Colchicin.

Symptome: Kratzen im Hals, Schluckbeschwerden, Erbrechen, Koliken, blutige Durchfälle, Blutdruckabfall, Krämpfe, Atemlähmung. Es kommt immer wieder zu Vergiftungsfällen durch Verwechslung mit dem Bärlauch (Unterscheidungsmerkmale siehe S. 66).

Wissenswertes: Mittel bei akutem Gichtanfall. In der Pflanzenzucht als Mitosehemmer zur Vergrößerung von Zuchtpflanzen genutzt.

➔ Je nach Dosis kann es vor allem bei Kindern bis zum Tod durch Atemlähmung oder Kreislaufversagen kommen!

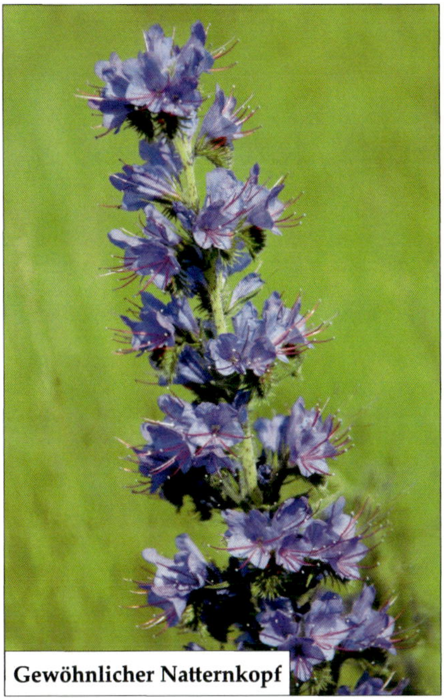

Gewöhnlicher Natternkopf

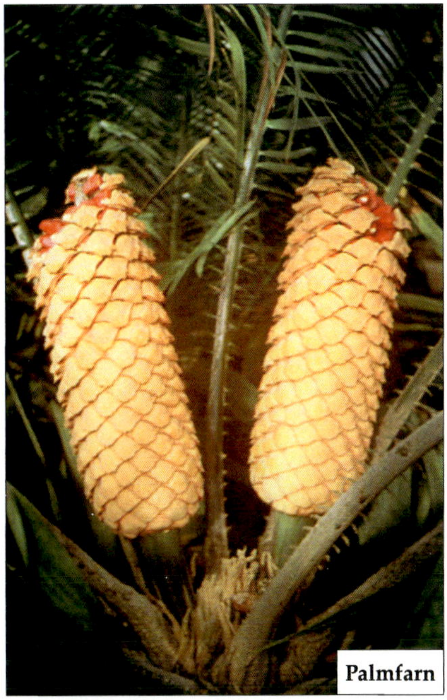

Palmfarn

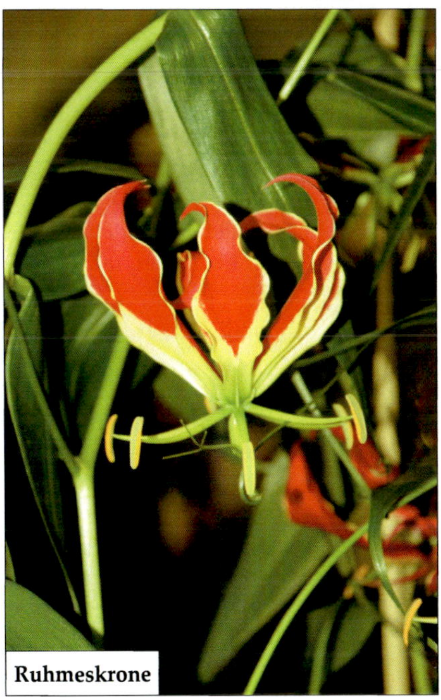

Ruhmeskrone

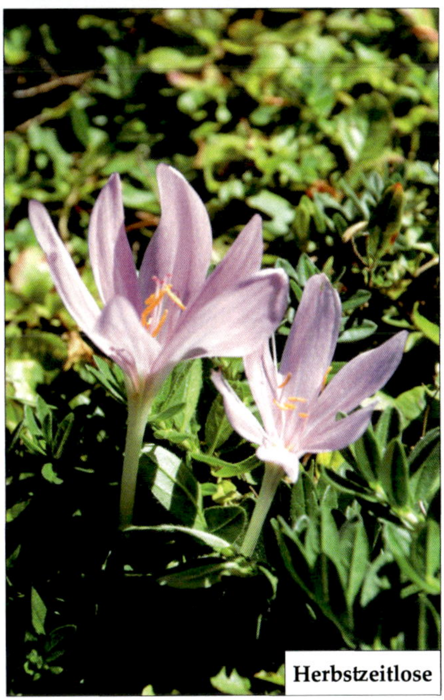

Herbstzeitlose

Bärlauch (*Allium ursinum*) ☠
Familie Amaryllisgewächse (Amaryllidaceae)

Vorkommen: In feuchten, humusreichen Auwäldern in Europa und Nordasien.

Beschreibung: Ausdauernde Zwiebelpflanze mit 30–40 cm hohem Blütenstängel.

Blätter: Grundständig, elliptisch bis lanzettlich, kurz gestielt, oben dunkelgrün, unten heller.

Blüten: Sternförmig, die 6 Blütenblätter sind weiß, Blüten stehen in Scheindolden auf vierkantigem Stängel.

Früchte: Kapsel mit 3 Fächern und schwarzen Samen.

Blütezeit: April–Juni.

Inhaltsstoffe: Ätherische Öle, Vinyldisulfid, besonders geruchsintensiv ist das Allicin.

Symptome: Der Bärlauch ist essbar, bei zu viel kann das Vinyldisulfid Magen-Darm-Entzündungen hervorrufen.

Wissenswertes: Beim Sammeln von Kräutern ist es schon zu schweren Vergiftungen gekommen, weil man dabei die Blätter des Bärlauchs mit denen der **Herbstzeitlose** (*Colchicum autumnale*) verwechselt hat. Die Blätter des Bärlauchs sind grundständig und kurz gestielt, die der Herbstzeitlose sind nicht grundständig, sondern wechselständig, ungestielt und stängelumfassend am Stängel angewachsen. Der Stängel trägt im Sommer die Samenkapsel. Beim Bärlauch ist beim genauen Hinsehen eine »Mitteladerr« auf dem Blatt zu erkennen, während die Blätter der Herbstzeitlose eher längs gerieft erscheinen; vor allem fehlt den Blättern der Herbstzeitlose der typische Lauchgeruch!

➔ Nur in großen Mengen Vergiftungssymptome, aber wegen der Verwechslungsgefahr mit der Herbstzeitlose dennoch größte Vorsicht!

Kleines Immergrün (*Vinca minor*) ☠☠
Familie Hundsgiftgewächse (Apocynaceae)

Vorkommen: Lichte Wälder, Parks und Gärten in Mitteleuropa.

Beschreibung: Immergrüner Zwergstrauch mit kriechenden Zweigen; die Blütenzweige stehen aufrecht.

Blätter: Immergrün, oval, lederartig, gegenständig.

Blüten: Blau, die Blütenröhre geht vorn in 5 Blütenblätter über (fünfspaltig).

Früchte: Zweiteilige Balgfrüchte.

Blütezeit: April–Mai.

Inhaltsstoffe: Vincamin, Vincristin u. a.

Symptome: Blutdruck und Herzkraft werden gesenkt, Atembeschwerden, Verdauungsstörungen.

Wissenswertes: Da Vincristin und Vincamin Mitosehemmer sind (d. h. die Zellteilung hemmen), können sie gegen Melanome und Brustkrebs eingesetzt werden.

Blaue Passionsblume (*Passiflora caerulea*) ☠☠☠
Familie Passionsblumengewächse (Passifloraceae)

Vorkommen: Tropenwälder Brasiliens, bei uns Zierpflanze.

Beschreibung: Tropischer Kletterstrauch.

Blätter: Fünflappig, Einzelblätter länglich eiförmig, wechselständig, gestielt,

Blüten: Auffällig, Ø 7–9 cm, mit 10 weißen Blütenblättern und Nebenkrone aus lila-weißen Fäden.

Früchte: Essbar (die Frucht der Art Passiflora edulis ist die bekannte Maracuja).

Blütezeit: Juni–September.

Inhaltsstoffe: In den Blättern Alkaloide, ein Fungizid sowie Blausäure (6 mg/100 g Blattmasse).

Symptome: Blausäure blockiert die Zellatmung; Reizerscheinungen, Schwindelgefühl, Ohrensausen, Erbrechen, Atemnot bei rosiger Gesichtsfarbe, Atemstillstand bei schlagendem Herz.

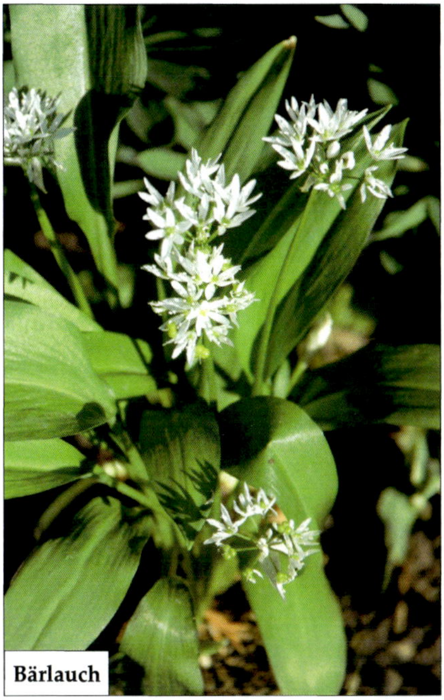

Bärlauch

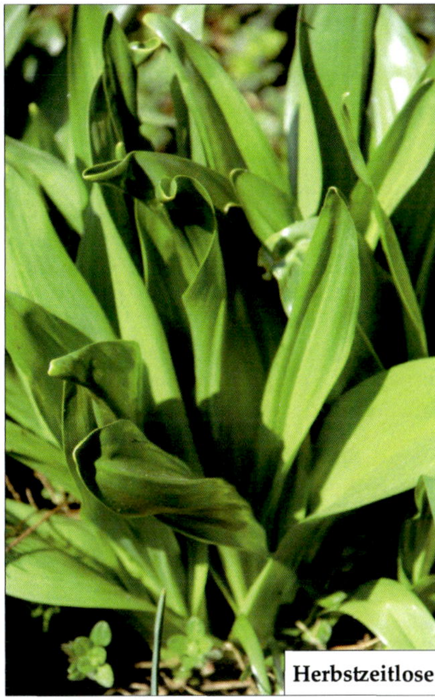

Herbstzeitlose

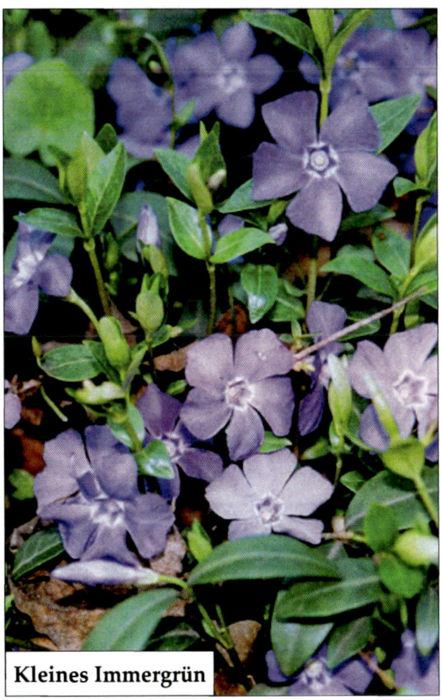

Kleines Immergrün

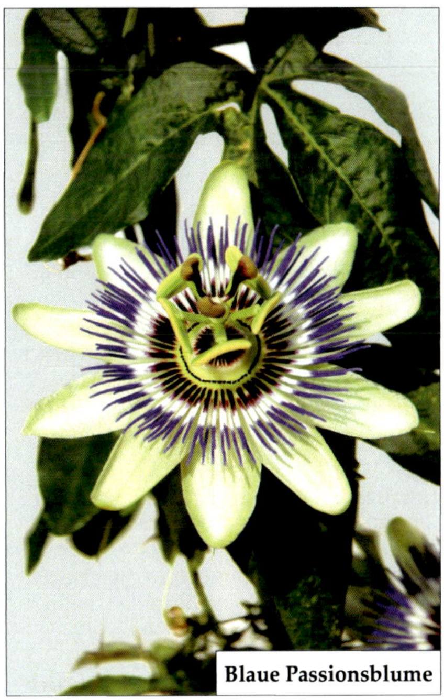

Blaue Passionsblume

Trauben-Holunder, Roter Holunder (*Sambucus racemosa*) ☠☠
Familie Moschuskrautgewächse (Adoxaceae)

Vorkommen: Waldlichtungen und Feldgehölze in Mittelgebirgen der gemäßigten nördlichen Halbkugel.

Beschreibung: Unterholzbildender, bis 3 m hoher Strauch mit hellbraunem Mark.

Blätter: Unpaarig gefiedert, aus 5 eiförmigen Teilblättern bestehend.

Blüten: Klein, weiß, fünfspaltig, in aufrechten, eiförmigen Rispen stehend.

Früchte: In gedrungenen Rispen stehende, scharlachrote, kugelige Beeren. Früchte erscheinen von Juli–September.

Blütezeit: April–Mai.

Inhaltsstoffe: Sambunigrin (Blausäureglycosid) und Chlorogensäure.

Symptome: Gekochte reife Früchte sind essbar, nur unreife Früchte sind giftig; nach Genuss Erbrechen und Durchfall.

➔ **Unreife Beeren sind giftig, daher Kinder fernhalten!**

Zwerg-Holunder (*Sambucus ebulus*) ☠☠☠
Familie Moschuskrautgewächse (Adoxaceae)

Vorkommen: Waldränder und Feldgehölze in Europa, Westasien und Nordafrika.

Beschreibung: Bis 2 m hoher Strauch.

Blätter: Unpaarig gefiedert, die Teilblätter sind eiförmig.

Blüten: Klein, fünfspaltig, weiß mit rötlichem Anflug, in Trugdolden stehend; typisch ist der Bittermandelgeruch.

Früchte: Schwarze Beeren in meist aufrecht stehenden Trugdolden – giftig!

Blütezeit: Juni–Juli.

Inhaltsstoffe: Ebulosid und Isoswerosid (giftige Bitterstoffe), organische Säuren u. a. Stoffe sowie Blausäureglycoside.

Symptome: Erbrechen, blutiger Durchfall, Ohrensausen, weite Pupillen, hellrote Lippen, Herzbeschwerden; u. U. Blausäurevergiftung.

➔ **Die Beeren sind für Kinder gefährlich!**

Schwarzer Holunder (*Sambucus nigra*) ☠
Familie Moschuskrautgewächse (Adoxaceae)

Vorkommen: Feldgehölze, Waldlichtungen und Waldränder in Europa und Asien.

Beschreibung: 3–6 m hoher Strauch.

Blätter: Unpaarig gefiedert; die 3–5 Teilblätter sind spitz eiförmig und 4–6 cm lang.

Blüten: Klein, fünfteilig und weiß; sie stehen in endständigen, flachen Trugdolden.

Früchte: Ab September reifen die erbsengroßen, schwarzen Beeren mit dunkelrotem Saft; nur reif essbar!

Blütezeit: Juni–Juli.

Inhaltsstoffe: Sambunigrin (Blausäureglycosid) und Chlorogensäure.

Symptome: Unreife Früchte sind giftig, nach Genuss Erbrechen und Durchfall.

➔ **Kinder von unreifen Früchten fernhalten!**

Gemeine Akelei (*Aquilegia vulgaris*) ☠☠
Familie Hahnenfußgewächse (Ranunculaceae)

Vorkommen: Europa und Asien. Eichen- und Buchenwälder, subalpine Bergwiesen der gemäßigten Zone.

Beschreibung: Mehrjährige, etwa 1 m hohe Staude. Es gibt viele Zuchtformen.

Blätter: Langstielig, doppelt dreiteilig, mit keilförmigen Endblättchen.

Blüten: Groß, fünfteilig, nickend, meist blau und violett, aber auch andersfarbig. In den radiärsymmetrischen Blüten stehen abwechselnd 5 gespornte Honigblätter und 5 spornlose Blütenblätter.

Früchte: Vielsamige Balgfrüchte.

Blütezeit: Mai–Juni.

Inhaltsstoffe: Geringe Mengen von Magnoflorin, Berberin und in den Samen glycosidisch gebundene Blausäure.

Symptome: Nach Verzehr von Blättern Krämpfe, Atemnot, Herzbeschwerden. Magnoflorin und Berberin sind starke Reizgifte und können bei Hautkontakt Brennen, Rötung und Blasenbildung bewirken.

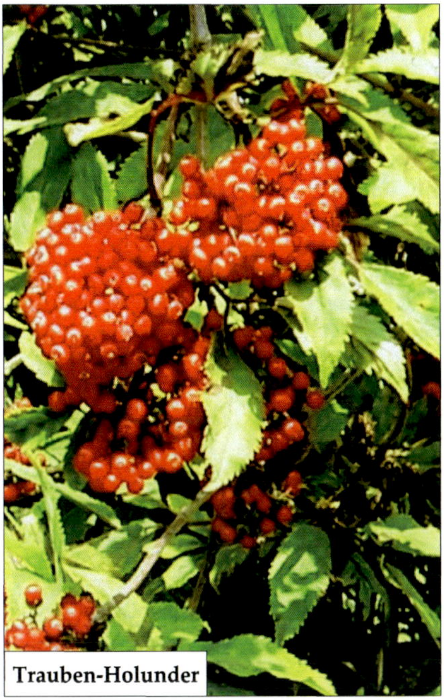

Trauben-Holunder

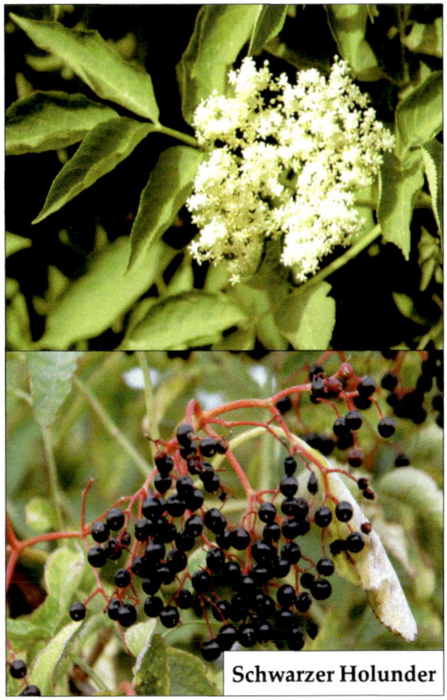

Schwarzer Holunder

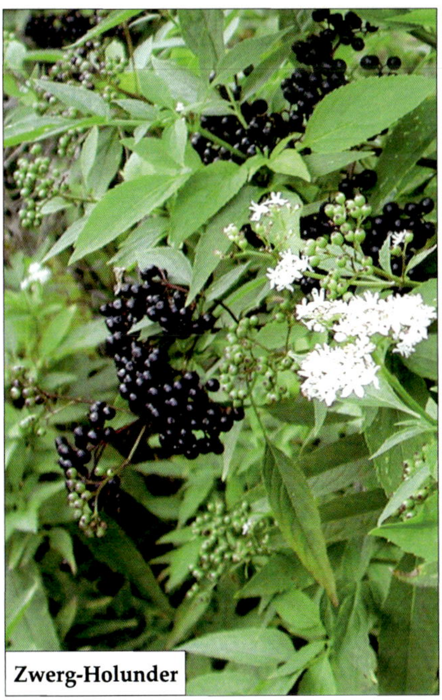

Zwerg-Holunder

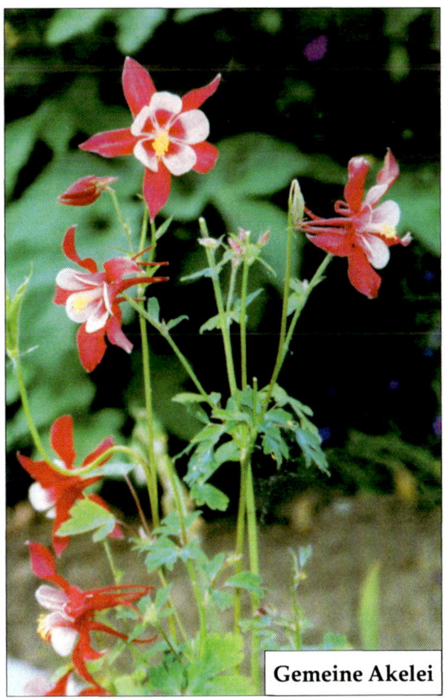

Gemeine Akelei

Sauerkirsche (*Prunus cerasus*) ☠
Familie Rosengewächse (Rosaceae)

Vorkommen: Die Kirschen wurden aus der Vogelkirsche gezüchtet und von LUCIUS LUCULLUS nach Mitteleuropa gebracht; heute sind sie in der ganzen gemäßigten Zone verbreitet.

Beschreibung: Obstbaum.

Blätter: Zugespitzt länglich oval mit doppelt gesägtem Rand.

Blüten: Rein weiß, fünfteilig.

Früchte: Rote Steinfrüchte – »Kirschen«.

Blütezeit: April–Mai.

Inhaltsstoffe: Nur die Kerne enthalten Amygdalin (glycosidisch gebundene Blausäure); bei der Sauerkirsche ist der Gehalt größer als bei der Süßkirsche. Das Fruchtfleisch ist ungiftig.

Symptome: Nur nach dem Verzehr größerer Mengen geknackter Kerne muss mit einer Blausäurevergiftung gerechnet werden.

Kirschlorbeer (*Prunus laurocerasus*) ☠☠☠
Familie Rosengewächse (Rosaceae)

Vorkommen: Zierstrauch in Parkanlagen und Gärten; Heimat Balkan und Kleinasien.

Beschreibung: Immergrüner 2–3 m hoher Strauch.

Blätter: Elliptisch, ganzrandig, dicklich.

Blüten: Reinweiß, fünfteilig, klein, in vielblütigen Trauben stehend.

Früchte: Ab August erscheinen kugelige schwarze Steinfrüchte, die Kirschen ähneln, daher Kirschlorbeer.

Blütezeit: April–Mai.

Inhaltsstoffe: Alle grünen Teile und die Steinkerne enthalten das Blausäureglycosid Prunasin, das die Zellatmung hemmt.

Symptome: Erst Magen-Darm-Entzündung, dann Kopfschmerz, Atmung erst beschleunigt, dann Atemstillstand, Herzstillstand.

➔ **Kinder von den Beeren fernhalten!**

Vogelkirsche (*Prunus avium*) ☠☠
Familie Rosengewächse (Rosaceae)

Vorkommen: Laubwälder der Ebene und des unteren Berglandes in Süd- und Mitteleuropa sowie in Kleinasien.

Beschreibung: Bis 30 m hoher Baum.

Blätter: Wechselständig, verkehrt zugespitzt eiförmig, Rand gesägt.

Blüten: Jeweils 2–6 in Büscheln an langen Stielen; weiß mit 5 Blütenblättern.

Früchte: Kugelige, kleine rote Steinfrüchte mit langen Stielen.

Blütezeit: April–Mai.

Inhaltsstoffe: Die Steinkerne enthalten glycosidisch gebundene Blausäure, das Fruchtfleisch ist aber ungiftig.

Symptome: Der Genuss größerer Mengen geknackter Steinkerne kann zu einer Blausäurevergiftung führen, der Genuss des Fruchtfleisches nicht.

Wissenswertes: Die Vogelkirsche ist die Urform der Süßkirsche.

Späte Traubenkirsche (*Prunus serotina*) ☠☠☠
Familie Rosengewächse (Rosaceae)

Vorkommen: Heimat ist Nordamerika, bei uns in Parks angepflanzt.

Beschreibung: Baum oder Strauch, Maximalhöhe 12 m.

Blätter: Elliptisch, lederartig, glänzend.

Blüten: Reinweiß, fünfteilig, in Trauben stehend.

Früchte: Etwas über erbsengroße, bei der Reife schwarze Steinfrüchte.

Blütezeit: Mai–Juni.

Inhaltsstoffe: Alle grünen Teile und die Steinkerne enthalten das Blausäureglycosid Prunasin, das die Zellatmung hemmt.

Symptome: Erst Magen-Darm-Entzündung, dann Kratzen im Hals, Kopfschmerz, die Atmung ist erst beschleunigt, dann Atemstillstand, Herzstillstand.

Wissenswertes: Sehr ähnlich ist die in Europa heimische Traubenkirsche (*Prunus padus*).

➔ **Kinder von den Beeren fernhalten!**

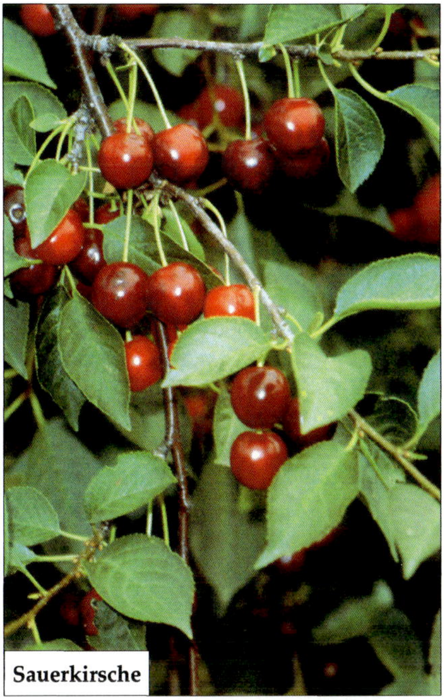

Sauerkirsche

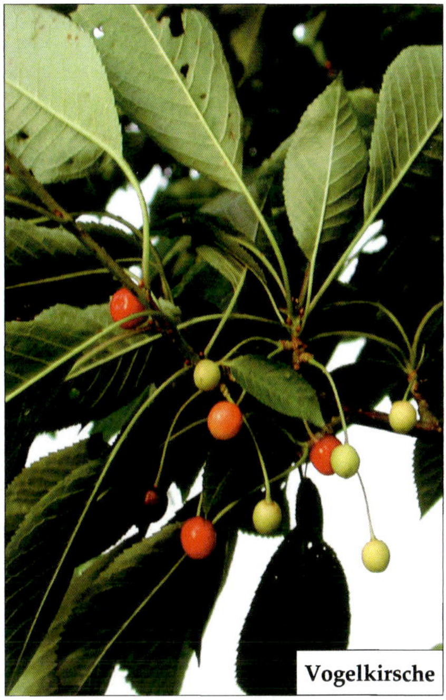

Vogelkirsche

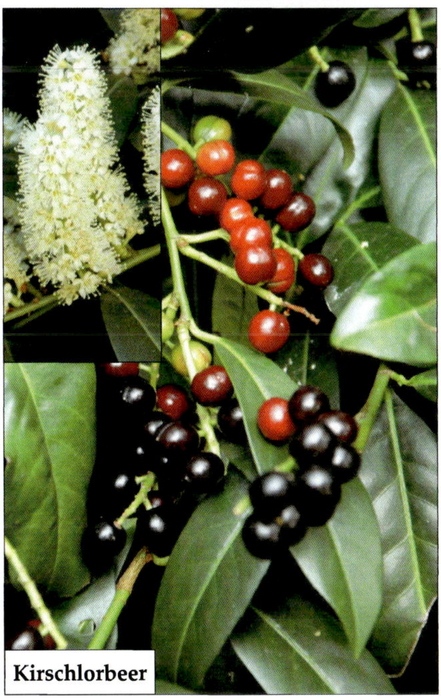

Kirschlorbeer

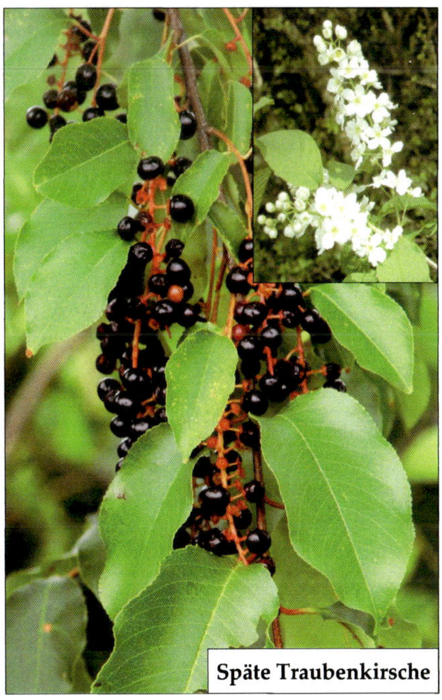

Späte Traubenkirsche

Zwergmispel-Arten (Cotoneaster sp.) ☠☠
Familie Rosengewächse (Rosaceae)

Vorkommen: In Anlagen angepflanzte, aus China und dem Himalaya stammende Zierstraucharten.

Beschreibung: Aufrechte oder niederliegende Zwergsträucher.

Blätter: Klein, meist eiförmig, oft winterhart.

Blüten: Klein, fünfteilig, weiß bis rötlich.

Früchte: Dekorative rote, beerenartige Scheinfrüchte.

Blütezeit: Je nach Art Mai–Juli.

Inhaltsstoffe: Glycosidisch gebundene Blausäure (Prunasin, Amygdalin).

Symptome: Erbrechen; mit einer Blausäurevergiftung ist erst nach Genuss größerer Mengen zu rechnen.

➔ **Die Gefahr für Kinder ist gering, dennoch am Naschen hindern!**

Schwarzer Nachtschatten (*Solanum nigrum*) ☠☠☠
Familie Nachtschattengewächse (Solanaceae)

Vorkommen: Äcker, Gärten, Wegränder; aus dem Mittelmeergebiet auf ganz Europa ausgebreitet.

Beschreibung: Häufiges, einjähriges, bis 50 cm hohes Unkraut.

Blätter: Spitz eiförmig, gestielt, Rand ausgebuchtet.

Blüten: Fünfzipfelig, weiß, Staubblätter goldgelb, in kleinen doldigen Wickeln.

Früchte: Die kleinen schwarzen Beeren erscheinen ab September – sie sind giftig!

Blütezeit: Juli–Oktober.

Inhaltsstoffe: Alkaloidgemisch aus Solanin, Solasodin und Solamargin.

Symptome: Schon nach 6 Beeren treten Übelkeit, Erbrechen, weite Pupillen, Zungenlähmung, Fieber, Wadenkrämpfe, Herzrhythmusstörungen und Atemlähmung auf.

➔ **Die Beeren sind für Kinder sehr giftig!**

Kartoffel (*Solanum tuberosum*) ☠☠☠
Familie Nachtschattengewächse (Solanaceae)

Vorkommen: Aus Südamerika eingeführte Kulturpflanze.

Beschreibung: Stark verästeltes Kraut mit überwinternden Sprossknollen.

Blätter: Unpaarig gefiedert, Teilblätter eiförmig, große und kleine wechseln ab.

Blüten: Fünfzipfelig, weiß, blau bis lila, in Wickeln stehend, Staubblätter goldgelb.

Früchte: Etwa kirschgroße grüne Beeren.

Blütezeit: Je nach Sorte Juni–August.

Inhaltsstoffe: Alle grünen Pflanzenteile enthalten bis zu 5 % Solanin. Wenn Knollen infolge Belichtung grün werden, sind auch diese giftig.

Symptome: Übelkeit, Erbrechen, weite Pupillen, Zungenlähmung, Fieber, Wadenkrämpfe, Herzrhythmusstörungen, Atemlähmung.

➔ **Die Früchte laden nicht zum Naschen ein, dennoch Vorsicht!**

Bittersüßer Nachtschatten (*Solanum dulcamara*) ☠☠☠
Familie Nachtschattengewächse (Solanaceae)

Vorkommen: Feuchte Wälder, Uferzonen und Gebüsche in Europa, Asien und Nordafrika.

Beschreibung: Kletternder Halbstrauch, Triebe bis zu 2 m lang, unten verholzt.

Blätter: Spitz eiförmig-lanzettlich, gestielt, ganzrandig.

Blüten: Fünfzipfelig, violett, Staubblätter goldgelb, in kleinen, rispenartig hängenden Wickeln angeordnet.

Früchte: Eiförmige, rote Beeren.

Blütezeit: Juni–August.

Inhaltsstoffe: Gemisch aus Solanin, Solasodin und Solamargin.

Symptome: Übelkeit, Erbrechen, weite Pupillen, Zungenlähmung, Fieber, Wadenkrämpfe, Herzrhythmusstörungen, Atemlähmung.

➔ **Bereits 6 Beeren sind toxisch!**

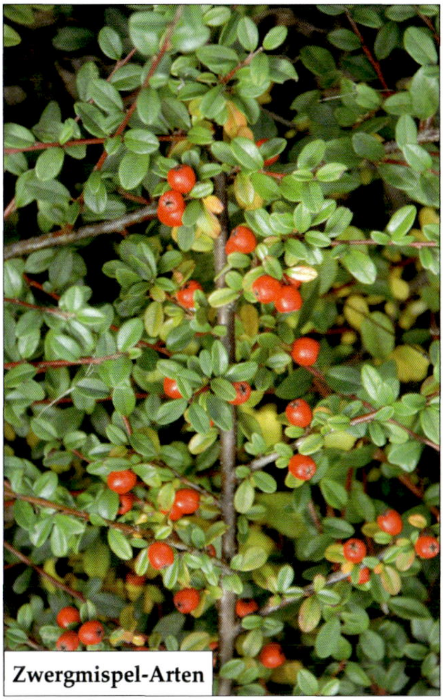

Zwergmispel-Arten

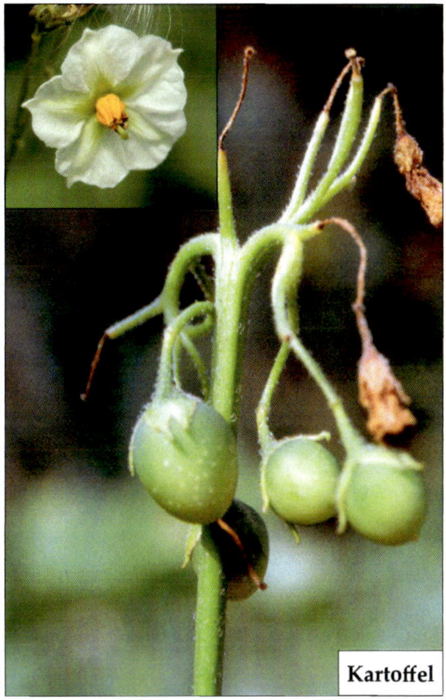

Kartoffel

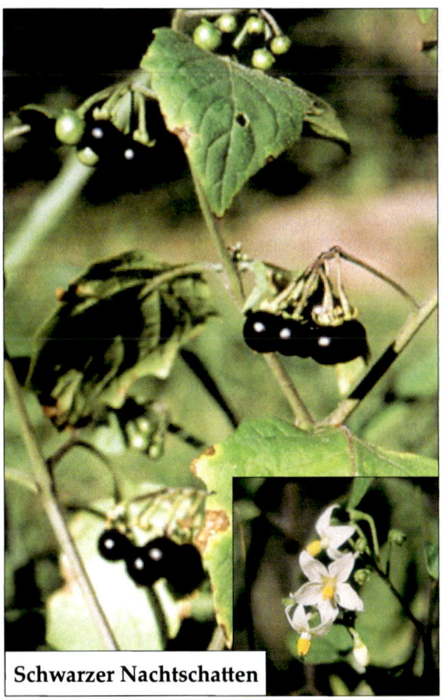

Schwarzer Nachtschatten

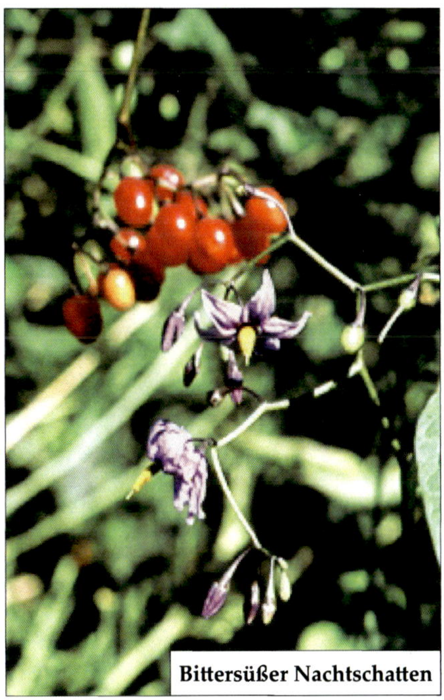

Bittersüßer Nachtschatten

Korallenbäumchen (*Solanum pseudocapsicum*) ☠☠☠ Familie Nachtschattengewächse (Solanaceae)

Vorkommen: Aus Südamerika stammende Zierpflanze; es gibt mehrere Zuchtformen.

Beschreibung: Bis etwa 1 m hoch werdender buschiger Strauch; Topf- oder Kübelpflanze.

Blätter: Lanzettlich, gestielt und gegenständig.

Blüten: Weiß, fünfzipfelig, Ø etwa 1 cm.

Früchte: Scharlachrote, etwa kirschgroße Beeren.

Blütezeit: Juni–August.

Inhaltsstoffe: Solanocapsin und andere Alkaloide.

Symptome: Übelkeit, Leibschmerzen, weite Pupillen, Müdigkeit, Atemlähmung.

➔ Da die Früchte leicht mit Partytomaten verwechselt werden können, besteht Gefahr für Kinder!

Stummes Rohr, Dieffenbachia (*Dieffenbachia sp.*) ☠☠ Familie Aronstabgewächse (Araceae)

Vorkommen: Dekorative Zimmerpflanze; Heimat ist das tropische Amerika.

Beschreibung: Pflanze mit aufrechtem, auffällig dickem, bis 2 m hohem Stamm.

Blätter: Groß, länglich oval, grün mit weißen Flecken.

Blüten: Unscheinbare Blüten an einem Kolben; das Hochblatt ist grünlich gelb.

Früchte: Beeren (sehr selten).

Blütezeit: Selten blühende Zimmerpflanze.

Inhaltsstoffe: Nicht alle erforscht: Blausäureglycoside, Alkaloide, Saponine; sog. Schießzellen der Epidermis schleudern Oxalatnadeln mit konzentrierter Oxalsäure in die Schleimhaut.

Symptome: Beim Kauen schmerzhafte Entzündungen mit Schluck- und Sprechbeschwerden; Saft ätzt – beim Hantieren Handschuhe tragen!

Flamingoblume (*Anthurium-scherzerianum-Hybriden*) ☠☠ Familie Aronstabgewächse (Araceae)

Vorkommen: Aus dem tropischen Regenwald Südamerikas stammende Zierpflanze, Topfpflanze.

Beschreibung: Ausdauernde, bis 40 cm hohe Pflanze mit Wurzelstock.

Blätter: Lanzettförmig, lang gestielt, grundständig.

Blüten: Das Hochblatt ist leuchtend rot, glänzt wie lackiert; davor erhebt sich ein Kolben mit vielen unscheinbaren, schraubenartig angeordneten Blüten.

Früchte: Da die ♀ und ♂ Blüten sich nacheinander bilden, findet bei Topfpflanzen keine Befruchtung statt, also werden keine Beeren gebildet.

Blütezeit: Februar–Juli.

Inhaltsstoffe: Kein Aroin, aber in der Oberhaut der Pflanze befinden sich wie beim Aronstab Schießzellen.

Symptome: Siehe Aronstab, S. 76.

Einblatt (*Spathiphyllum wallisii*) ☠☠ Familie Aronstabgewächse (Araceae)

Vorkommen: Aus dem tropischen Regenwald Mittelamerikas stammende Zierpflanze.

Beschreibung: Mehrjährige Pflanze mit ausdauerndem Wurzelstock.

Blätter: Länglich oval, langstielig, grundständig.

Blüten: Das als Schauorgan dienende Hochblatt ist reinweiß, die gelblich weißen, unscheinbaren Blüten stehen dicht beieinander an einem Kolben.

Früchte: Bei den als Zimmerpflanzen gehaltenen Exemplaren werden keine Beeren gebildet (siehe Flamingoblume).

Blütezeit: März–Juli.

Inhaltsstoffe: Kein Aroin, aber Schießzellen.

Symptome: Siehe Aronstab, S. 76.

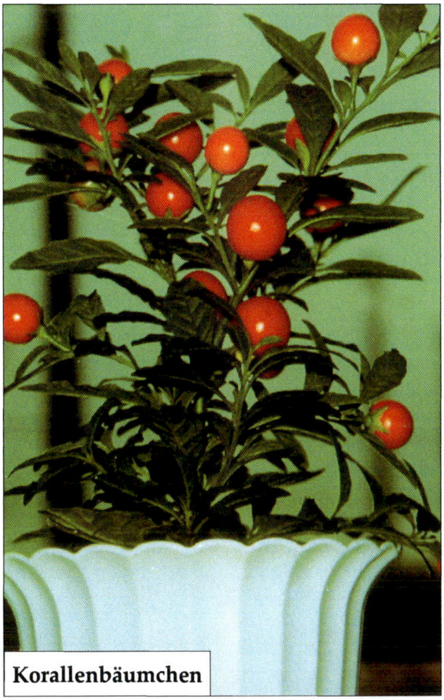

Korallenbäumchen

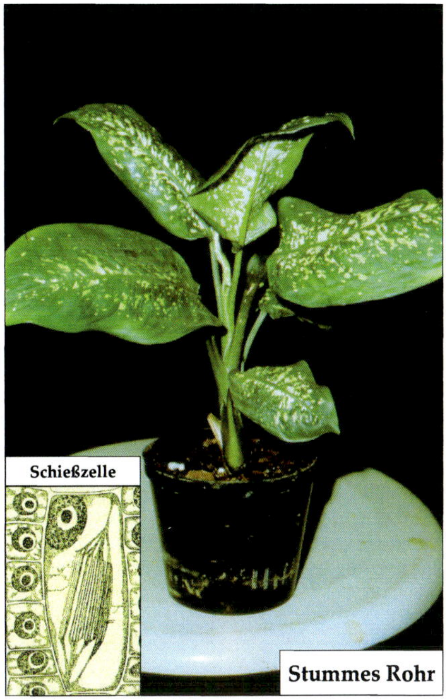

Schießzelle

Stummes Rohr

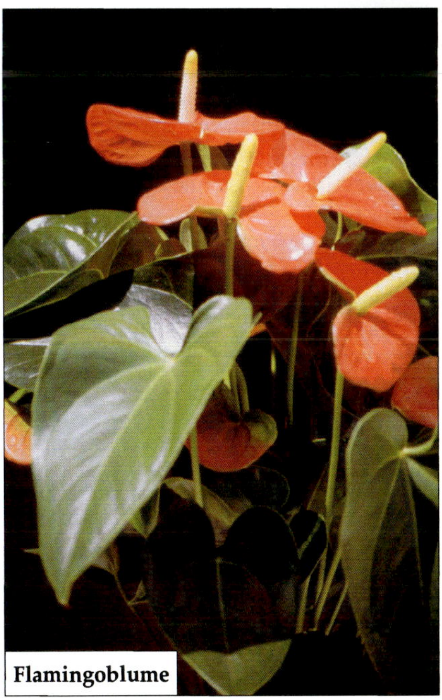

Flamingoblume

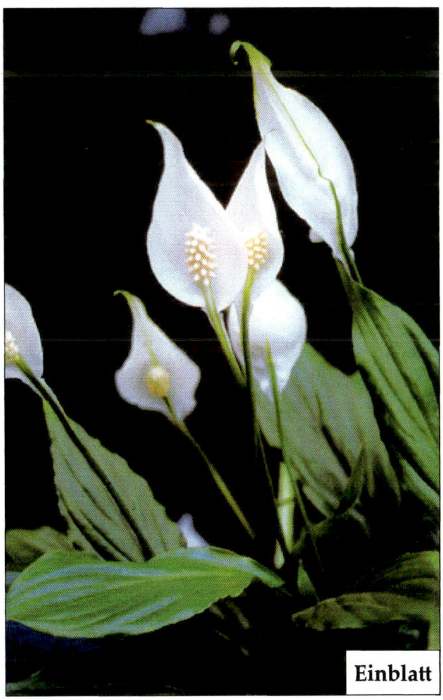

Einblatt

Gefleckter Aronstab
(*Arum maculatum*) ☠☠☠
Familie Aronstabgewächse (Araceae)

Vorkommen: Auwälder und feuchte Laubwälder in Mittel- und Südeuropa.

Beschreibung: Mehrjährige, bis 40 cm hohe Pflanze mit einem ausdauernden, knolligen Wurzelstock.

Blätter: Grundständig, breit pfeilförmig, lang gestielt, oft braun gefleckt (Name).

Blüten: Die kleinen, unscheinbaren Blüten stehen an einem Kolben, der von einem weißlich grünlichen Hochblatt umschlossen wird. Im oberen Teil ist der braunviolette Kolben steril und strömt einen aasartigen Geruch aus. Das Hochblatt bildet einen Kessel mit Reusenhaaren, in dem die durch den Geruch angelockten Insekten gefangen gehalten werden, bis sie die Bestäubung vollzogen haben.

Früchte: Die in einer Ähre stehenden, scharlachroten Beeren reifen im Sommer.

Blütezeit: April–Juni.

Inhaltsstoffe: Aroin, Blausäureglycoside, Nicotin, Oxalsäure und Oxalate sowie glycosidische Saponine. In der Oberhaut der Pflanze befinden sich Schießzellen (Ideoblasten) mit konzentrierter Oxalsäure im Zellsaft und sog. »Raphidienbündeln« (Bündel nadelförmiger Oxalatkristalle). Beim Verletzen der Pflanze platzen die Schießzellen, die Kristalle schießen in die Schleimhaut und injizieren die Oxalsäure.

Symptome: Beim Zerkauen der Pflanze heftige Entzündungen der Schleimhaut des ganzen Verdauungssystems; auch Schwindelgefühl und Krämpfe können auftreten. Das Aroin wirkt ähnlich wie Coniin zentral lähmend. Der Saft kann lokale Reizerscheinungen auslösen.

➔ Die Beeren sind gefährlich für Kinder!

Sumpfcalla, Drachenwurz
(*Calla palustris*) ☠☠☠
Familie Aronstabgewächse (Araceae)

Vorkommen: Moore, Bruchwälder, Uferzonen von Teichen in Europa, Asien und Nordamerika; selten!

Beschreibung: Mehrjährige Pflanze mit kriechendem Wurzelstock.

Blätter: Rundlich herzförmig, mit langem Stiel, grundständig.

Blüten: Das Hochblatt ist eiförmig, außen grün und innen weiß, der Kolben trägt kleine, zwittrige Blüten.

Früchte: Rote Beeren.

Blütezeit: Mai–Juli.

Inhaltsstoffe: Gemisch flüchtiger, hitzelabiler »Scharfstoffe«, besonders im Wurzelstock; Schießzellen vorhanden.

Symptome: Genuss von frischen Pflanzenteilen oder Beeren führt zu Vergiftungen wie beim Aronstab. Erhitzen zerstört den lähmenden Giftstoff.

➔ Die Beeren sind für Kinder gefährlich!

Fensterblatt, Monstera
(*Monstera deliciosa*, Syn.: *Philodendron monstera*) ☠☠
Familie Aronstabgewächse (Araceae)

Vorkommen: Aus Mexiko stammende, dekorative Blattpflanze.

Beschreibung: Kletterstrauch mit kriechender Sprossachse und Luftwurzeln.

Blätter: Sehr groß, eiförmig, reich geschlitzt und gefenstert, langstielig.

Blüten: Hochblatt grünlich weiß mit gelbem Blütenkolben.

Früchte: Werden von Zimmerpflanzen selten gebildet.

Blütezeit: Zimmerpflanzen blühen selten.

Inhaltsstoffe: Nicht alle untersucht, Zusammensetzung ähnlich wie beim Aronstab, auch Schießzellen sind vorhanden. Der Wurzelstock enthält einen ätzenden Saft.

Symptome: Siehe Aronstab.

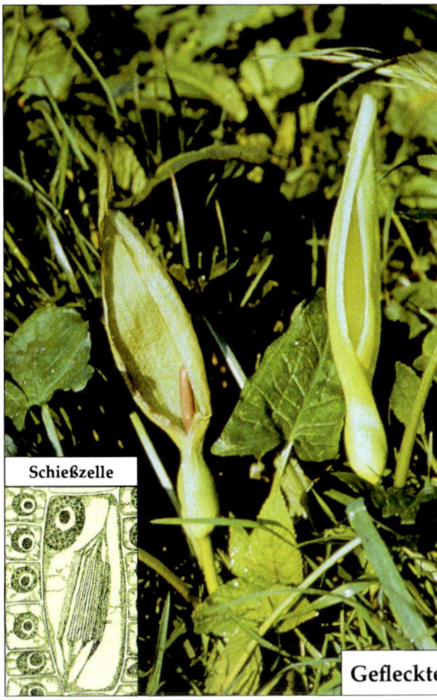

Schießzelle

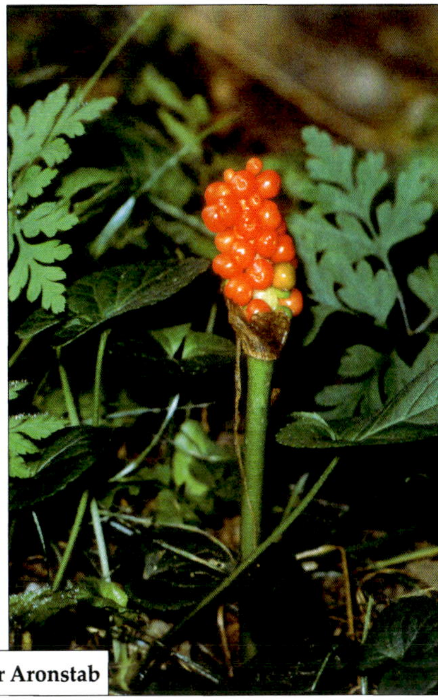

Gefleckter Aronstab

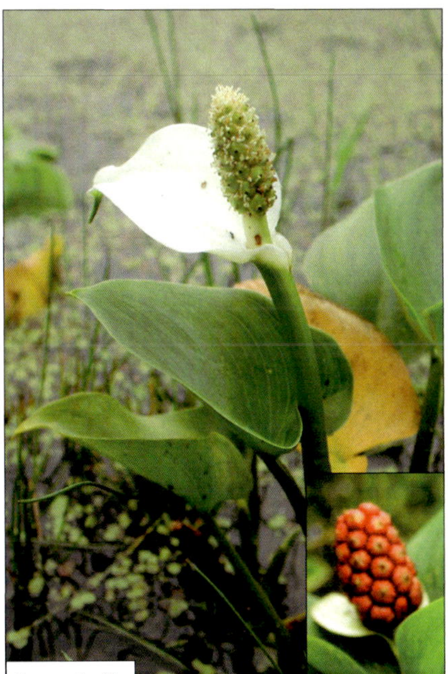

Sumpfcalla

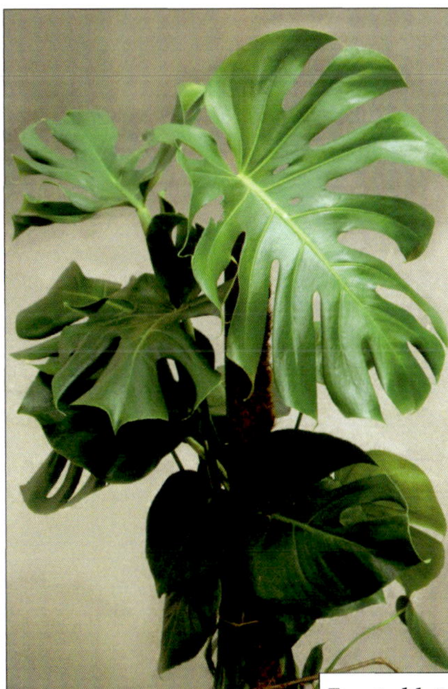

Fensterblatt

Wald-Bingelkraut (*Mercurialis perennis*) ☠
Familie Wolfsmilchgewächse (Euphorbiaceae)

Vorkommen: Auwälder und schattige Laubwälder in ganz Europa.

Beschreibung: Bis 30 cm hohe Pflanze mit ausdauerndem Wurzelstock.

Blätter: Eiförmig-lanzettlich mit kurzem Stiel und gesägtem Rand.

Blüten: Zweihäusig, unscheinbar, grün, die ♂ Blüten stehen in langen Scheinähren, die ♀ einzeln oder zu zweit in Blattachseln.

Früchte: Kapseln.

Blütezeit: April–Mai.

Inhaltsstoffe: Saponine, Methylamin und Trimethylamin.

Symptome: Ernsthafte Vergiftungen sind nur bei Tieren nach Verfütterung der Pflanze bekannt und zeigen sich in Futterverweigerung, Stöhnen, Absinken der Körpertemperatur und roter Verfärbung des Harns.

Waldsauerklee (*Oxalis acetosella*) ☠☠☠
Familie Sauerkleegewächse (Oxalidaceae)

Vorkommen: Schattige Wälder in Europa, Asien, Nordamerika und Nordafrika.

Beschreibung: Zarte Pflanze mit kriechender Sprossachse.

Blätter: Dreiteilig wie ein Kleeblatt mit langem Stiel; Teilblätter herzförmig.

Blüten: Die 5 runden Blütenblätter sind weiß und violett geadert. (Es gibt auch eine sehr ähnliche, gelb blühende Art.)

Früchte: Fünfkantige Kapseln.

Blütezeit: April–Mai.

Inhaltsstoffe: Saure Oxalate.

Symptome: Unregelmäßiger Puls, Blutdruckabfall, Krämpfe, zentrale Lähmungen und Kreislaufversagen.

➔ Wenige Blätter werden vertragen, es sind aber auch Todesfälle bei Kindern bekannt!

Schutt-Bingelkraut, Einjähriges Bingelkraut (*Mercurialis annua*) ☠
Familie Wolfsmilchgewächse (Euphorbiaceae)

Vorkommen: Wälder, Wegränder und Gärten in Europa.

Beschreibung: Lästiges, einjähriges Gartenunkraut.

Blätter: Eiförmig-lanzettlich mit kurzem Stiel und gesägtem Rand.

Blüten: Unscheinbar, ♂ in langen Scheinähren, ♀ in den Blattachseln.

Früchte: Kapseln; die Samen sind viele Jahre lang keimfähig.

Blütezeit: Juli–August.

Inhaltsstoffe: Siehe Wald-Bingelkraut.

Symptome: Siehe Wald-Bingelkraut.

Wilder Wein, Selbstkletternde Jungfernrebe (*Parthenocissus quinquefolia*) ☠
Familie Weinrebengewächse (Vitaceae)

Vorkommen: An Zäunen und Mauern wachsende, aus Nordamerika eingeführte Zierpflanze.

Beschreibung: Mit Haftscheiben rankender Kletterstrauch.

Blätter: 3–5-teilig gefingert, Rand gesägt, im Herbst rot.

Blüten: Die unscheinbaren Blüten stehen in Trugdolden.

Früchte: Erbsengroße blaue Beeren mit roten Stielen.

Blütezeit: Juli–August.

Inhaltsstoffe: Oxalsäure und unbekannte Stoffe.

Symptome: Unbedeutende Reizerscheinungen.

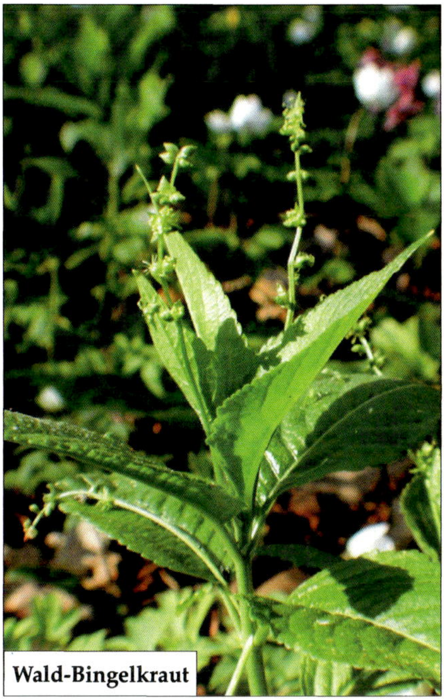

Wald-Bingelkraut

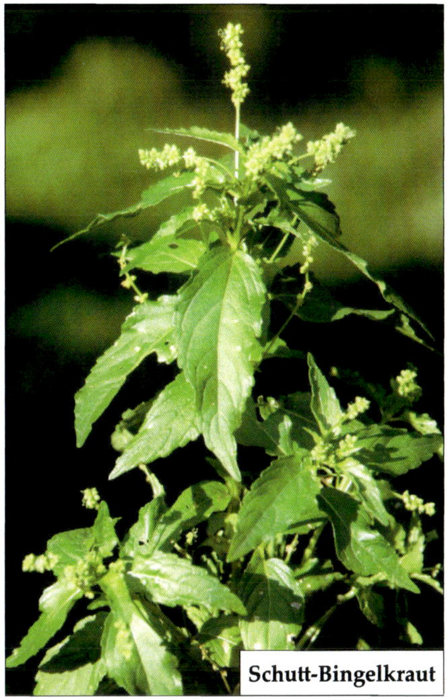

Schutt-Bingelkraut

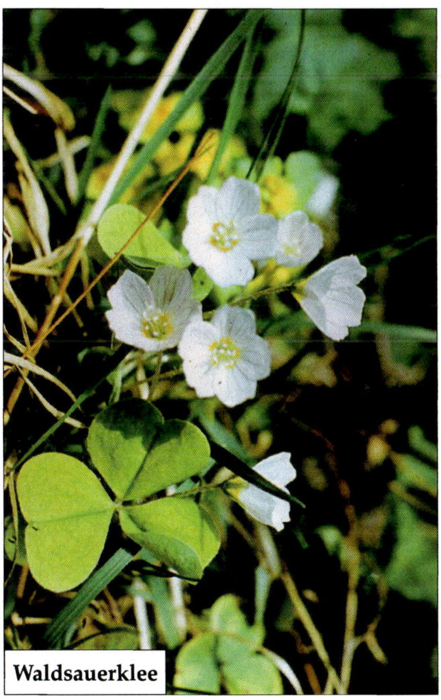

Waldsauerklee

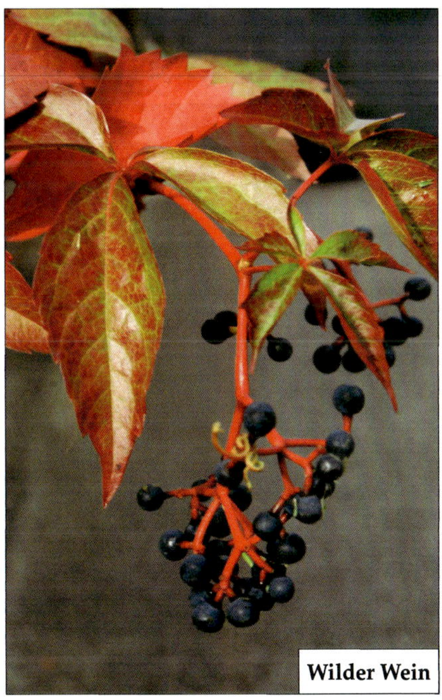

Wilder Wein

Scharfer Hahnenfuß (*Ranunculus acris*, Syn.: *Ranunculus acer*) ☠☠
Familie Hahnenfußgewächse (Ranunculaceae)

Vorkommen: Gesamte nördliche Halbkugel bis in die Hochgebirge.

Beschreibung: Bis 80 cm hohes Kraut mit ausdauerndem Wurzelstock und schwach behaartem Stängel.

Blätter: Grundständig, handförmig fünf- bis siebenteilig, die oberen dreiteilig, schmal, mit spitzen Enden.

Blüten: Die 5 rundlichen Blütenblätter sind buttergelb und glänzend.

Früchte: Einsamige Nüsschen, die auf dem Blütenboden sitzen.

Blütezeit: Mai–August (September).

Inhaltsstoffe: Protoanemonin u. a.

Symptome: Brennen im Mund, Schwindel, Schmerzen, Durchfall, Krämpfe, Atemnot, Absinken der Herzleistung. Vergiftungen nach Verzehr sind beim Menschen selten. Es kommt häufig durch Hautkontakt zu einer sog. Wiesendermatitis: Der Pflanzensaft führt zu Rötung, Brennen und Blasenbildung der Haut, u. U. bis hin zu Nekrosen.

Goldschopf-Hahnenfuß (*Ranunculus auricomus*) ☠☠
Familie Hahnenfußgewächse (Ranunculaceae)

Vorkommen: Feuchte Wiesen, Auwälder, Mischwälder, Wegränder; Mitteleuropa.

Beschreibung: Mehrjähriges Kraut.

Blätter: Grundblätter langstielig, handförmig fünfteilig, Enden abgerundet; am Stängel in linealische Zipfel gespalten, Rand glatt, am behaarten Stängel sitzend.

Blüten: Ø 1–2 cm; die 5 rundlichen Blütenblätter sind goldgelb.

Früchte: Einsamige Nüsschen, die auf dem Blütenboden sitzen.

Blütezeit: Mai–August (September).

Inhaltsstoffe und Symptome: Siehe Scharfer Hahnenfuß.

Kriechender Hahnenfuß (*Ranunculus repens*) ☠☠
Familie Hahnenfußgewächse (Ranunculaceae)

Vorkommen: Gesamte nördliche Halbkugel mit Ausnahme der alpinen Regionen.

Beschreibung: Mehrjähriges Kraut mit teilweise niederliegendem Stängel.

Blätter: Handförmig dreifach dreiteilig, an der Basis breit, weiter oben schmal.

Blüten: Fünfteilig, dottergelb, glänzend.

Blütezeit: Siehe Scharfer Hahnenfuß.

Früchte: Siehe Scharfer Hahnenfuß.

Inhaltsstoffe und Symptome: Siehe Scharfer Hahnenfuß.

Trollblume (*Trollius europaeus*) ☠☠
Familie Hahnenfußgewächse (Ranunculaceae)

Vorkommen: Feuchte Wiesen, in fast allen europäischen Gebirgen; auch als Gartenpflanze.

Beschreibung: Mehrjährige krautige, etwa 50 cm hohe Pflanze.

Blätter: Handförmig, drei- bis fünfteilig, Grundblätter langstielig, Blätter am Stängel kleiner und schmaler.

Blüten: Die 6–15 Blütenblätter sind goldgelb und bilden eine Kugel mit Ø 2–3 cm.

Früchte: Balgfrüchte mit schwarzen Samen.

Blütezeit: Mai–Juni.

Inhaltsstoffe: Siehe Scharfer Hahnenfuß.

Symptome: Siehe Scharfer Hahnenfuß; Vergiftungen durch Genuss sind selten.

Wissenswertes: Es gibt noch viele ähnliche, gelb blühende Hahnenfußarten, die giftig sind.

➔ Für alle Hahnenfußgewächse auf dieser und den folgenden Seiten gilt: Kinder fernhalten!

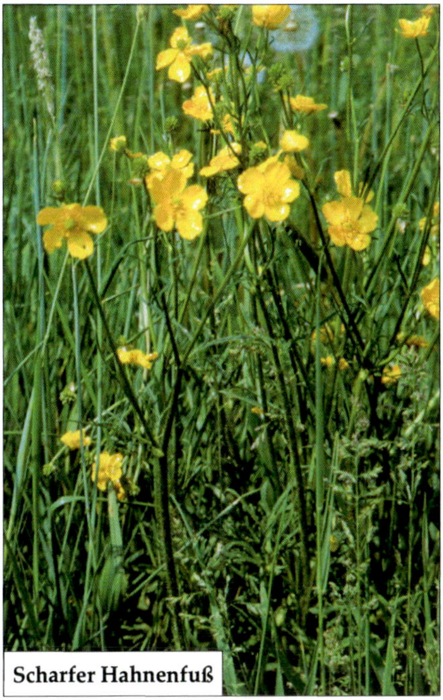

Scharfer Hahnenfuß

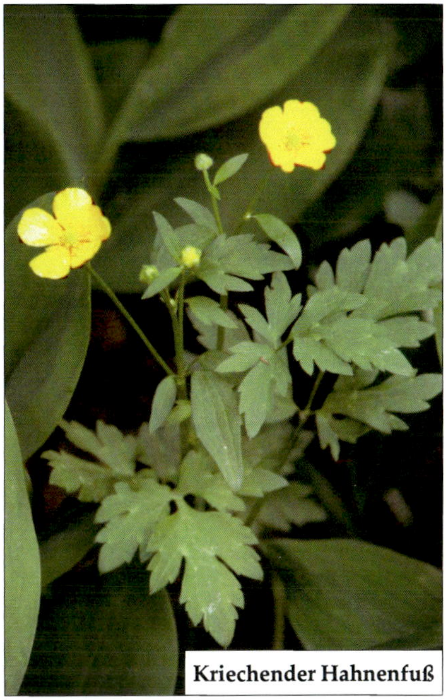

Kriechender Hahnenfuß

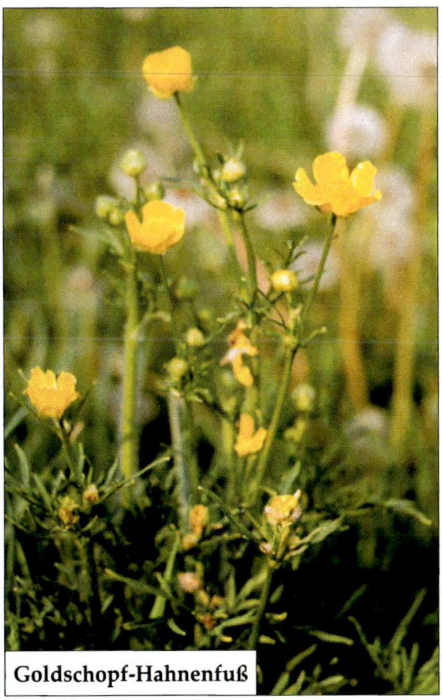

Goldschopf-Hahnenfuß

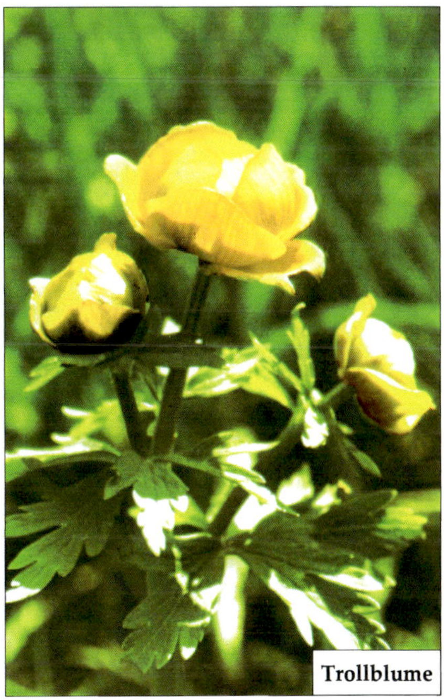

Trollblume

Weißes Buschwindröschen (*Anemone nemorosa*) ☠☠ Familie Hahnenfußgewächse (Ranunculaceae)

Vorkommen: Gebüsche, Laubwälder, vorzugsweise Auwälder der gesamten nördlichen Halbkugel.

Beschreibung: Zarte Pflanze mit ausdauerndem Wurzelstock.

Blätter: Unter der Blüte 3 dreiteilige, gestielte, quirlständige Hochblätter mit eingeschnittenem, gesägtem Rand.

Blüten: Einzeln endständig, mit 6 weißen, auf der Rückseite rötlichen Blütenblättern und vielen gelben Staubblättern.

Früchte: Kurzborstige Nüsschen.

Blütezeit: März–April.

Inhaltsstoffe: Protoanemonin u. a.

Symptome: Kontaktdermatitis; nach dem Genuss, was normalerweise unwahrscheinlich sein dürfte, Übelkeit, Erbrechen, Durchfall und Nierenschädigung. Tödliche Dosis sind 30 Pflanzen.

Leberblümchen (*Anemone hepatica*, Syn.: *Hepatica nobilis*) ☠☠ Familie Hahnenfußgewächse (Ranunculaceae)

Vorkommen: Lichte Laub- und Mischwälder in ganz Europa; vereinzelt auch in Asien und Nordamerika.

Beschreibung: Kleine mehrjährige Pflanze mit blauen Blüten.

Blätter: Oben grün, unten rötlich-bräunlich, dreilappig, ganzrandig, lang gestielt, grundständig; überwinternd.

Blüten: Am Ende langer, grundständiger, behaarter Stängel. Die meist 6 Kronblätter sind blau (selten weiß bis rosa), die Staubblätter sind weißlich.

Früchte: Sammelfrucht, Samen werden von Ameisen verbreitet.

Blütezeit: März–April.

Inhaltsstoffe: Protoanemonin, Saponine.

Symptome: Bei Genuss Brechdurchfall, Schwindel, Erregung, Krämpfe.

Wissenswertes: Wurde früher in der Volksmedizin gegen Leberleiden eingesetzt.

Gelbes Buschwindröschen (*Anemone ranunculoides*) ☠☠ Familie Hahnenfußgewächse (Ranunculaceae)

Vorkommen: Europa und Nordasien; vorzugsweise in Laub- und Auwäldern.

Beschreibung: Zarte Pflanze mit ausdauerndem Wurzelstock.

Blätter: Wie Weißes Buschwindröschen.

Blüten: Sie stehen einzeln oder zu zweit endständig, und bestehen aus 6 gelben Blütenblättern und vielen gelben Staubblättern.

Früchte: Kurzborstige Nüsschen.

Blütezeit: März–April (Mai).

Inhaltsstoffe: Protoanemonin u. a.

Symptome: Bei Kontakt mit Pflanzensaft Kontaktdermatitis möglich; der Verzehr toxischer Mengen (30 Pflanzen) erscheint unwahrscheinlich.

Wiesen-Küchenschelle (*Pulsatilla pratensis*) und Gewöhnliche Küchenschelle (*Pulsatilla vulgaris*) ☠☠ Familie Hahnenfußgewächse (Ranunculaceae)

Vorkommen: Trockenrasen, sonnige Hügel und Wiesen in ganz Europa.

Beschreibung: Deutlich behaarte, mehrjährige Pflanzen.

Blätter: Zwei- bis dreifach fiederspaltig, quirlig, grundständig, am Blütenstängel schmale Hochblätter.

Blüten: Die 6 blauen, behaarten Blütenblätter bilden eine Glocke, die bei P. pratensis nickt und bei P. vulgaris steht.

Früchte: Samen mit langem Flugorgan.

Blütezeit: April–Mai.

Inhaltsstoffe: Protoanamonin, Ranunculin, bei P. vulgaris zusätzlich Saponine, Glycoside und ätherische Öle.

Symptome: Kontaktdermatitis. Bei Missbrauch als Abtreibungsmittel starke Magen-Darm-Reizung und Nierenschäden.

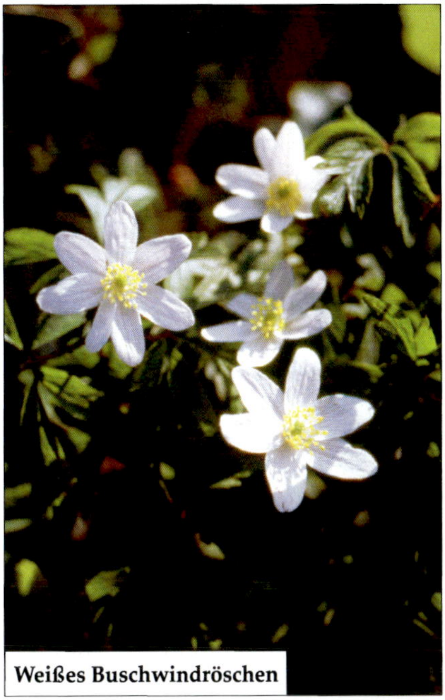
Weißes Buschwindröschen

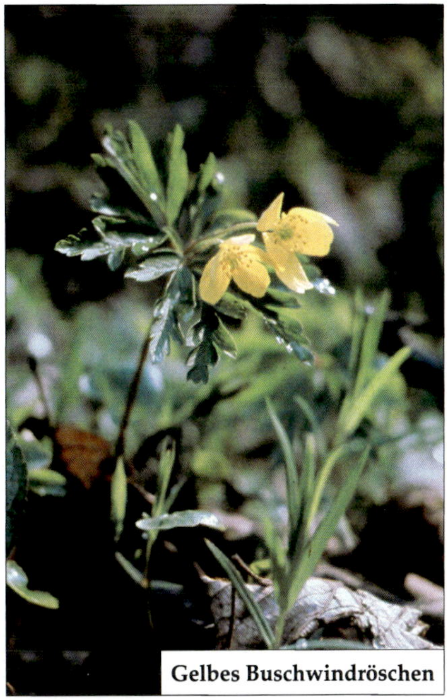
Gelbes Buschwindröschen

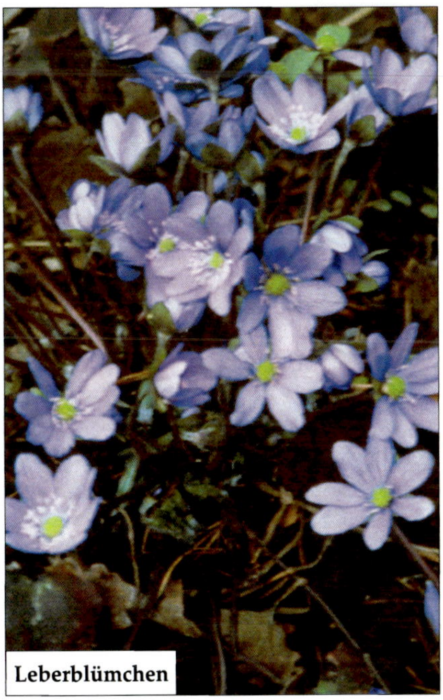
Leberblümchen

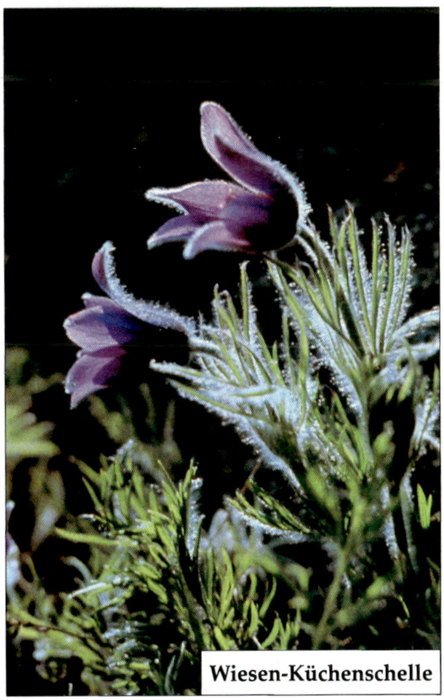
Wiesen-Küchenschelle

Scharbockskraut (*Ficaria verna*) ☠☠ Familie Hahnenfußgewächse (Ranunculaceae)

Vorkommen: Laub- und Auwälder (auch Wiesen) in Europa und Mittelasien.

Beschreibung: Mehrjähriges, meist niederliegendes Kraut mit keulenförmigen Wurzelknollen.

Blätter: Herz- bis nierenförmig, langstielig, glänzend.

Blüten: Endständig, sternförmig, goldgelb, glänzend.

Früchte: Nüsschen (für die Vermehrung unbedeutend, diese erfolgt durch Brutknöllchen).

Blütezeit: März–Mai.

Inhaltsstoffe: Protoanemonin, Vitamin C.

Symptome: Übelkeit, Erbrechen, Durchfall.

Wissenswertes: Der Giftgehalt ist vor der Blüte gering, daher wurden die Blätter früher als Vitaminspender gegen Skorbut benutzt (Name: Scharbockskraut = Skorbutkraut).

Sumpfdotterblume (*Caltha palustris*) ☠☠ Familie Hahnenfußgewächse (Ranunculaceae)

Vorkommen: Nährstoffreiche, sumpfige Standorte der gesamten nördlichen Halbkugel.

Beschreibung: Mehrjährige, bis 30 cm hohe Sumpfpflanze mit hohlem Stängel.

Blätter: Nieren- bis herzförmig mit gekerbtem Rand, dicklich, glänzend; die grundständigen Blätter sind gestielt.

Blüten: Die 5 Kronblätter sind dottergelb, glänzend, Staubblätter ebenfalls gelb.

Früchte: Kleine Balgfrüchtchen.

Blütezeit: April–Juni.

Inhaltsstoffe: Nicht ausreichend erforscht; Benzylisochinolinalkaloide, Saponine, Protoanemonin.

Symptome: Nach Verzehr als Salat Brennen im Mund, Erbrechen, Durchfall; auch Kontaktdermatitis möglich.

Waldanemone (*Anemone sylvestris*) ☠☠ Familie Hahnenfußgewächse (Ranunculaceae)

Vorkommen: Laubwälder und Halbtrockenrasen in Europa und Mittelasien.

Beschreibung: Mehrjährige, ca. 20 cm hohe, behaarte Pflanze.

Blätter: Handförmig geteilt, behaart, grundständig und am Blütenstängel quirlständig.

Blüten: Einzeln endständig mit 5 weißen, auffälligen Kronblättern und vielen gelben Staubblättern.

Früchte: Besenförmige Samenstände; Nüsschen mit Flugorgan.

Blütezeit: Mai–Juni.

Inhaltsstoffe: Protoanemonin.

Symptome: Übelkeit, Erbrechen, Durchfall. Verzehr der Pflanze ist unwahrscheinlich, aber Kontaktallergie möglich.

Alpenanemone (*Anemone alpina*, Syn.: *Pulsatilla alpina*) ☠ Familie Hahnenfußgewächse (Ranunculaceae)

Vorkommen: Europäische Hochgebirge; selten, daher unter Naturschutz.

Beschreibung: Mehrjährige, stark behaarte Gebirgspflanze.

Blätter: Dreiteilig, doppelt fiederteilig, Grundblätter lang gestielt, Hochblätter quirlständig und schmal.

Blüten: Die 6 zu Blütenblättern umgewandelten Kelchblätter sind weiß, die Staubblätter gelb.

Früchte: Nüsschen mit Flugorgan.

Blütezeit: Mai–August.

Inhaltsstoffe: Nicht untersucht, wahrscheinlich Protoanemonin.

Symptome: Bisher keine Vergiftungen bekannt; theoretisch mögliche Symptome siehe Küchenschellen, S. 82.

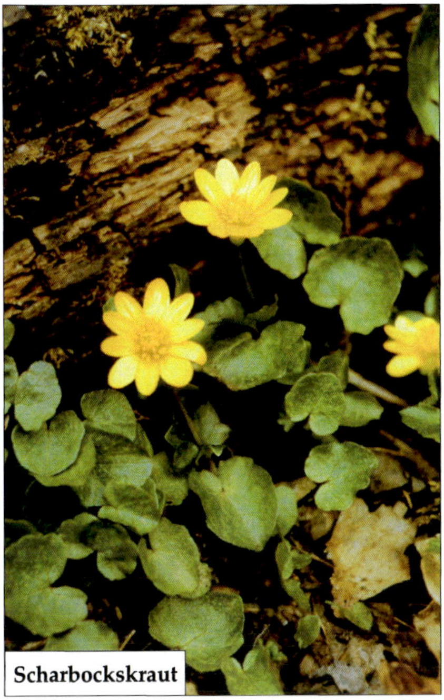
Scharbockskraut

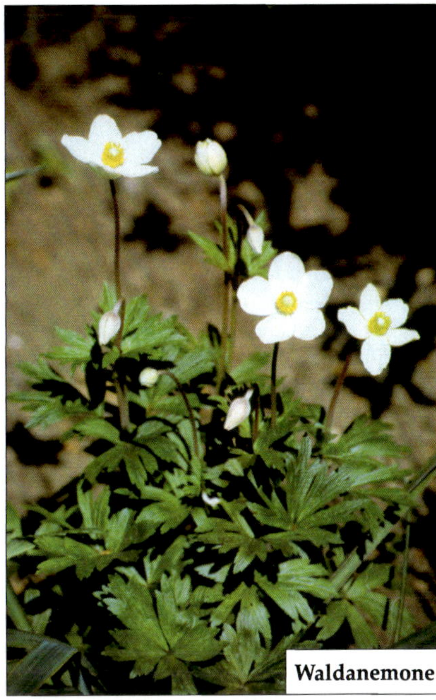
Waldanemone

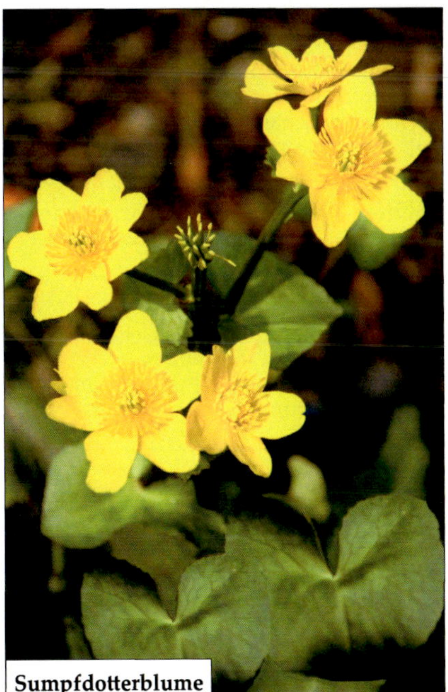
Sumpfdotterblume

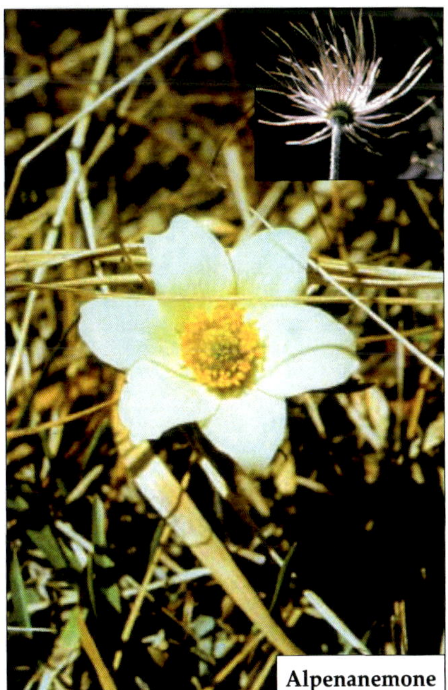
Alpenanemone

Alpen-Waldrebe (*Clematis alpina*) ☠☠
Familie Hahnenfußgewächse (Ranunculaceae)

Vorkommen: Zwergstrauchheiden und Nadelwälder in den europäischen Alpen, Sibirien und der Mandschurei; selten, unter Naturschutz; bei uns Zierpflanze.

Beschreibung: Ausdauernder Kletterstrauch mit Blattranken.

Blätter: Einfach bis doppelt gefiedert, gegenständig, an den Enden mit Blattranken.

Blüten: Dekorativ, mit 4–6 großen, blauen bis violetten Blütenblättern.

Früchte: Nüsschen mit Flugorgan.

Blütezeit: Mai–August.

Inhaltsstoffe: Protoanemonin.

Symptome: Starke Reizung des Magen-Darm-Trakts und der Niere, auch zentrale Krämpfe und Lähmungen; Kontaktallergie möglich.

Blaue Amaryllis, Schmucklilie (*Agapanthus africanus*) ☠
Familie Amaryllisgewächse (Amaryllidaceae)

Vorkommen: Topfpflanze, natürliches Vorkommen: Südafrika, Kapland.

Beschreibung: Große Zwiebelpflanze mit über 1 m hohem Blütenschaft.

Blätter: Linealisch, riemenartig, grundständig.

Blüten: In Dolden; die 6 Kronblätter sind länglich, hellblau oder violett mit dunklerem Mittelstreifen.

Früchte: Kapseln.

Blütezeit: Juni–August.

Inhaltsstoffe: Die Zwiebeln enthalten Sapogenin, Yuccagenin (hämolytisch wirkende Saponine) und das Steroidglycosid Agapanthagenin.

Symptome: Bisher sind noch keine Vergiftungen bekannt, obwohl eine Saponinvergiftung möglich wäre.

Gemeine Waldrebe (*Clematis vitalba*) ☠☠
Familie Hahnenfußgewächse (Ranunculaceae)

Vorkommen: Wälder, bevorzugt Auwälder und Feldgehölze, sowie Gärten in Süd- und Mitteleuropa.

Beschreibung: Ausdauernder Kletterstrauch mit Blattranken.

Blätter: Einfach bis doppelt gefiedert, gegenständig, an den Enden mit Blattranken.

Blüten: Die 4 kleinen Blütenblätter sind gelblich weiß, die zahlreichen auffälligen Staubblätter sind weißlich.

Früchte: Samen mit schwanzartigem Flugorgan; Fruchtstand sieht zottig aus.

Blütezeit: Juni–September.

Inhaltsstoffe und Symptome: Siehe Alpen-Waldrebe.

Aralie, Zimmeraralie (*Fatsia japonica*) ☠☠
Familie Araliengewächse (Araliaceae)

Vorkommen: Zimmerpflanze aus Japan.

Beschreibung: Immergrüner Strauch mit dekorativen Blättern, als Topf- oder Kübelpflanze gehalten.

Blätter: Fünf- bis neunlappig handförmig geteilt, mit langem Stiel, lederig glänzend.

Blüten: Grünlich weiß, unscheinbar, in doldenähnlichen endständigen Trauben.

Früchte: Schwarze Beeren.

Blütezeit: August–September.

Inhaltsstoffe: Saponingemisch aus Arolein, Oleanolsäure (besonders in den Wurzeln), Hederagenin, b-Protastin und Cyanidin-3-galactosid (in den Beeren).

Symptome: Starke Reizerscheinungen im Magen-Darm-Bereich. Dauerkontakt kann eine Allergie auslösen.

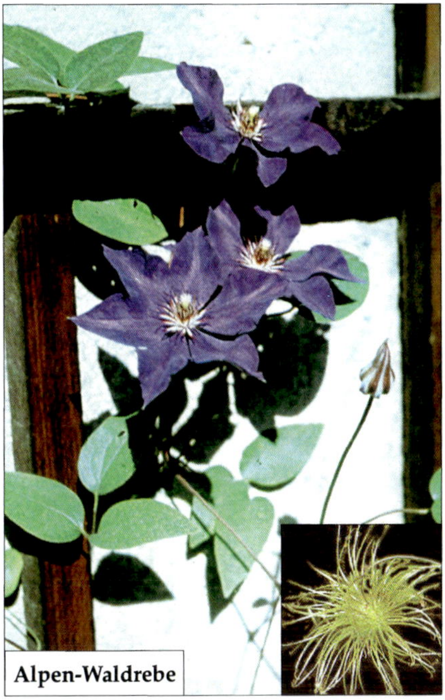
Alpen-Waldrebe

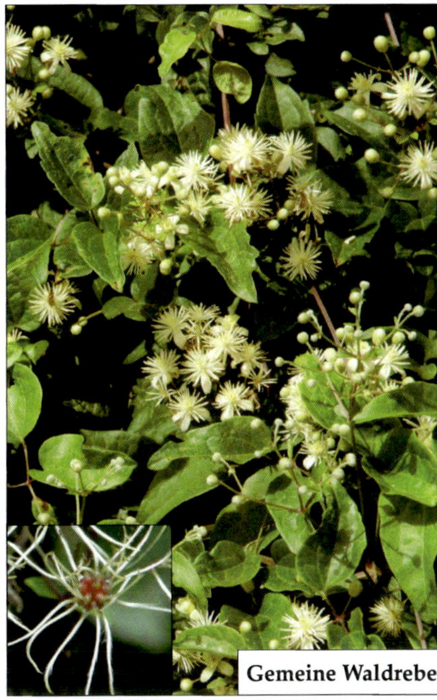
Gemeine Waldrebe

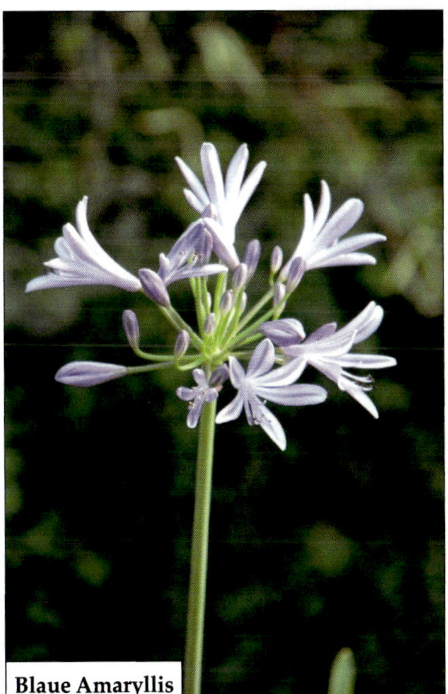
Blaue Amaryllis

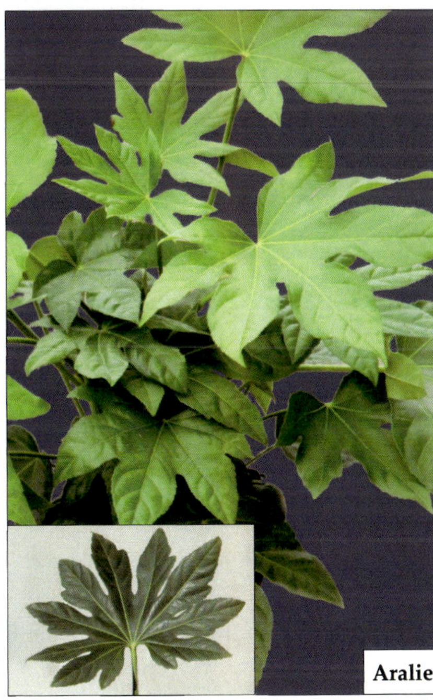
Aralie

Efeu (*Hedera helix*) ☠☠
Familie Araliengewächse (Araliaceae)

Vorkommen: Auwälder, Grünanlagen, Felsen und Hauswände in Europa.

Beschreibung: Immergrüne, teils kriechende, teils kletternde Pflanze mit Haftwurzeln.

Blätter: Lederig glänzend, 3–5-lappig, an Blütenzweigen eiförmig-lanzettlich.

Blüten: Fünfteilig, grünlich gelb, unscheinbar, in Dolden stehend.

Früchte: Erbsengroße, relativ harte, schwarze Beeren mit bis zu 5 Samen. Die Beeren reifen im Winter.

Blütezeit: September–November.

Inhaltsstoffe: Hederasaponin, α-Hederin, Sesquiterpene. Der Gehalt ist im Fruchtfleisch am höchsten.

Symptome: Schleimhautreizung, Erbrechen, Kopfschmerz, roter Ausschlag.

Wissenswertes: Efeu-Extrakte finden als Schleimlöser Verwendung.

Sansevierie, Bajonettpflanze (*Sansevieria trifasciata*) ☠☠
Familie Spargelgewächse (Asparagaceae)

Vorkommen: Bekannte Topfpflanze, ihre Heimat ist das tropische Afrika.

Beschreibung: Steppenpflanze mit harten sukkulenten Blättern.

Blätter: Grün mit weißen Querbändern, hart, dick, bajonettförmig mit harter Spitze, bis 1 m lang, grundständig.

Blüten: Die unscheinbaren, weißlichen Blüten sind 6-teilig und stehen in einer Rispe.

Früchte: Kapseln.

Blütezeit: Blüht sehr selten.

Inhaltsstoffe: Organische Säuren und hämolytisch wirkende (blutzersetzende) Saponine.

Symptome: Übelkeit, Erbrechen, Hämolyse (die Blutzellen zerfallen).

➔ Kleinkinder am Knabbern hindern!

Salomonsiegel, Wohlriechende Weißwurz (*Polygonatum odoratum*) ☠
Familie Spargelgewächse (Asparagaceae)

Vorkommen: Trockene, lichte Wälder in Europa und Asien.

Beschreibung: Bis 50 cm hohe Staude mit ausdauerndem Wurzelstock und aufrechten, stark gebogenen Stängeln.

Blätter: Zugespitzt eiförmig, mit deutlichen Längsadern, wechselständig.

Blüten: Weiße, längliche, nickende Glöckchen mit hellgrüner Öffnung; Blüten stehen einzeln in den Blattachseln.

Früchte: Schwarzblaue, kugelrunde Beeren mit bereifter Oberfläche – giftig!

Blütezeit: Mai–Juni.

Inhaltsstoffe: Homoserinlacton, Chelidonsäure, Steroide, Saponine und unbekannte Stoffe, keine Herzglycoside.

Symptome: Übelkeit, Erbrechen, Durchfall.

Wissenswertes: Wird homöopathisch gegen braune Hautflecken und Sommersprossen eingesetzt.

➔ Kinder von den Beeren fernhalten!

Vielblütige Weißwurz (*Polygonatum multiflorum*) ☠
Familie Spargelgewächse (Asparagaceae)

Vorkommen: Schattige und feuchte Laubwälder in Europa und Asien.

Beschreibung: Bis 70 cm hohe Staude mit ausdauerndem Wurzelstock und aufrechten, stark gebogenen Stängeln.

Blätter: Zugespitzt eiförmig, mit deutlichen Längsadern, wechselständig.

Blüten: Weiße, längliche, nickende Glöckchen mit hellgrüner Öffnung, jeweils 2–5 in den Blattachseln stehend.

Früchte: Schwarzblaue, kugelige Beeren mit bereifter Oberfläche – giftig!

Blütezeit: Mai–Juni.

Inhaltsstoffe und Symptome: Siehe Salomonsiegel.

➔ Kinder von den Beeren fernhalten!

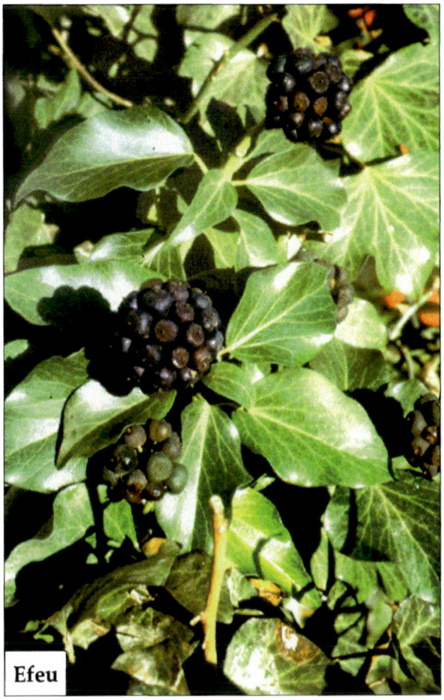
Efeu

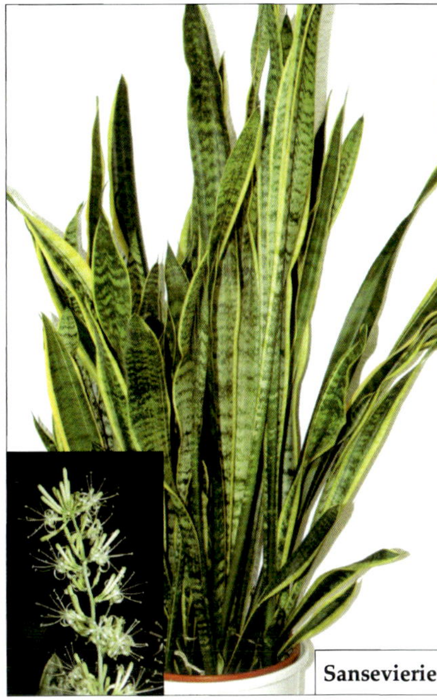
Sansevierie

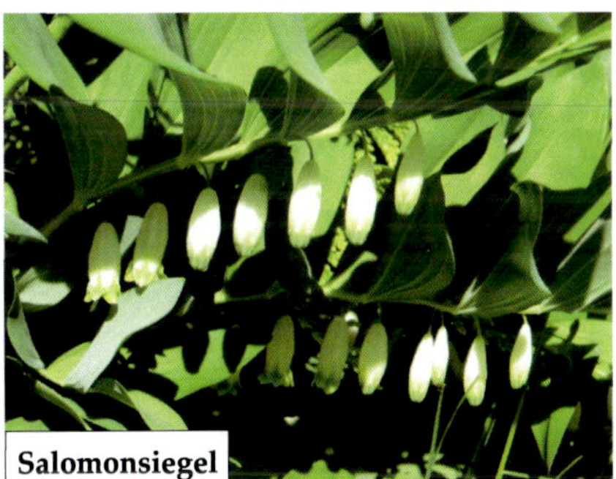
Salomonsiegel

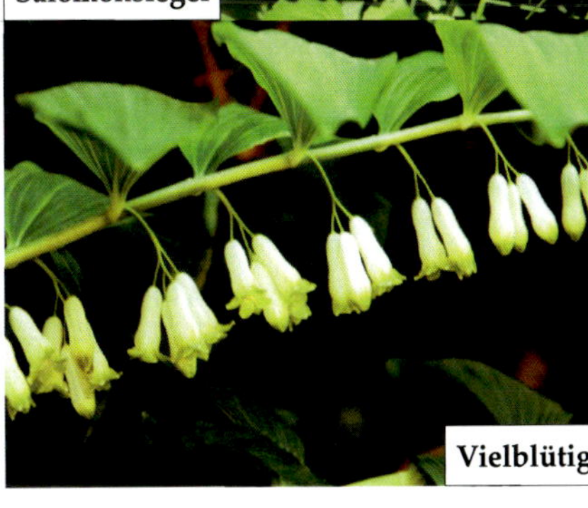
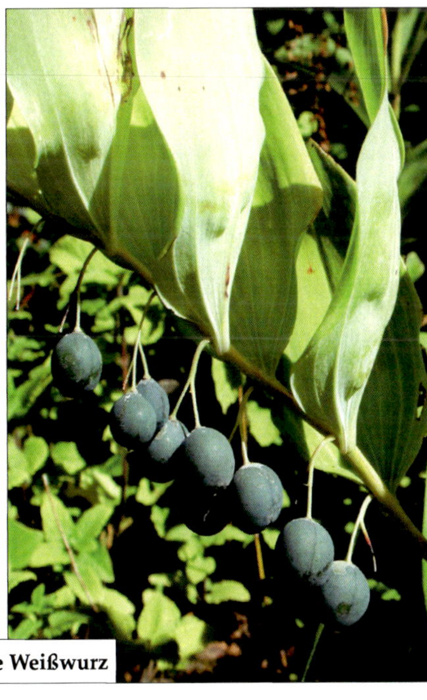
Vielblütige Weißwurz

Gartenbalsamine (*Impatiens balsamina*) ☠ Familie Springkrautgewächse (Balsaminaceae)

Vorkommen: Ostindien, bei uns als Zierpflanze, z. T. verwildert.

Beschreibung: Einjährige, 60 cm hohe Pflanze mit fleischigem Stängel.

Blätter: Lanzettlich, gesägt, im unteren Teil gegenständig.

Blüten: Groß, rötlich, Sporn sehr klein.

Früchte: Kapseln, bei Berührung zerspringend, schleudern Samen.

Blütezeit: Sommermonate.

Inhaltsstoffe: Viele nicht genau untersuchte Stoffe.

Symptome: Nur schwache Symptome: Schwindel, Übelkeit, Erbrechen, Durchfall.

Wissenswertes: Verwandte mit ähnlicher Wirkung sind Fleißiges Lieschen (Impatiens walleriana) und Echtes Springkraut (Impatiens noli-tangere).

Mahonie (*Mahonia aquifolium*) ☠ Familie Berberitzengewächse (Berberidaceae)

Vorkommen: Aus Nordamerika stammend, bei uns Zierpflanze in Gärten und Grünanlagen.

Beschreibung: Immergrüner, stacheliger Strauch.

Blätter: Unpaarig gefiedert; die 5–9 Einzelblätter sind spitz eiförmig, lederartig mit dornig gezähntem Rand.

Blüten: Die Blüten sind gelb und stehen in aufrechten Trauben.

Früchte: Blaue, bereifte Beeren.

Blütezeit: April–Mai.

Inhaltsstoffe: Alkaloide wie Oxyacanthin, Berberin und Berbamin.

Symptome: Schwache Brechdurchfälle mit Leibschmerzen. Der Wirkstoffgehalt in den Beeren ist gering und stark schwankend; Vergiftungen sind daher sehr selten.

Begonia-Hybriden (*Begonia sp.*) ☠ Familie Schiefblattgewächse (Begoniaceae)

Vorkommen: Ursprüngliche Heimat der vielen als Zierpflanzen gezüchteten Formen war Südamerika und Südafrika.

Beschreibung: Topf- und Gartenpflanze.

Blätter: Schief herzförmig (Name der Familie), Rand kann gewellt oder geschweift sein.

Blüten: Die 5 rundlichen Blütenblätter sind meist rot, auch gelb oder weiß.

Früchte: Kapseln.

Blütezeit: Juli–Oktober.

Inhaltsstoffe: Oxalsäure, Oxalate, Leucoanthocyane.

Symptome: Schleimhautreizung, Erbrechen und Durchfall, harntreibend; einige Arten sind giftig, andere werden als Salat gegessen.

Bittere Schleifenblume (*Iberis amara*) ☠☠ Familie Kreuzblütler (Brassicaceae)

Vorkommen: Zierpflanze, selten auf Äckern und Brachen in Mitteleuropa.

Beschreibung: Einjährige Gartenpflanze.

Blätter: Länglich keilförmig, mit 2–4 stumpfen Zähnen, am Stängel sitzend.

Blüten: Die 4 weißen Blütenblätter sind ungleich lang, Blüten stehen in lockeren doldenähnlichen Trauben.

Früchte: Runde Schötchen, Ø 5 mm.

Blütezeit: Mai–August.

Inhaltsstoffe: Glucosinolate, Cucurbitacine, Senfölglycoside, Flavonylglycoside.

Symptome: Nur wenige Vergiftungen bekannt: Allergien, Leibschmerzen, Speichelfluss, Erbrechen, Durchfall, Blutdruckabfall, Kopfschmerz, Atemnot.

Wissenswertes: Glucosinolate sind im Antibiotikum Symbioflor® enthalten; Cucurbitacine, die auch in bitteren Gurkengewächsen vorkommen, sind ein mögliches zukünftiges Mittel gegen Krebs.

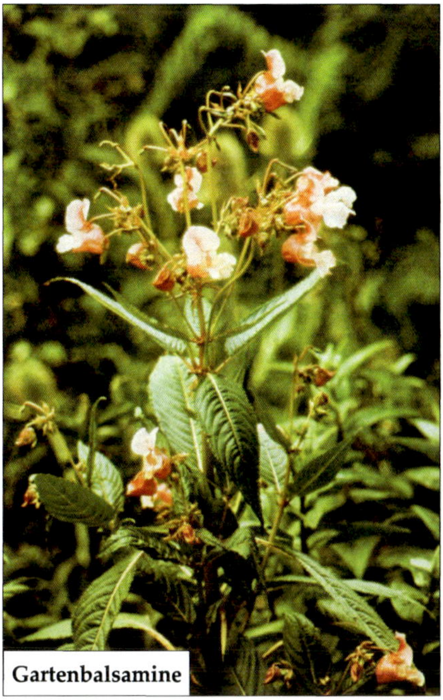

Gartenbalsamine

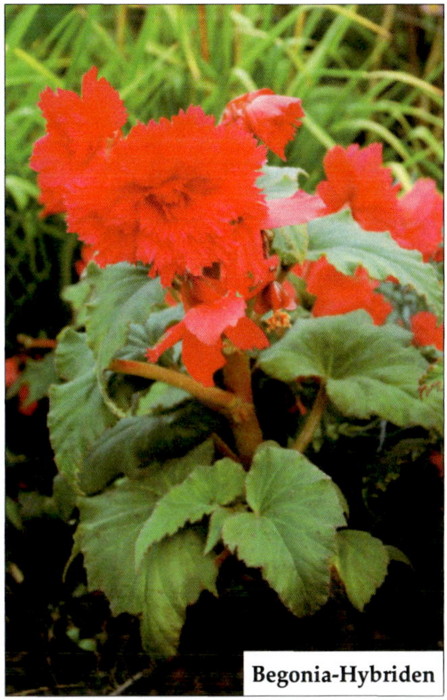

Begonia-Hybriden

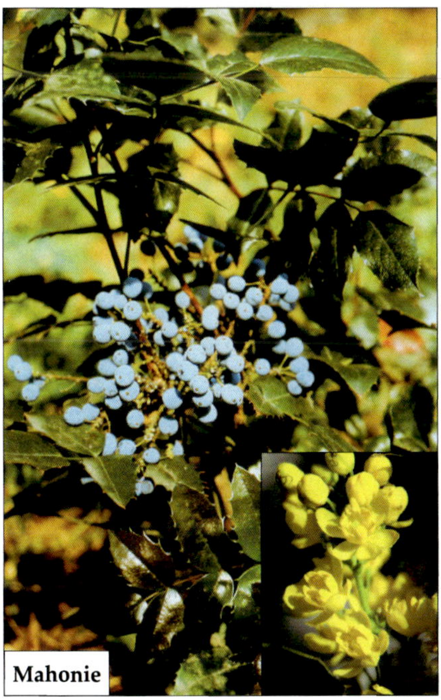

Mahonie

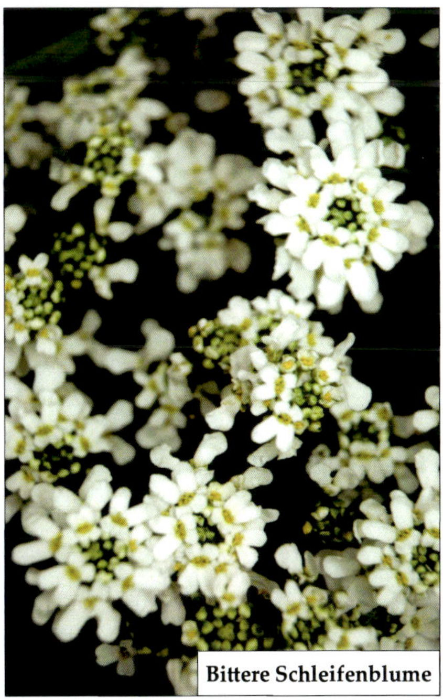

Bittere Schleifenblume

Schneebeere, Knackbeere (*Symphoricarpos albus*) ☠ Familie Geißblattgewächse (Caprifoliaceae)

Vorkommen: Zierstrauch aus Nordafrika, in Grünanlagen oder verwildert.

Beschreibung: Bis 2 m hoher Strauch mit rutenförmigen Zweigen.

Blätter: Elliptisch, ganzrandig mit kurzem Stiel, gegenständig angeordnet.

Blüten: Fünfzählig, klein, weißlich und rötlich, stehen in endständigen, kurzen, z. T. unterbrochenen Ähren.

Früchte: Weiße, kugelige Beeren mit schwarzer Kelchnarbe, Ø 1–1,5 cm.

Blütezeit: Juni–September.

Inhaltsstoffe: Saponine, toxisches Prinzip aber bisher unbekannt.

Symptome: Übelkeit, Leibschmerzen und Durchfall.

➔ Vergiftung ist leicht, aber häufig, da Kinder die Beeren nicht nur »knacken«, sondern auch essen!

Seifenkraut (*Saponaria officinalis*) ☠☠ Familie Nelkengewächse (Caryophyllaceae)

Vorkommen: Flussauen, Wiesen, Wegränder in Europa und Asien.

Beschreibung: Bis 80 cm hohe Pflanze mit ausdauerndem Wurzelstock.

Blätter: Länglich, lanzettlich, kreuzgegenständig angeordnet.

Blüten: Fünfteilig, hellrosa bis weißlich, eine bis mehrere Blüten stehen endständig oder blattachselständig.

Früchte: Kapseln.

Blütezeit: Juni–September.

Inhaltsstoffe: Saponine sowie ein Vitexinglucosid.

Symptome: Kratzen im Hals, Übelkeit, Erbrechen, Durchfall, Leibschmerzen; bei Hautkontakt auch lokale Reizung möglich.

Kornrade (*Agrostemma githago*) ☠☠☠ Familie Nelkengewächse (Caryophyllaceae)

Vorkommen: Getreidefelder, Heimat östliches Mittelmeergebiet, dann weit verbreitet, heute selten.

Beschreibung: Bis 1 m hohe, einjährige Pflanze, die weiß filzig behaart ist.

Blätter: Linealisch, untere mit und obere ohne Stiel, paarweise gegenständig.

Blüten: Lang gestielt, einzeln stehend; die Kelchblätter überragen die 5 violetten Blütenblätter.

Früchte: Kapsel mit 5 warzigen Samen.

Blütezeit: Juni–Juli.

Inhaltsstoffe: Githagosid (ein Triterpenglycosid), Githagenin (sein Aglycon) sowie Agrostemmasäure.

Symptome: Schleimhautreizung, Übelkeit, Erbrechen, Durchfall, Benommenheit, der Puls ist schnell und schwach, Atemlähmung, Schock.

Echte Zaunwinde (*Calystegia sepium*, Syn.: *Convolvulus sepium*) ☠ Familie Windengewächse (Convolvulaceae)

Vorkommen: An Wegrändern und Zäunen, auf Äckern, als Kosmopolit in allen gemäßigten Zonen verbreitet.

Beschreibung: Kraut mit langen, kriechenden oder windend kletternden Stängeln.

Blätter: Pfeilförmig, ganzrandig, wechselständig stehend.

Blüten: Auffällig, flach trichterförmig, reinweiß.

Früchte: Kapseln.

Blütezeit: Juli–Oktober.

Inhaltsstoffe: Besonders die Wurzeln enthalten ein Jalapa-artiges Harz.

Symptome: Durchfall (das Harz wirkt abführend, wird aber praktisch nicht genutzt). Ähnlich ist die Ackerwinde (Convolvulus arvensis), kleines Foto (A).

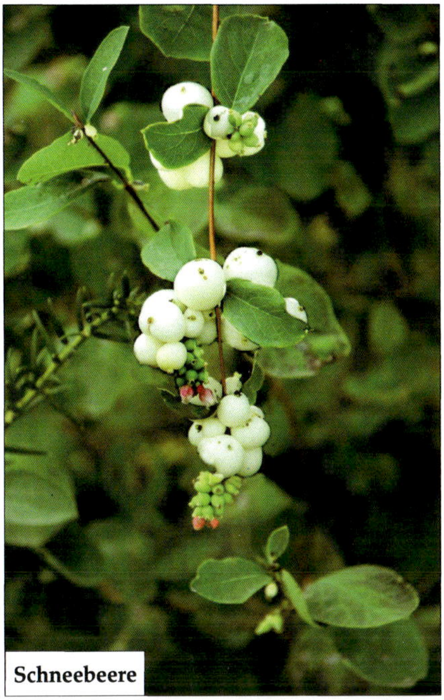
Schneebeere

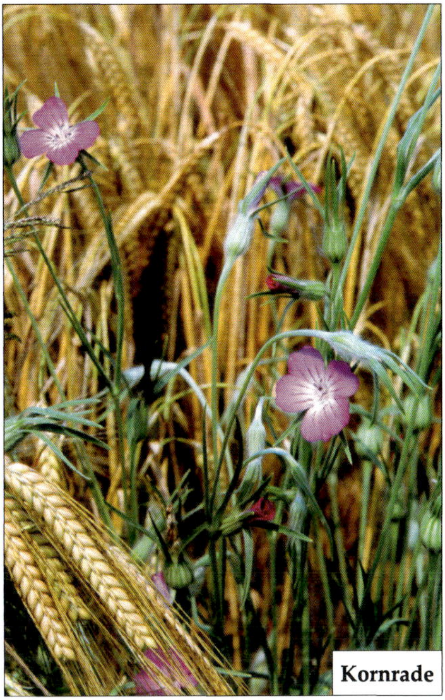
Kornrade

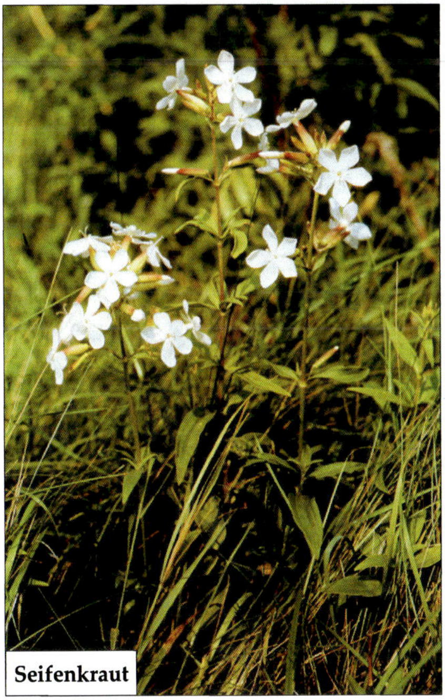
Seifenkraut

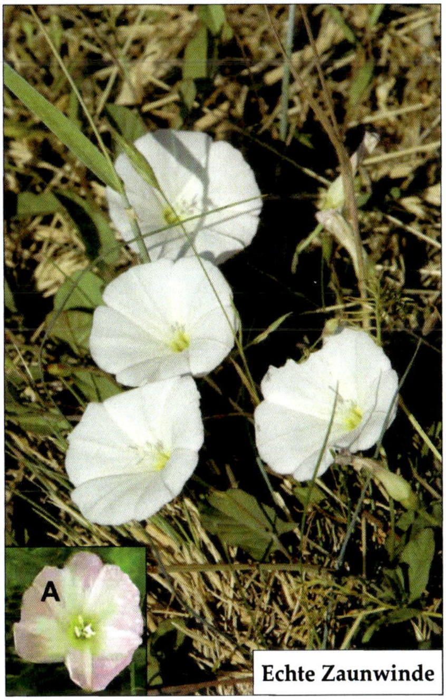

Echte Zaunwinde

Weißer Hartriegel (*Cornus sericea*, Syn.: *Cornus stolonifera*) ☠
Familie Hartriegelgewächse (Cornaceae)

Vorkommen: Waldränder, Gebüsche und Grünanlagen in Europa.

Beschreibung: Bis 5 m hoher Strauch mit grünen oder braunen Zweigen.

Blätter: Eiförmig bis elliptisch und gegenständig; Oberseite grün, Unterseite graugrün.

Blüten: Klein, stehen in doldenartigen Büscheln (sog. Trugdolden); die 4 Blütenblätter sind weißlich.

Früchte: Kleine beerenartige, weiße Kernfrüchte, in dichten Trugdolden.

Blütezeit: Mai–Juni.

Inhaltsstoffe: Flavon-Glyco-Saponine, Gallussäure, Ellagasäure, Salicylsäure, Verbalin und ein Anthocyanfarbstoff.

Symptome: Nur Verdauungsstörungen mit Übelkeit und Leibschmerzen.

Sumpfporst (*Rhododendron tomentosum*, Syn.: *Ledum palustre*) ☠☠
Familie Heidekrautgewächse (Ericaceae)

Vorkommen: Hochmoore in Nord- und Mitteleuropa sowie in Mittelasien.

Beschreibung: Immergrüner, ästiger, bis 1,50 m hoher Strauch.

Blätter: Lanzettlich mit nach unten eingerolltem Rand.

Blüten: In endständigen Doldentrauben stehend, die 5 Blütenblätter sind weiß.

Früchte: Eiförmige Kapseln.

Blütezeit: Mai–Juni.

Inhaltsstoffe: Gemisch ätherischer Öle wie Ledol, Palustrol, Myrcen sowie kleine Mengen von Alkaloiden.

Symptome: Bei Missbrauch als Abtreibungsmittel wirkend; Magen-Darm-Reizung, Rauschzustände und in Lähmungen übergehende Krämpfe. Die Pflanze ist selten, deshalb besteht kaum Gefahr von Vergiftungen.

Roter Hartriegel (*Cornus sanguinea*) ☠
Familie Hartriegelgewächse (Cornaceae)

Vorkommen: Waldränder, Gebüsche und Grünanlagen in Europa.

Beschreibung: Bis 5 m hoher Strauch mit blutroten Zweigen.

Blätter: Eiförmig bis elliptisch und gegenständig; Ober- und Unterseite grün, im Herbst rot.

Blüten: Klein, stehen in doldenartigen Büscheln (Trugdolden); die 4 Blütenblätter sind weißlich.

Früchte: Kleine, in Trugdolden stehende, beerenartige, schwarze Kernfrüchte.

Blütezeit: Mai–Juni.

Inhaltsstoffe und Symptome: Siehe Weißer Hartriegel.

Schwarze Krähenbeere (*Empetrum nigrum*) ☠
Familie Heidekrautgewächse (Ericaceae)

Vorkommen: Küsten, Heiden und Moore Nord-, Mittel- und Westeuropas.

Beschreibung: Niederliegender, immergrüner Zwergstrauch.

Blätter: Linealisch, relativ klein, wechsel- bis quirlständig.

Blüten: Zweihäusig, klein, ♂ rosa, ♀ purpurn.

Früchte: Schwarze, glänzende Beeren.

Blütezeit: April–Mai.

Inhaltsstoffe: Urolsäure, Rutin, Quercetin, Iso-Quercetin, Ellagsäure.

Symptome: Leichte Magen-Darm-Entzündung, Herzstörungen.

Wissenswertes: Die Beeren gelten in Russland und Skandinavien als essbar.

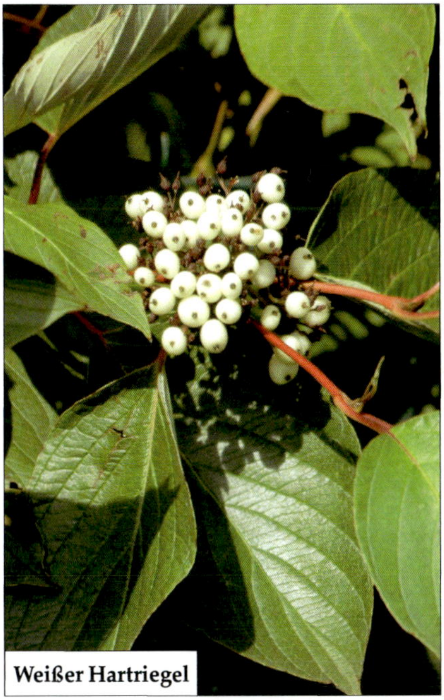

Weißer Hartriegel

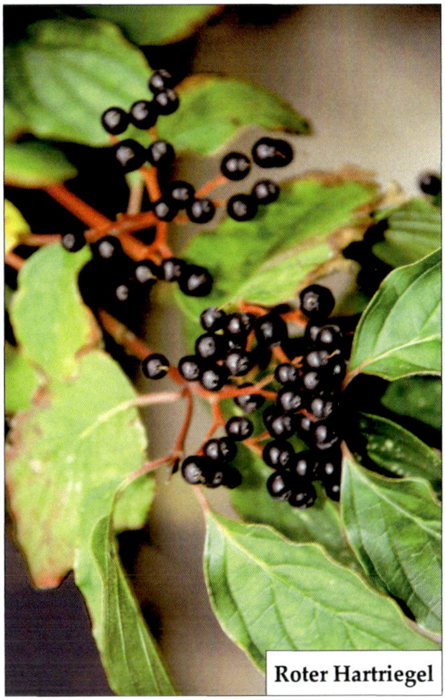

Roter Hartriegel

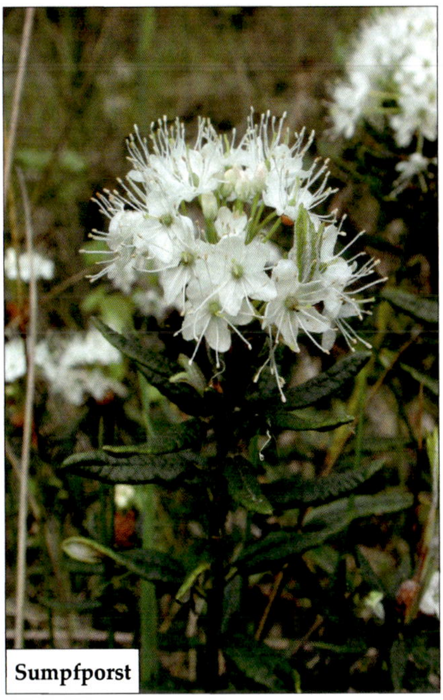

Sumpfporst

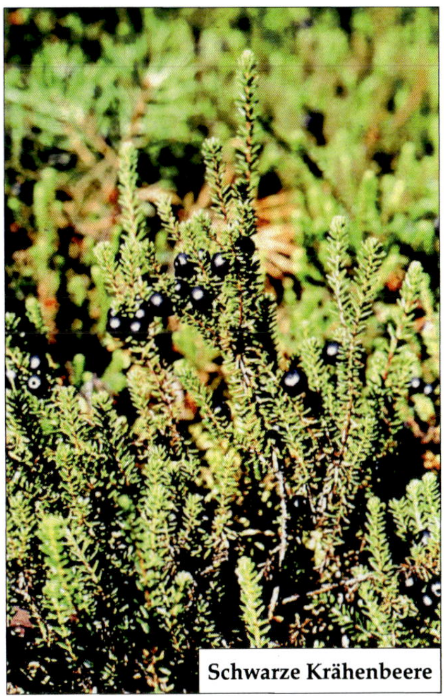

Schwarze Krähenbeere

Rizinus, Wunderbaum (*Ricinus communis*) ☠☠☠
Familie Wolfsmilchgewächse (Euphorbiaceae)

Vorkommen: Heimat tropisches Afrika, zur Ölgewinnung angebaut, Zierpflanze.

Beschreibung: Einjährige, kräftige, bis 2 m hohe Pflanze.

Blätter: Groß, handförmig gelappt, Enden spitz, Rand gesägt.

Blüten: Stehen in Rispen, die ♂ unten und die ♀ im oberen Teil. Die Blütenblätter sind unscheinbar braun.

Früchte: Stachelige Kapseln.

Blütezeit: Juli–September.

Inhaltsstoffe: Das fette Öl enthält das giftige Lectin Rizin.

Symptome: Schleimhautreizung, blutige Brechdurchfälle, Darmkrämpfe und Kreislaufversagen.

Wissenswertes: Aus dem als Abführmittel verwendeten Rizinusöl wird das Rizin entfernt.

➔ Die bunten Samen verführen Kinder zum Spielen und zum Essen – schon 2 Samen sind tödlich!

Katzenschwänzchen, Paradiesnessel (*Acalypha hispida*) ☠☠
Familie Wolfsmilchgewächse (Euphorbiaceae)

Vorkommen: Aus Westafrika stammende Zimmerpflanze.

Beschreibung: Bis zu 1,80 cm hoher Zwergstrauch.

Blätter: Spitz eiförmig, gestielt mit gesägtem Rand.

Blüten: Klein, stehen in einer achselständigen, hängenden, bis 50 cm langen roten Ähre.

Früchte: Sehr klein.

Blütezeit: April–Oktober.

Inhaltsstoffe: Acalyphin, ein Cyanopyridonderivat, Harze, Gerbstoffe, ätherische Öle, Calciumoxalat-Drusen.

Symptome: Starke Reizung der Magenschleimhaut, Leibschmerzen, Erbrechen und Durchfall.

Kroton, Wunderstrauch (*Codiaeum variegatum*) ☠☠☠
Familie Wolfsmilchgewächse (Euphorbiaceae)

Vorkommen: Heimat der grünen Urform ist Südostasien, es wurden diverse Farbvarianten gezüchtet.

Beschreibung: Buschiger Strauch, 1–2 m hoch, mit dekorativen Blättern.

Blätter: Lanzettlich, Stiel kurz, grün, gelb und rot gemustert, wechselständig.

Blüten: Unscheinbar und grünlich, die ♂ und ♀ Blüten sitzen auf der gleichen Pflanze, d.h., sie ist »einhäusig«.

Früchte: Haselnussgroße, grüne Kapseln mit 3 Samen.

Blütezeit: März–Mai.

Inhaltsstoffe: Phorbolester, wie bei vielen Wolfsmilcharten.

Symptome: Extreme Abführwirkung, Krotonöl ist ein drastisches Abführmittel. Bei Gärtnern Kontaktdermatitis möglich.

Buntnessel (*Solenostemon-scutellarioides-Hybriden*, Syn.: *Coleus blumei*) ☠
Familie Lippenblütler (Lamiaceae)

Vorkommen: Beliebte Topfpflanze, Heimat Südostasien.

Beschreibung: Zimmerpflanze mit farbenprächtigen Blättern.

Blätter: Zugespitzt eiförmig, Rand leicht gekerbt, von innen nach außen über rot und braun (gelb) in grün übergehend; kreuzgegenständig angeordnet.

Blüten: Unscheinbar, Oberlippe weiß, Unterlippe blau, in Trauben stehend.

Früchte: Kleine Nussfrüchte.

Blütezeit: Juni–September.

Inhaltsstoffe: Ätherische Öle mit Carvacrol, Diterpenen und Oxalessigsäure.

Symptome: Bisher keine Vergiftungen beschrieben. Verwandte Arten haben essbare Knollen.

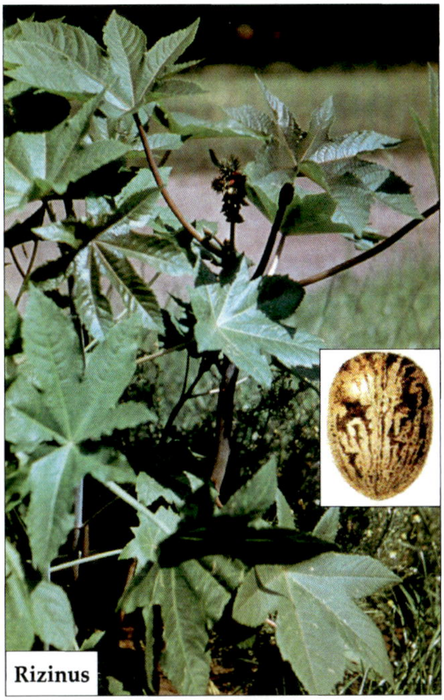

Rizinus

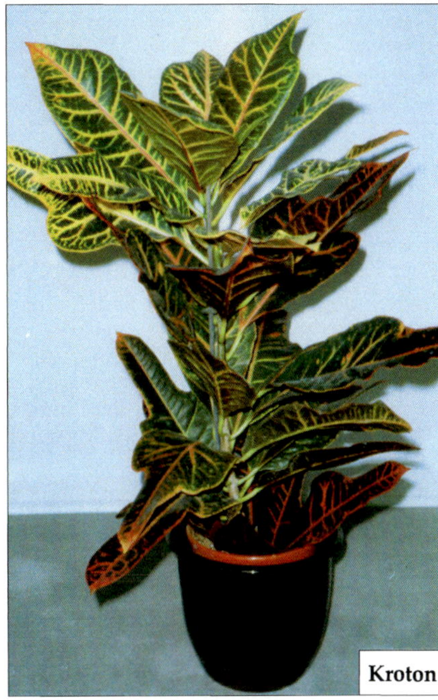

Kroton

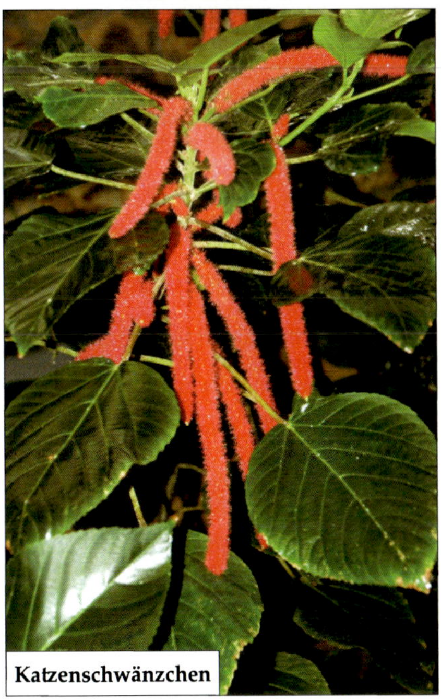

Katzenschwänzchen

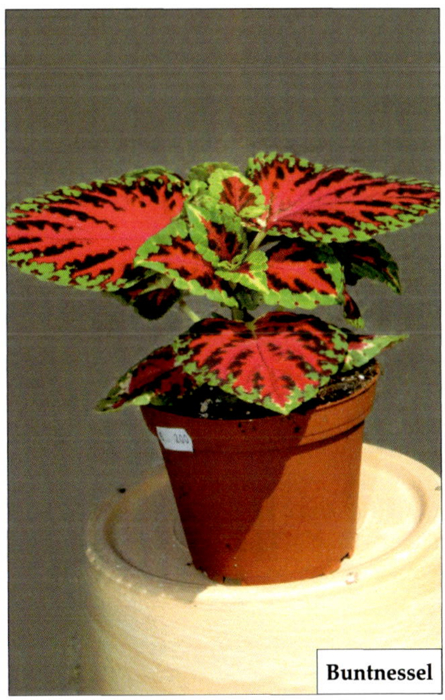

Buntnessel

Gemeine Pfingstrose, Echte Pfingstrose (*Paeonia officinalis*) ☠ Familie Pfingstrosengewächse (Paeoniaceae)

Vorkommen: Aus dem Mittelmeergebiet stammende, häufig in Gärten angepflanzte Zierpflanze.

Beschreibung: Mehrjährige, krautige, 50–80 cm hohe Pflanze.

Blätter: Doppelt bis dreifach fiederteilig, Einzelblätter groß.

Blüten: Die rundlichen Blütenblätter sind rot und 5–8 cm lang, die vielen Staubblätter sind gelb, der Durchmesser der Blüten beträgt 8–12 cm. Es gibt auch gefüllte Sorten.

Früchte: Balgfrüchte.

Blütezeit: April–Mai.

Inhaltsstoffe: Paeonin, Peregrinin, nicht alle Inhaltsstoffe sind bekannt.

Symptome: Übelkeit, Erbrechen, Durchfall, kolikartige Leibschmerzen.

Wissenswertes: Homöopathisch gegen Hämorriden eingesetzt.

Acker-Gauchheil (*Anagallis arvensis*) ☠ Familie Primelgewächse (Primulaceae)

Vorkommen: In Europa, Asien und Amerika auf Äckern und in Gärten als Unkraut.

Beschreibung: Zartes Kraut mit meist niederliegender Sprossachse.

Blätter: Eiförmig und ganzrandig, kreuzweise gegenständig angeordnet.

Blüten: Die 5 Blütenblätter sind ziegelrot (bei A. caerulea blau) und stehen einzeln gestielt in den Blattachseln.

Früchte: Hängende, runde Kapseln.

Blütezeit: Juni–Oktober.

Inhaltsstoffe: Glycosidisch gebundene Pflanzensäuren, ein Gerbstoff, ein Enzym und ein ätherisches Öl mit eigenartigem Geruch.

Symptome: Die Pflanze ist zwar giftig, hat aber zu wenig Masse, um eine Vergiftung auszulösen.

Medizinal-Rhabarber, Zier-Rhabarber (*Rheum palmatum*) ☠☠ Familie Knöterichgewächse (Polygonaceae)

Vorkommen: Aus Zentral- und Ostasien stammend, als Arzneipflanze angebaut.

Beschreibung: Großblättrige Staude.

Blätter: Langstielig, handförmig gelappt mit spitzen Enden.

Blüten: Klein und unscheinbar in großen, über 1 m hohen rispenartigen Blütenständen.

Früchte: Kleine, einsamige Nüsschen.

Blütezeit: Juni–Juli.

Inhaltsstoffe: Anthracenderivate, Gerbstoffe, Harze.

Symptome: Rhabarberwurzel wirkt in kleinen Dosen gegen Durchfall (Gerbstoff), in höheren Dosen abführend (Anthracenderivate). Bei Missbrauch kommt es zu starker Reizung der Verdauungsorgane.

Europäisches Alpenveilchen (*Cyclamen purpurascens*) ☠☠☠ Familie Primelgewächse (Primulaceae)

Vorkommen: Zierpflanze, Heimat Bergwälder Mitteleuropas; selten, steht daher unter Naturschutz!

Beschreibung: Kalkliebende Pflanze mit ausdauernder Knolle.

Blätter: Grundständig, nieren- bis herzförmig, grün mit silbrigem Muster, Rand schwach gezähnt.

Blüten: Stark duftend, einzeln auf blattlosen Stängeln; die 5 meist roten Blütenblätter sind rückwärts umgebogen.

Früchte: Kapseln.

Blütezeit: Juni–September.

Inhaltsstoffe: Triterpensaponine, besonders Cyclamin.

Symptome: Siehe Kornrade, S. 92.

Wissenswertes: In Hungerzeiten wurden die Knollen gegessen; bei ungenügender Entgiftung (durch ungenügendes Kochen) traten Vergiftungssymptome auf.

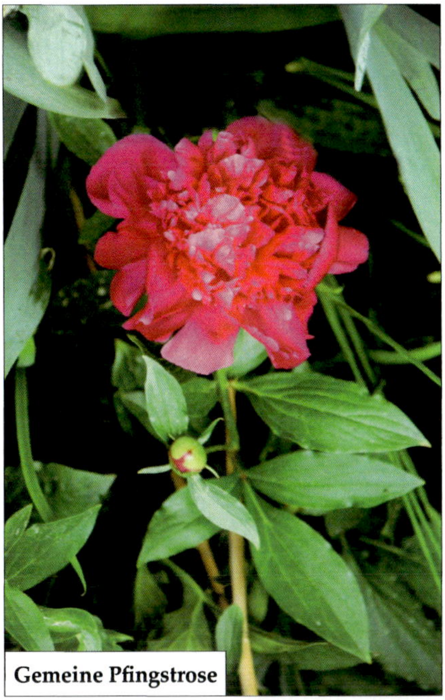
Gemeine Pfingstrose

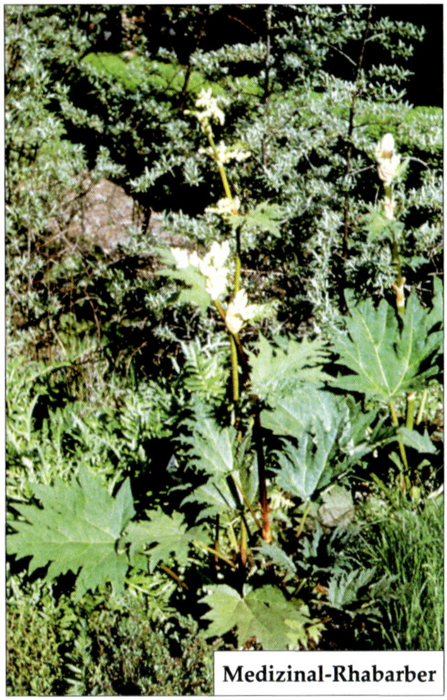
Medizinal-Rhabarber

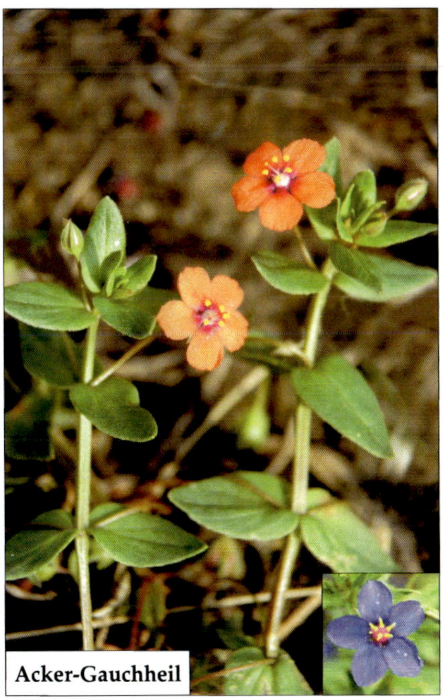
Acker-Gauchheil

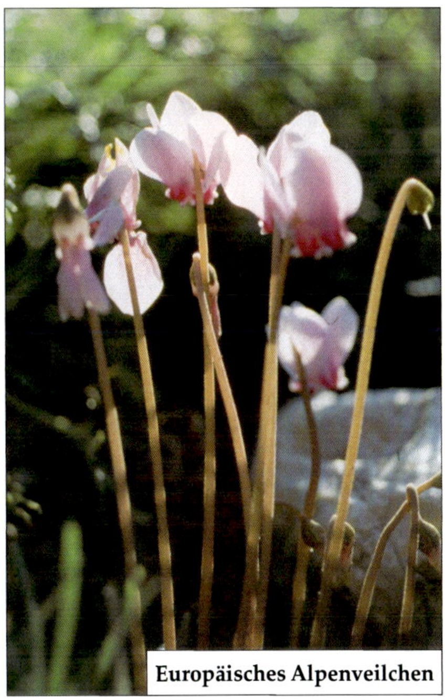
Europäisches Alpenveilchen

Christrose, Schwarze Nieswurz (*Helleborus niger*) ☠☠☠
Familie Hahnenfußgewächse (Ranunculaceae)

Vorkommen: Kalkalpen, südliches Mitteleuropa bis zu den Karpaten, häufige Zierpflanze in Gärten.

Beschreibung: Mehrjährige, bis 30 cm hohe Staudenpflanze.

Blätter: Grundständig, langstielig, fußförmig; die 5–9 Teilblätter sind lanzettförmig mit gesägtem Rand.

Blüten: Endständig auf langem Stiel; die 5 großen Blütenblätter sind weiß, die Staubblätter gelb.

Früchte: Vielsamige Balgfrüchte.

Blütezeit: (Dezember) Januar–April.

Inhaltsstoffe: Herzwirksame Steroidsaponine, z. B. Helleborin.

Symptome: Schleimhautentzündungen, Übelkeit, Durchfall, weite Pupillen, Atemnot, Atemlähmung, Durst, Herzrhythmusstörungen, Herzstillstand.

Faulbaum (*Rhamnus frangula*) ☠☠
Familie Kreuzdorngewächse (Rhamnaceae)

Vorkommen: In Laubwäldern und Auwäldern der nördlichen Halbkugel; in Parkanlagen angepflanzt.

Beschreibung: Bis 4 m hoher Baum; seine Rinde hat hellgraue Korkwarzen.

Blätter: Eiförmig-elliptisch, ganzrandig.

Blüten: Die Blüten stehen in achselständigen Trugdolden. Die 5 kleinen Kronblätter sind grünlich weiß.

Früchte: Beerenähnliche, erbsengroße, erst rote, dann schwarze Steinfrüchte.

Blütezeit: Mai–Juli.

Inhaltsstoffe: Anthrachinone; Glucofrangulin, Frangulin A und B.

Symptome: Faulbaumrinde ist Bestandteil von Abführmitteln; bei Überdosierung Brechdurchfälle und Nierenreizung.

➔ **Kinder erkrankten nach dem Genuss von Früchten!**

Purgier-Kreuzdorn (*Rhamnus cathartica*) ☠☠
Familie Kreuzdorngewächse (Rhamnaceae)

Vorkommen: Wild wachsend in Wäldern und Feldgehölzen; in Europa und Asien sowie angepflanzt in Parkanlagen.

Beschreibung: Bis 6 m hoher Baum oder Strauch, dessen Zweige oft in Dornen enden.

Blätter: Stumpf oder spitz elliptisch, Rand fein gesägt, gegenständig.

Blüten: Die 4 unscheinbaren Blütenblätter sind gelbgrün, angenehm riechend, stehen in kleinen Trugdolden.

Früchte: Beerenähnliche, erst grüne, dann schwarze Steinfrüchte.

Blütezeit: Mai–Juni.

Inhaltsstoffe: Anthrachinonderivate.

Symptome: Übelkeit, Erbrechen, Durchfall, Nierenschädigung – ähnlich wie beim Faulbaum.

➔ **Kinder sind durch den Genuss der Früchte gefährdet!**

Rosskastanie (*Aesculus hippocastanum*) ☠
Familie Seifenbaumgewächse (Sapindaceae)

Vorkommen: Südosteuropa, Westasien; bei uns angepflanzt und verwildert.

Beschreibung: Großer sommergrüner Baum mit dicht belaubter Krone.

Blätter: Fünf- bis siebenfach gefingert, Teilblätter verkehrt eiförmig.

Blüten: Kronblätter sind weiß mit gelben bis roten Flecken; Staubblätter stehen weit vor; Blüten stehen in aufrechten »Kerzen«.

Früchte: Stachelige Kapselfrüchte mit bis taubeneigroßen, braunen Samen.

Blütezeit: April–Mai.

Inhaltsstoffe: Aescin (Gemisch von Triterpensaponinen) sowie Flavinoid- und Cumarin-Glycoside.

Symptome: Magen-Darm-Reizung.

Wissenswertes: Ein Aescin-Präparat kann bei Venenentzündung gegeben werden.

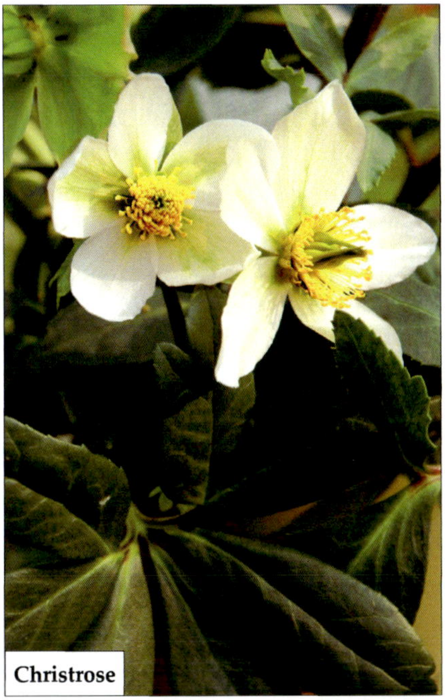
Christrose

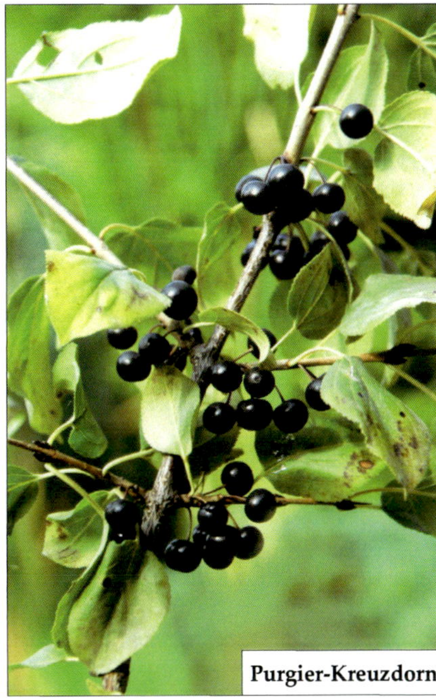
Purgier-Kreuzdorn

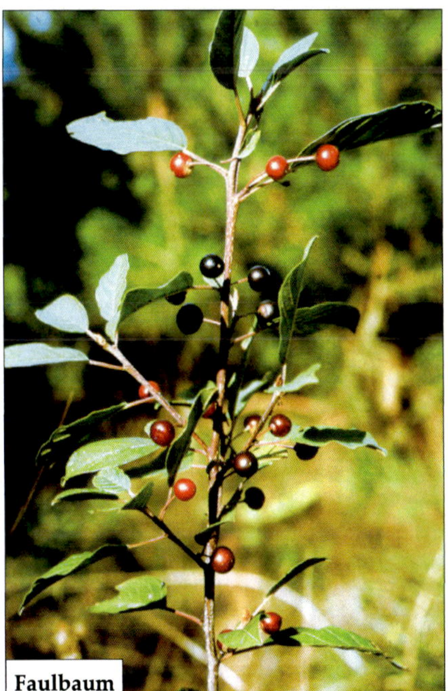
Faulbaum

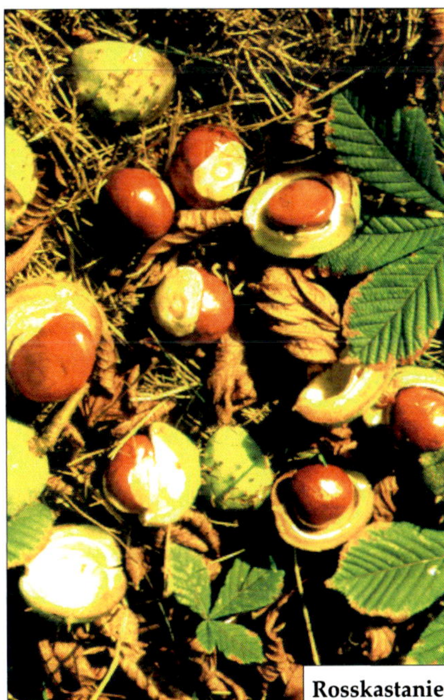
Rosskastanie

Paprika, Spanischer Pfeffer (*Capsicum annuum*) ☠
Familie Nachtschattengewächse (Solanaceae)

Vorkommen: Aus Südamerika eingeführte Kulturpflanze.

Beschreibung: Einjähriges, etwa 1 m hohes Kraut mit aufrechtem Stängel.

Blätter: Elliptisch bis eiförmig, mit spitzem Ende.

Blüten: Weißlich fünf- bis siebenzählig.

Früchte: Etwa 10 cm große, längliche oder gedrungene kegelförmige, fleischige Kapsel, deren Farbe je nach Sorte rot oder gelb ist.

Blütezeit: Juni–September.

Inhaltsstoffe: Capsaicin (die Gemüsesorten enthalten kaum davon).

Symptome: Als Gewürz scharfer Geschmack, Anregung der Magensaftsekretion; zu viel kann zur Entzündung der Magenschleimhaut sowie zur Schädigung von Leber und Niere führen.

Tiger-Aloe (*Aloe variegata*) und Echte Aloe (*Aloe vera*) ☠☠☠
Familie Grasbaumgewächse (Xanthorrhoeaceae)

Vorkommen: Aus Südafrika eingeführte Zimmerpflanze.

Beschreibung: Bis 30 cm hohe, sukkulente Staude.

Blätter: Lanzettlich, derb, bei der Tiger-Aloe mit weißlichen Streifen und hellem Rand.

Blüten: Große, aus 6 Blütenblättern bestehende weiße Glocken, in einfacher, aufrechter, großer Traube stehend.

Früchte: Dreiteilige Kapseln.

Blütezeit: April–Mai.

Inhaltsstoffe: Alle Aloe-Arten enthalten Aloine, wie Barbaloin und Isobarbaloin, außerdem Anthrachinone und Emodin.

Symptome: Starke Magen-Darm-Reizung (auch als Abführmittel eingesetzt); bei Überdosierung Bluten von Darm und Uterus; zu hohe Dosen sind tödlich.

➔ 10 g des eingetrockneten Milchsafts führen zu Nierenschädigung und tödlicher Gastroenteritis!

Wandelröschen (*Lantana camara und Hybriden*) ☠☠
Familie Eisenkrautgewächse (Verbenaceae)

Vorkommen: Heimisch im tropischen Südamerika, bei uns als Zimmerpflanze.

Beschreibung: Ausdauernder Strauch.

Blätter: Länglich oval, spitz, Oberfläche runzelig, Rand gesägt, gegenständig.

Blüten: In endständigen Dolden; die Blüten sind fünfspaltige Röhren, die ihre Farbe von Weiß oder Gelb nach Lila oder Rot ändern (Name).

Früchte: Ähneln einer Brombeere.

Blütezeit: Juni–September.

Inhaltsstoffe: Triterpensäureester, Lantaden A, Lantaden B, Icterogenin, Sesquiterpene und Triterpene.

Symptome: Weite Pupillen, Leberschäden, Photodermatosen.

➔ Gefahr für Kinder wegen der Möglichkeit einer Verwechslung mit Brombeeren!

Gewöhnliche Haselwurz (*Asarum europaeum*) ☠☠☠
Familie Osterluzeigewächse (Aristolochiaceae)

Vorkommen: Laubwälder, vorwiegend in Mittelgebirgen in Europa und Westasien. Beschreibung: Immergrünes, mehrjähriges, meist kriechendes Kraut mit pfefferartigem Geschmack.

Blätter: Langstielig, nierenförmig, lederartig und behaart.

Blüten: Blüten sind zwitterig; Krone und Kelch sind durch eine glockenförmige Hülle mit 3 zurückgeschlagenen Zipfeln ersetzt; sie strömt einen unangenehmen Geruch aus.

Früchte: Sechsfächrige Kapseln.

Blütezeit: März–April.

Inhaltsstoffe: Ein flüchtiges ätherisches Öl, enthält Asaron, α-Agarofuran (Selinan-Derivat).

Symptome: Brennen im Mund, Erbrechen, Leibschmerzen, Durchfall, u. U. Tod durch Atemlähmung.

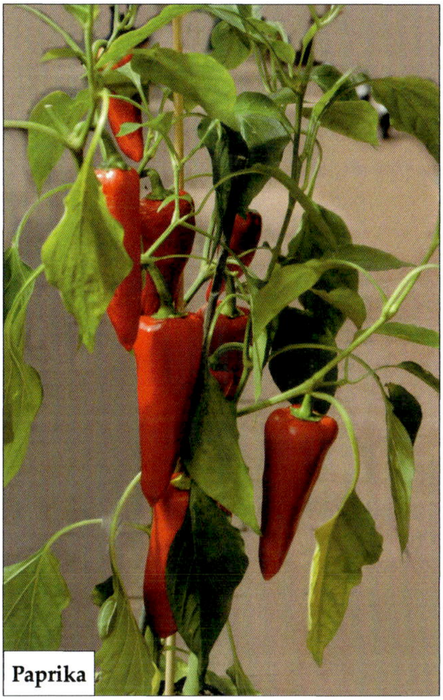
Paprika

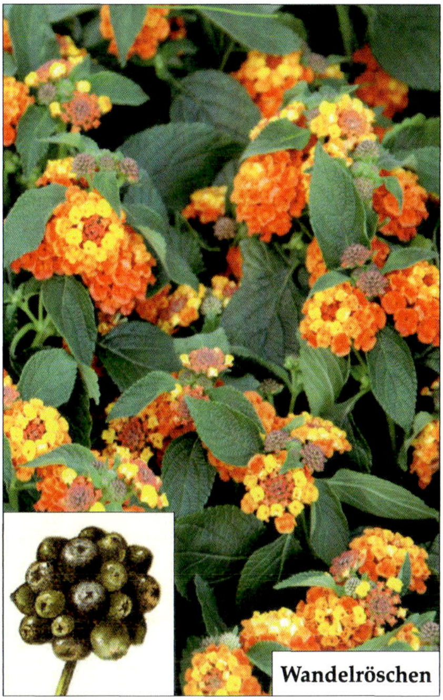
Wandelröschen

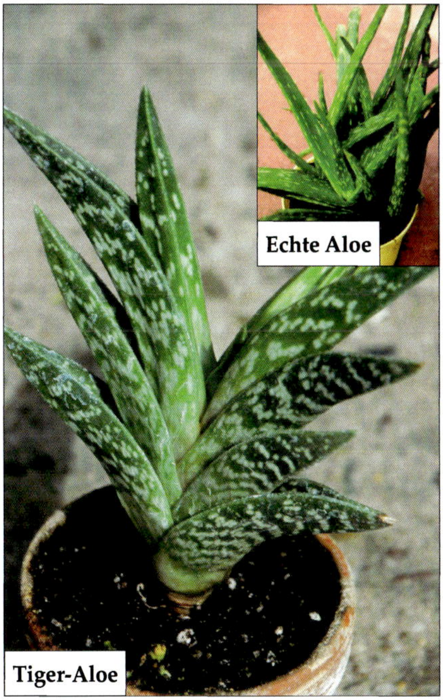
Tiger-Aloe

Echte Aloe

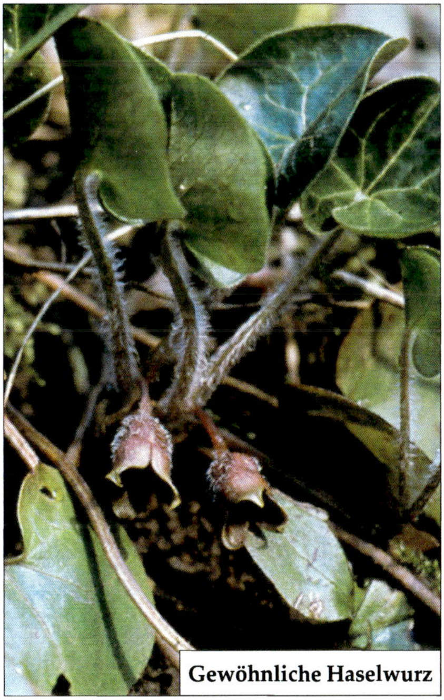
Gewöhnliche Haselwurz

Rainfarn (*Tanacetum vulgare*) ☠☠☠
Familie Korbblütengewächse (Asteraceae)

Vorkommen: Wegränder, Brachen usw., in ganz Europa und Asien.

Beschreibung: Mehrjährige Pflanze mit etwa 1m hohem, kantigem Stängel.

Blätter: Farnähnlich doppelt gefiedert, bis 25 cm lang, fein drüsig punktiert.

Blüten: Die 1 cm breiten Blütenkörbchen bestehen nur aus gelben Röhrenblüten; die Körbchen stehen in großen Doldentrauben; Geruch aromatisch.

Früchte: 1,5 mm lang, mit Flugorgan.

Blütezeit: Juli–September.

Inhaltsstoffe: Ätherische Öle mit Thujon, und Sesquiterpenlactone wie z. B. Tanacetin.

Symptome: Magen-Darm-Entzündungen, Krämpfe, Sehstörungen, Leber- und Nierenschäden, Herzrhythmusstörungen, Tod durch Herz- oder Atemstillstand.
Wissenswertes: Früher wurde ein Extrakt als Wurmmittel verwendet.

Gemeiner Schneeball (*Viburnum opulus*) ☠☠
Familie Geißblattgewächse (Caprifoliaceae)

Vorkommen: Gebüsche, Laubwälder, Grünanlagen und Gärten in Europa und dem westlichen Asien.

Beschreibung: Bis 4 m hoher Strauch.

Blätter: Dreilappig, selten fünflappig, grob gezähnt, unten flaumig behaart.

Blüten: Die fünflappigen Blüten sind weiß; sie stehen in Trugdolden; im Zentrum sind sie unscheinbar und zwitterig, am Rand auffällig und steril.

Früchte: Erbsengroße rote Steinbeeren.

Blütezeit: Mai–Juni.

Inhaltsstoffe: Viburnin (harziger Bitterstoff), α- und β-Amyrin, Oxalate und mehrere nicht genau bekannte Glycoside.
Symptome: Übelkeit, Erbrechen und Durchfall. Laut älterer Literatur auch Erregung, Krämpfe, Nierenschäden und Herzrhythmusstörungen.

Gewöhnliche Berberitze, Sauerdorn (*Berberis vulgaris*) ☠
Familie Sauerdorngewächse (Berberidaceae)

Vorkommen: Gemäßigte Zone Europas; Waldränder, Feldgehölze; als Hecken oder in Grünanlagen angepflanzt.

Beschreibung: Bis 2 m hoher Strauch mit dornigen Zweigen.

Blätter: 2–4 cm lang, länglich elliptisch.

Blüten: Stehen in Trauben; die Blüte besteht aus 6 rundlichen gelben Kronblättern und 6 Staubblättern mit Schlagmechanismus zur Bestäubung.

Früchte: Längliche, feste, rote Beeren.

Blütezeit: Mai–Juni.

Inhaltsstoffe: Alle vegetativen Teile enthalten Berberin, Oxyacanthin, Magnoflorin, Berberrubin und andere Alkaloide. Die Beeren sind ungiftig.

Symptome: Bei Missbrauch der Droge »Cortex Berberidis« treten Übelkeit, Erbrechen, Durchfall, Nierenreizung auf.

Wolliger Schneeball (*Viburnum lantana*) ☠☠
Familie Geißblattgewächse (Caprifoliaceae)

Vorkommen: Wälder und Gebüsche in Mitteleuropa, auch in Grünanlagen.

Beschreibung: 1,5–3 m hoher Strauch.

Blätter: Spitz eiförmig mit gezähnt-gesägtem Rand, runzelig; Unterseite und Stiel graufilzig behaart.

Blüten: Fünfteilig, weiß, in Trugdolden, zwitterig; Geruch angenehm.

Früchte: In aufrechter Trugdolde stehen eiförmige, rote Steinbeeren, die später schwarz werden. Oft stehen rote und schwarze Beeren zusammen.

Blütezeit: April–Juni.

Inhaltsstoffe: Phenylglycoside, Cumarine, Diterpene; toxisches Prinzip noch unbekannt.

Symptome: Siehe Gemeiner Schneeball.

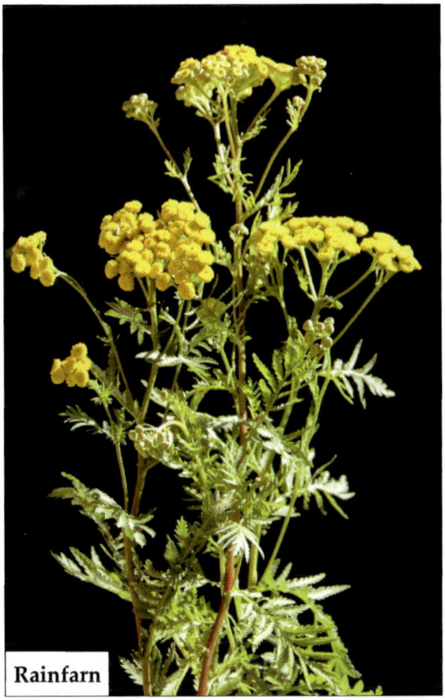

Rainfarn

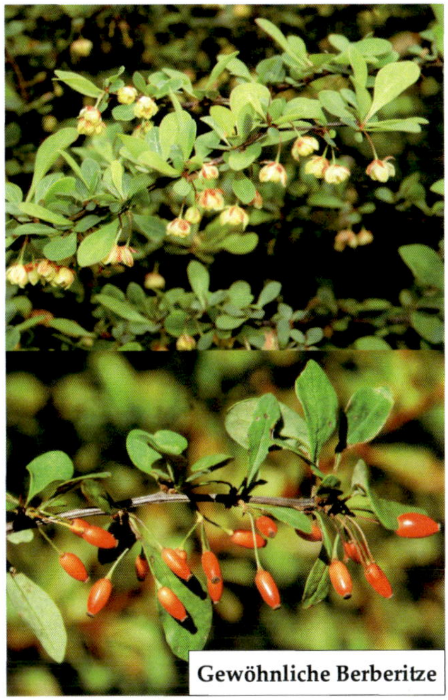

Gewöhnliche Berberitze

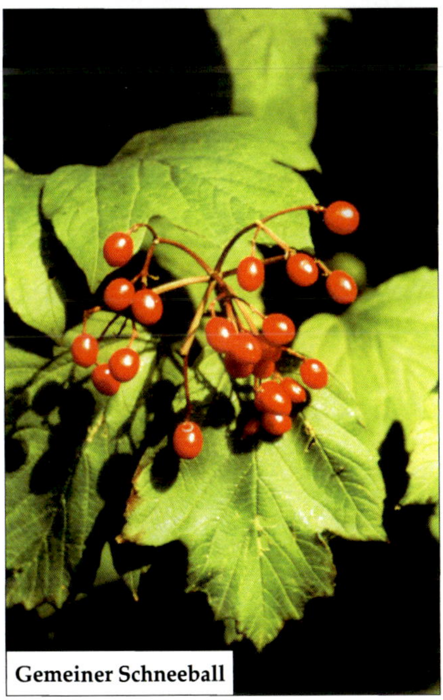

Gemeiner Schneeball

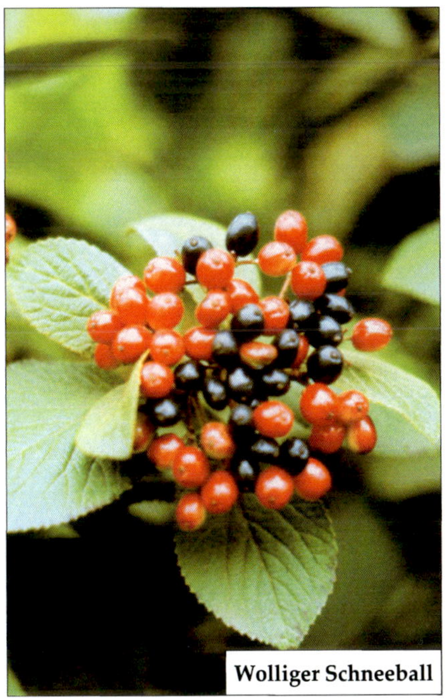

Wolliger Schneeball

Gemeine Heckenkirsche (*Lonicera xylosteum*) ☠☠☠
Familie Geißblattgewächse (Caprifoliaceae)

Vorkommen: An Waldrändern sowie in Grünanlagen in Europa, Nordasien und den Mittelmeerländern.

Beschreibung: Bis 2 m hoher, reich verzweigter Strauch.

Blätter: Elliptisch bis länglich eiförmig, ganzrandig; Stiel kurz und weich behaart.

Blüten: Zu zweit in Blattachseln, gelblich weiß, röhrenförmig mit 2 Lippen.

Früchte: Erbsengroße, scharlachrote Beeren stehen zu zweit in Blattachseln.

Blütezeit: Mai–Juni.

Inhaltsstoffe: Saponine, Blausäureglycoside und noch unbekannte Stoffe.

Symptome: Übelkeit, blutige Durchfälle, weite Pupillen, rotes Gesicht, Erregung, Krämpfe, Herzrhythmusstörungen, Nierenschädigung, Atemlähmung.

Wissenswertes: Seltener als die Gemeine Heckenkirsche, aber ähnlich in der Wirkung ist die Schwarze Heckenkirsche (Lonicera nigra); siehe kleines Foto.

➔ **Über 3 Beeren sind für Kinder gefährlich!**

Wacholder (*Juniperus communis*) ☠☠
Familie Zypressengewächse (Cupressaceae)

Vorkommen: Europa, Nordasien und Nordafrika. Auf Heiden, sonnigen Hängen oder in Gärten angepflanzt.

Beschreibung: Immergrüner Nadelstrauch.

Blätter: 10–15 mm lange, stechende, bläulich-grüne Nadeln.

Blüten: ♂ Blüten klein, kätzchenartig, ♀ knospenförmig.

Früchte: Beerenartige, kugelige Zapfen.

Blütezeit: April–Mai.

Inhaltsstoffe: Ätherische Öle, α-Pinen, Terpineol, Sabinen, Myrcen u. a.

Symptome: Als Küchengewürz unbedenklich. Bei Überdosierung von »Fructus juniperi« (pharmazeutische Bezeichnung für die Wacholderbeeren) Nierenschäden, Veilchengeruch des Harns, Herzschlag und Atmung beschleunigt, Krämpfe.

Großes Geißblatt, Gartengeißblatt (*Lonicera caprifolium*) ☠☠☠
Familie Geißblattgewächse (Caprifoliaceae)

Vorkommen: Warme, kalkreiche Orte in ganz Europa; in Gärten und Grünanlagen.

Beschreibung: 4 m hoher Kletterstrauch.

Blätter: Gegenständig, kurz gestielt bis stängelumfassend, eiförmig-elliptisch, unter der Blüte als runde Scheibe.

Blüten: Auffällig, wohlriechend, weißliche bis gelbliche, oft ins Rötliche überlaufende Röhre mit 2 Lippen an der Öffnung.

Früchte: Bis zu 6 rote Beeren stehen dicht zusammen auf einem Blattpaar.

Blütezeit: Mai–Juni.

Inhaltsstoffe und Symptome: Siehe Gemeine Heckenkirsche.

➔ **Über 3 Beeren sind für Kinder gefährlich!**

Abendländischer Lebensbaum (*Thuja occidentalis*) ☠☠☠
Familie Zypressengewächse (Cupressaceae)

Vorkommen: Heimat Nordamerika. Ziergehölz in Grünanlagen.

Beschreibung: Immergrüner, bis 10 m hoher mehrstämmiger Baum (Strauch).

Blätter: Zweige oben dunkel und unten hellgrün, sind mit schuppenartigen, aromatisch duftenden Nadeln besetzt.

Blüten: Die ♀ Blüten sind kugelig und bilden kleine, nickende Zapfen.

Früchte: Braune Zapfen.

Blütezeit: April–Mai.

Inhaltsstoffe: Vorwiegend Thujon (ein ätherisches Öl, bicyclisches Monoterpen).

Symptome: Bei Missbrauch von »Summitates Thujae« (die pharmazeutisch genutzten Thujatriebspitzen) kommt es zu Übelkeit, Blutungen, Krämpfen, Durchfall, Ödemen, Leber- und Nierenschäden und schließlich zu zentralen Lähmungen.

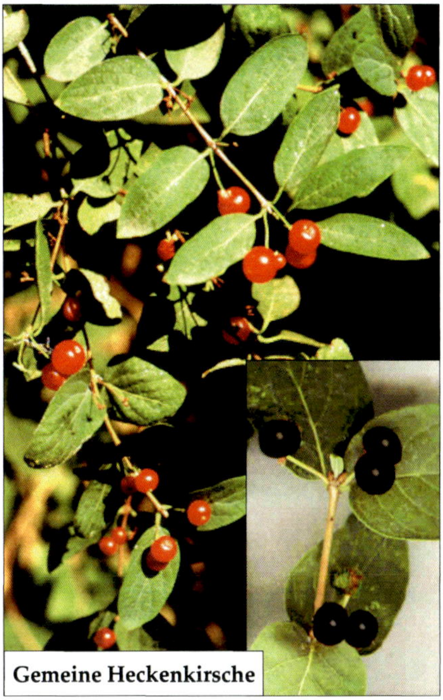

Gemeine Heckenkirsche

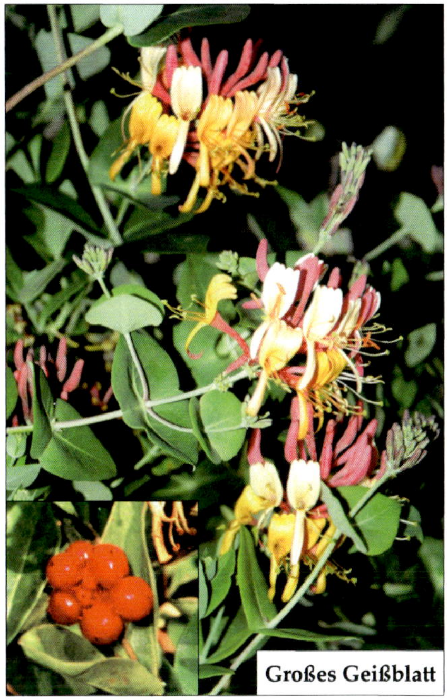

Großes Geißblatt

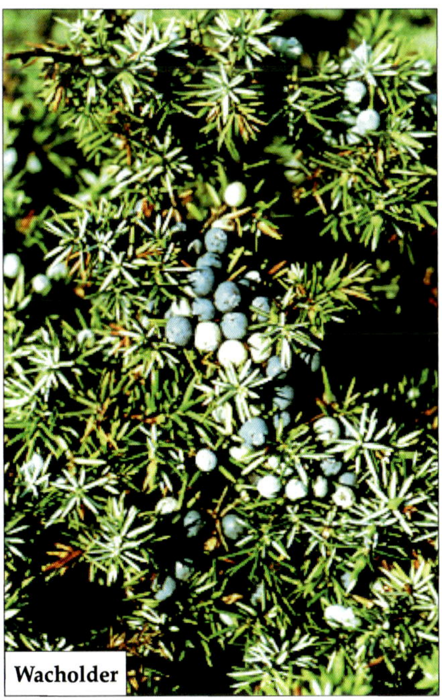

Wacholder

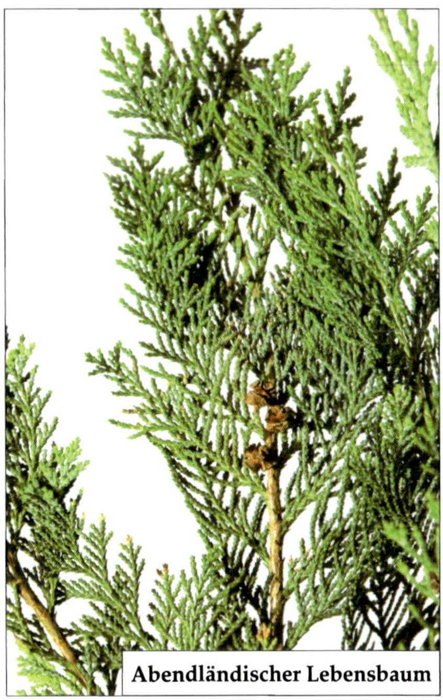

Abendländischer Lebensbaum

Sadebaum, Gift-Wacholder (*Juniperus sabina*) ☠☠☠
Familie Zypressengewächse (Cupressaceae)

Vorkommen: Europa und Asien; in Europa als Wildpflanze in den Alpen, sonst nur in Grünanlagen.

Beschreibung: Immergrüner Strauch (selten Baum).

Blätter: Nadeln sind dachziegelartig liegende Schuppen.

Blüten: Die ♂ Blüten sind eiförmig und gelb, die ♀ sind unscheinbar und grün.

Früchte: Erbsengroße Beerenzapfen.

Blütezeit: April–Mai.

Inhaltsstoffe: Ätherische Öle, enthalten u. a. Sabinen, Sabinylacetat und Thujon, sowie Bitterstoffe.

Symptome: Bei Missbrauch der Droge »Herba Sabinae« (z. B. als Abtreibungsmittel) kommt es zu Übelkeit, Erregung, Krämpfen, Herzrhythmusstörungen, Atemlähmung, Gebärmutterkrämpfen und blutigem Urin; außerdem bleibende Schädigung der Nieren.

Gottes-Gnadenkraut (*Gratiola officinalis*) ☠☠☠
Familie Wegerichgewächse (Plantaginaceae)

Vorkommen: Sumpfwiesen und Uferzonen der nördlichen Halbkugel.

Beschreibung: Bis zu 30 cm hohe Pflanze mit aufrechtem, vierkantigen Stängel und kriechendem Wurzelstock.

Blätter: Lanzettlich mit gezähntem Rand, kreuzständig stehend.

Blüten: Fünfspaltig, trichterförmig, weiß, geadert, kurz gestielt in den Blattachseln stehend.

Früchte: Vierklappige, spitze Kapseln.

Blütezeit: Juni–August.

Inhaltsstoffe: Gratiogenin (ein Triterpen), Gratiosid, Gratiotoxin, Cucurbitacine.

Symptome: Übelkeit, Erbrechen, Koliken, blutige Durchfälle, Nierenreizung, Herzwirkung ähnlich wie bei Digitalis, Atemlähmung (zentralnervös erst erregend, dann lähmend), Farbsehen gestört, lokal reizend.

Wissenswertes: Wird homöopathisch bei Magen-Darm-Entzündung angewendet.

Einbeere (*Paris quadrifolia*) ☠☠
Familie Germergewächse (Melanthiaceae)

Vorkommen: Feuchte Laubwälder und Auwälder in Europa und Kleinasien.
Beschreibung: Kraut mit aufrechtem Stängel und ausdauerndem Wurzelstock.

Blätter: Die 4 eiförmigen Blätter sind quirlständig.

Blüten: Unscheinbar, besteht aus 2 x 4 lanzettlichen, grünlichen Blütenblättern.

Früchte: Eine kirschgroße schwarze Beere über den 4 Blättern.

Blütezeit: Mai–Juni.

Inhaltsstoffe: Saponine wie Paridin und Paristyphin.

Symptome: Übelkeit, schmerzhafte Durchfälle und Blasenentleerungen; nach Aufnahme größerer Mengen auch Schädigung der Nieren und des zentralen Nervensystems.

➔ Die Beeren sind für Kinder gefährlich!

Zypressen-Wolfsmilch (Euphorbia cyparissias) ☠☠☠
Familie Wolfsmilchgewächse (Euphoriaceae)

Vorkommen: Europa und Asien; Äcker, trockene Wiesen, Wege, Ödland usw.

Beschreibung: Mehrjährige Pflanze mit weißem Milchsaft.

Blätter: Schmal, linealisch, dicht wechselständig stehend.

Blüten: Stehen in Trugdolden. Blüten sind auf einen Fruchtknoten bzw. auf ein Staubblatt reduziert und zu »Cyathien« vereinigt. Als Schauorgan dienen grünlich-gelbe Hüllblätter.

Früchte: Dreifächrige, kugelige Kapseln.

Blütezeit: April–Mai.

Inhaltsstoffe: Phorbolester u. a. Stoffe.

Symptome: Blutige Durchfälle, weite Pupillen, Herzrhythmusstörungen, Delirium, Nierenentzündung, u. U. Tod nach Tagen.

➔ Der Saft ist stark ätzend und kann zur Erblindung führen – er darf nicht in die Augen gelangen!

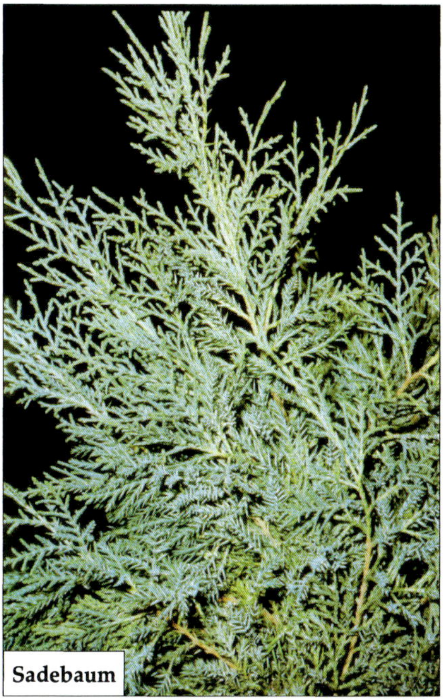
Sadebaum

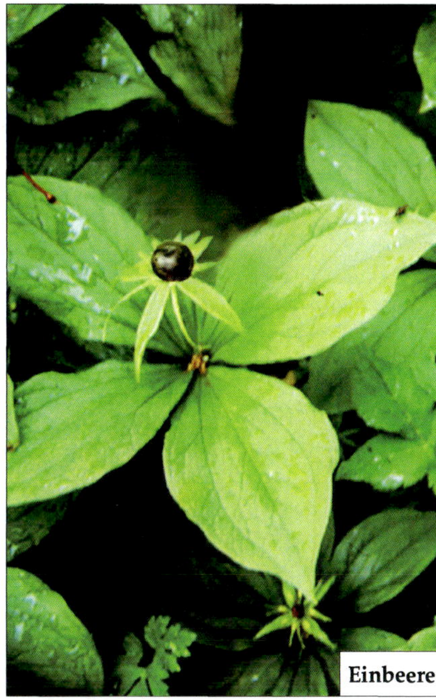
Einbeere

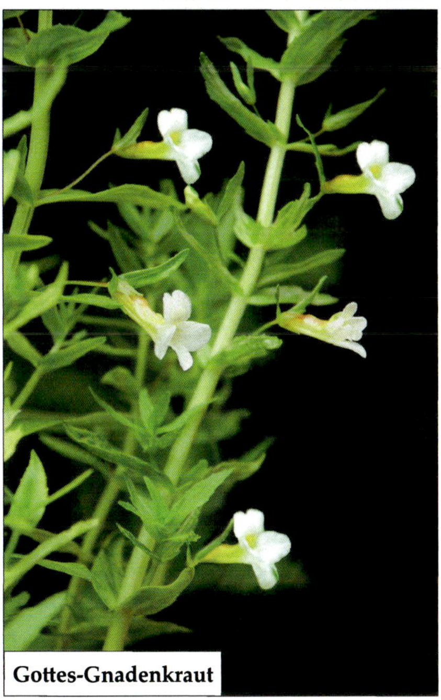
Gottes-Gnadenkraut

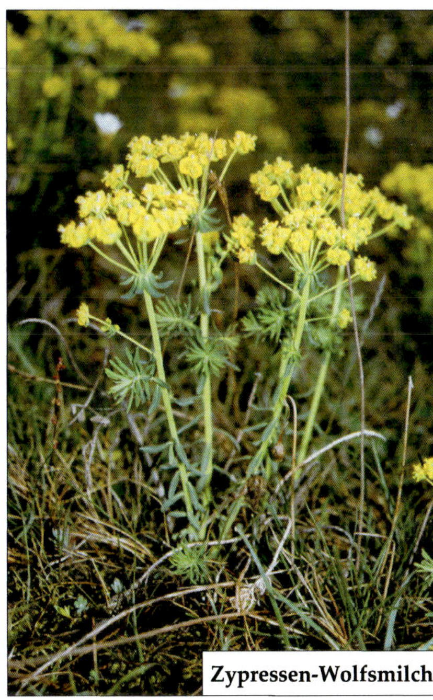
Zypressen-Wolfsmilch

Garten-Wolfsmilch (*Euphorbia peplus*) ☠☠☠
Familie Wolfsmilchgewächse (Euphoriaceae)

Vorkommen: Äcker, Gärten, Brachland der ganzen nördlichen Halbkugel.

Beschreibung: Einjährige, bis 30 cm hohe Pflanze mit weißem Milchsaft.

Blätter: Blätter sind eiförmig mit kurzem Stiel, und wechselständig angeordnet.

Blüten: Stehen in Trugdolden; die ♀ Blüten sind bis auf einen überhängenden Fruchtknoten reduziert, die ♂ bis auf ein einziges Staubblatt; alle sind von einem Hüllkelch zu einem »Cyathium« zusammengefasst. Unterhalb der Trugdolden stehen eiförmige Hüllblätter.

Früchte: Dreifächrige Kapseln.

Blütezeit: Juli–Oktober.

Inhaltsstoffe: Phorbolester (bzw. Diterpenester), noch unbekannte Stoffe.

Symptome: Blutige Durchfälle, weite Pupillen, Herzrhythmusstörungen, Schwindel, Delirium, Nierenentzündung, Bewusstlosigkeit; u. U. kann der Tod 3 Tage nach Giftaufnahme eintreten!

➔ Der Saft ist stark ätzend und kann zur Erblindung führen – er darf nicht in die Augen gelangen!

Weihnachtstern (*Euphorbia pulcherrima*) ☠☠☠
Familie Wolfsmilchgewächse (Euphoriaceae)

Vorkommen: Die Heimat ist Zentralamerika, bei uns Zimmerpflanze.

Beschreibung: Mehrjähriger Strauch.

Blätter: Breit lanzettlich mit Spitze, wechselständig, Rand gebuchtet.

Blüten: Stark reduzierte Blüten als »Cyathien« in Trugdolden über mehreren, auffälligen, roten Hochblättern.

Blütezeit: Bei uns Dezember–Januar.

Inhaltsstoffe: Noch nicht genau bekannt: Diterpenester, Ester von b-Amyrin und Germanicol?

Symptome: Erbrechen, Durchfall, getrübtes Bewusstsein.

➔ Der Saft ist stark ätzend und kann zur Erblindung führen – er darf nicht in die Augen gelangen!

Sonnen-Wolfsmilch, Sonnwend-Wolfsmilch (*Euphorbia helioscopia*) ☠☠☠
Familie Wolfsmilchgewächse (Euphoriaceae)

Vorkommen: Äcker, Gärten, Wegränder usw. in Europa und Westasien.

Beschreibung: Einjährige, bis 30 cm hohe Pflanze mit weißem Milchsaft.

Blätter: Verkehrt eiförmig bis keilförmig, Rand vorn gesägt.

Blüten, Früchte: Wie Garten-Wolfsmilch.

Blütezeit: Juni–September.

Inhaltsstoffe: Siehe Garten-Wolfsmilch.

Symptome: Siehe Garten-Wolfsmilch.

➔ Der Saft ist stark ätzend und kann zur Erblindung führen – er darf nicht in die Augen gelangen!

Sumpf-Wolfsmilch (*Euphorbia palustris*) ☠☠☠
Familie Wolfsmilchgewächse (Euphoriaceae)

Vorkommen: Europa und Asien bis zum Altaigebirge. Feuchte Standorte, Uferzonen, Sumpfwiesen, auch als Zierpflanze in Gärten.

Beschreibung: Etwa 1,5 m hohe, aufrecht wachsende, mehrjährige Sumpfpflanze.

Blätter: Eiförmig, bis 8 cm lang, dicht stehend.

Blüten: Stehen in Trugdolden. Blüten sind auf einen Fruchtknoten bzw. auf ein Staubblatt reduziert und zu »Cyathien« vereinigt. Als Schauorgan dienen grünlich-gelbe Hüllblätter.

Früchte: Warzige, kugelige Kapseln.

Blütezeit: April–Mai.

Inhaltsstoffe: 20-Desoxyingenol-Ester.

Symptome: Siehe Zypressen-Wolfsmilch, S. 108.

➔ Der Saft ist stark ätzend und kann zur Erblindung führen – er darf nicht in die Augen gelangen!

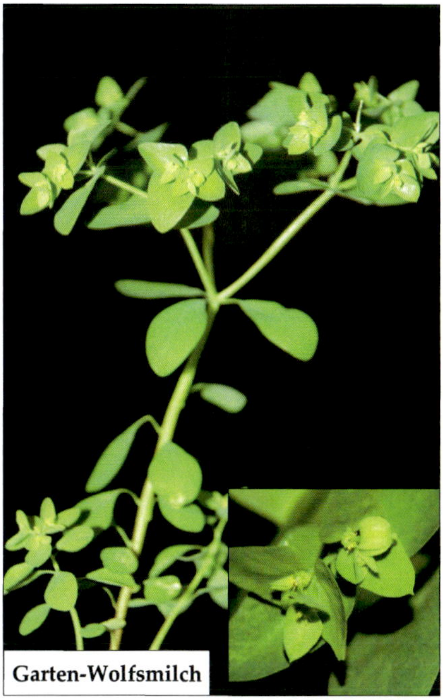

Garten-Wolfsmilch

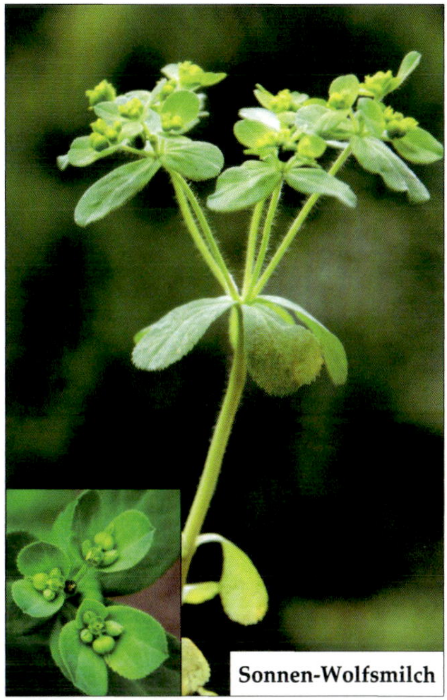

Sonnen-Wolfsmilch

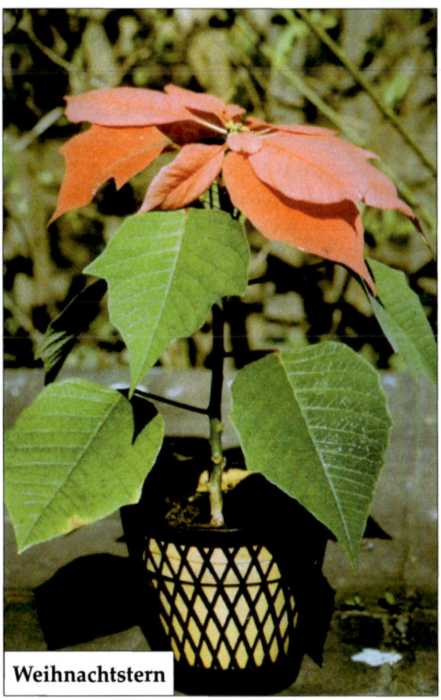

Weihnachtstern

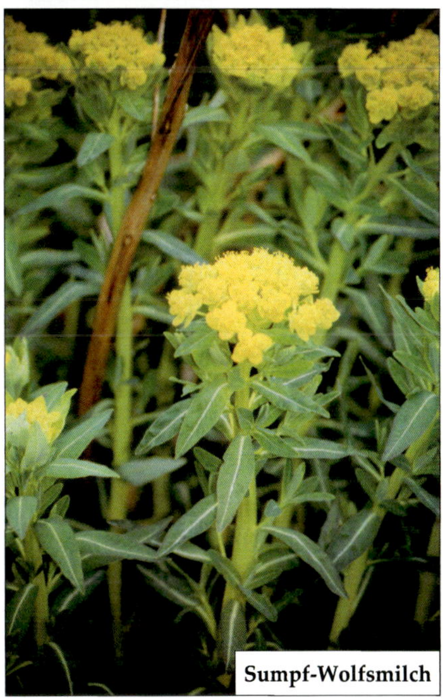

Sumpf-Wolfsmilch

Korallenranke (*Euphorbia fulgens*) ☠☠ Familie Wolfsmilchgewächse (Euphoriaceae)

Vorkommen: Aus Mexiko stammende Zimmerpflanze.

Beschreibung: Immergrüner Strauch mit gebogenen Zweigen.

Blätter: Lanzettlich und wechselständig.

Blüten: Scheinblüten: 5 orangerote Hochblätter umgeben einen Blütenstand, der aus Blüten besteht, die bis auf Fruchtknoten und Narbe bzw. die Staubblätter reduziert sind.

Blütezeit: November–Januar.

Inhaltsstoffe: Noch nicht genau bekannt: Diterpenester, Ester von b-Amyrin und Germanicol?

Symptome: Erbrechen, Durchfall, getrübtes Bewusstsein, Pollenallergie möglich. Der Saft wirkt lokal reizend.

Schöllkraut (*Chelidonium majus*) ☠☠ Familie Mohngewächse (Papaveraceae)

Vorkommen: Gebüsche, Wegränder, Ödland usw. in Europa, Asien sowie im atlantischen Nordamerika.

Beschreibung: Mehrjährige, 80 cm hohe Pflanze mit gelbem Milchsaft.

Blätter: Unpaarig fiederteilig, Teilblätter am Rand rundlich-buchtig gekerbt.

Blüten: In endständigen, wenigblütigen Dolden. Die 4 Blütenblätter und die zahlreichen Staubblätter sind gelb.

Früchte: Zusammengedrückte Kapseln.

Blütezeit: Mai–September.

Inhaltsstoffe: Alkaloidgemisch aus Chelidonin, Chelerythrin und Sanguinarin.

Symptome: Reizung des Magen-Darm-Trakts, blutiger Stuhl, Erschlaffung der glatten Muskulatur; wie bei Papaverin (siehe Schlafmohn, S. 38) – Folgen: langsamer Puls, Blutdruckabfall, Harndrang, Schock, Kollaps; außerdem zentralnervöse Dämpfung. Der Milchsaft ist reizend und ätzend.

Christusdorn (*Euphorbia milii*) ☠☠☠ Familie Wolfsmilchgewächse (Euphoriaceae)

Vorkommen: Zimmerpflanze, ihre Heimat ist Madagaskar.

Beschreibung: Bis 90 cm hoher Strauch; ältere Zweige tragen scharfe Dornen.

Blätter: Länglich oval und wechselständig; beim Blattwechsel zeigen sich dornige Zweige.

Blüten: Endständig, in Trugdolden stehen Scheinblüten: 2 zinnoberrote Hüllblätter umgeben die bis auf Fruchtknoten oder Staubblätter reduzierten Einzelblüten.

Blütezeit: November–April.

Inhaltsstoffe: Der giftige Milchsaft enthält Triterpene, Diterpenester und Milliamin A bis G.

Symptome: Magen-Darm-Reizung Kopfschmerz, Bewusstseinstrübung, Nierenschädigung, Schock.

Flammendes Herz (*Lamprocapnos spectabilis*, Syn.: *Dicentra spectabilis*) ☠☠☠ Familie Mohngewächse (Papaveraceae)

Vorkommen: Ostasien, bei uns dekorative Gartenpflanze.

Beschreibung: Mehrjährige Staude.

Blätter: Mehrfach dreiteilig, langstielig.

Blüten: Blüten stehen in einseitig-wendiger Traube; von den 4 Blütenblättern sind die zwei äußeren rot und bilden ein Herz, die inneren sind weiß.

Früchte: Vielsamige Kapseln.

Blütezeit: April–Mai.

Inhaltsstoffe: Isochinolinalkaloide, vorwiegend Protopin, Cularin (Wurzel), Sanguinarin, Chelerythrin, auch Bulbocapnin wird vermutet.

Symptome: Magen-Darm-Reizung mit blutigen Brechdurchfällen, auch Dämpfung des Zentralnervensystems und Lähmung sind möglich. Der Pflanzensaft kann lokal reizend wirken!

➔ Es muss verhindert werden, dass Kinder mit dem Milchsaft in Kontakt kommen!

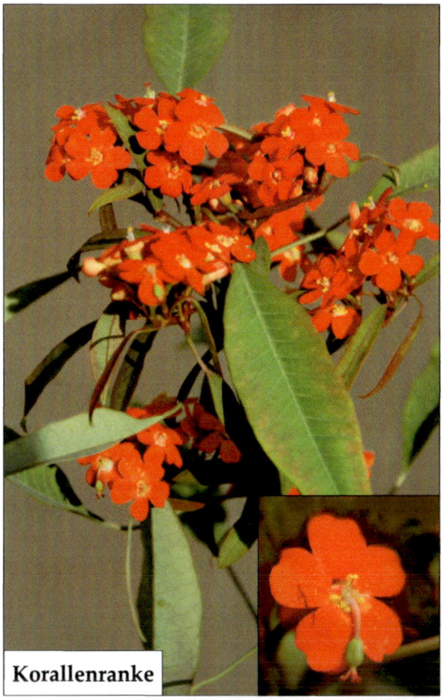

Korallenranke

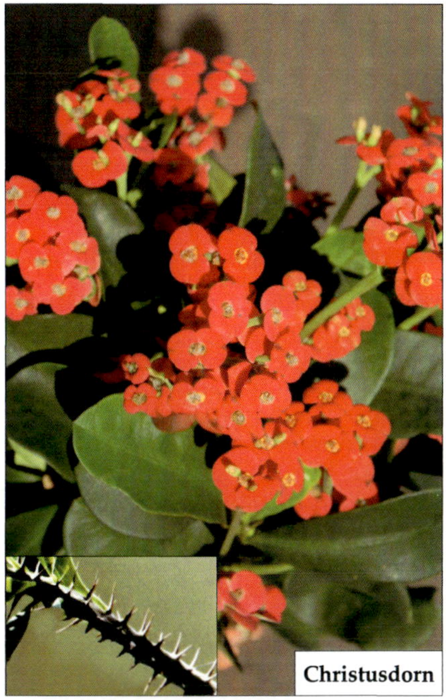

Christusdorn

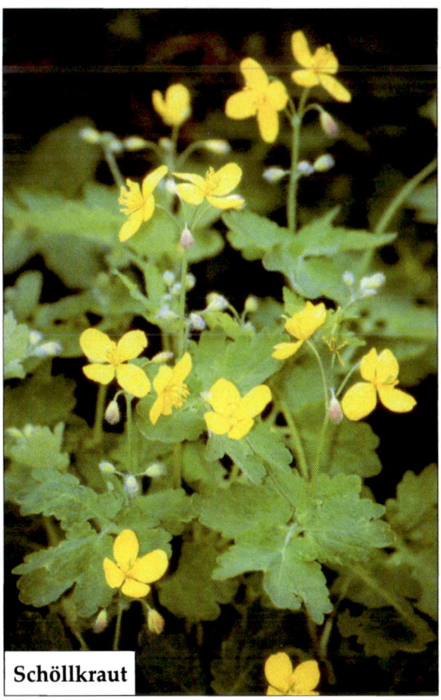

Schöllkraut

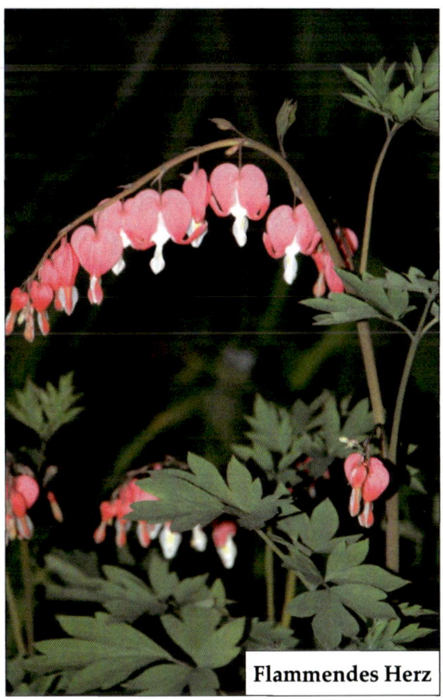

Flammendes Herz

Robinie (*Robinia pseudoacacia*) ☠☠☠
Familie Schmetterlingsblütler
(Fabaceae = Papilionaceae)

Vorkommen: Im südlichen Nordamerika; in Europa angepflanzt und verwildert.

Beschreibung: Bis 20 m hoher, dorniger Baum mit tief längsrissiger Borke.

Blätter: Unpaarig gefiedert mit 9–15 eiförmig-elliptischen Einzelblättern; die Nebenblätter wurden zu Dornen.

Blüten: In hängenden Trauben sitzende weiße, typische »Schmetterlingsblüten« mit »Schiffchen« und »Fahne«.

Früchte: Etwa 10 cm lange, lederartige glatte Hülsen mit vielen braunen Samen.

Blütezeit: Mai–Juni.

Inhaltsstoffe: Giftige Eiweißstoffe aus der Gruppe der Lectine. Wenn diese in den Körper gelangen, greifen sie an spezifischen Zuckergruppen der Glycoproteine an, die entweder Strukturproteine oder Enzyme sein können. Wenn diese durch die Verbindung mit Lectinen verändert werden, können sie ihre normale Funktion nicht mehr ausüben, wodurch es zur Vergiftung kommt. Sehr viele Samen der Schmetterlingsblütler beinhalten solche giftigen Eiweiße, die aber bei den zu unseren Nahrungsmitteln gehörenden Pflanzen wie Erbsen und Bohnen durch das Kochen zerstört werden.

Symptome: Übelkeit, Erbrechen, Durchfall, kolikartige Leibschmerzen und Krämpfe. Durch den Verlust von Wasser und Elektrolyten kommt es zum Kreislaufversagen. Die toxische Dosis liegt zwischen 5 und 30 Samen.

➔ Kinder sind stark gefährdet, wenn sie mit den Samen spielen und diese dabei essen!

Erbsenstrauch (*Caragana arborescens*) (☠)
Familie Schmetterlingsblütler
(Fabaceae = Papilionaceae)

Vorkommen: In Asien heimisch; angeblich von Franzosen aus Sibirien als Zierpflanze nach Europa eingeführt.

Beschreibung: Winterharter, bis maximal 7 m hoher Strauch.

Blätter: Paarig gefiedert mit 8–10 elliptischen Teilblättchen mit kleiner Spitze.

Blüten: Typische »Schmetterlingsblüten« mit »Schiffchen« und »Fahne«. Die gelben Blüten stehen einzeln in den Blattachseln.

Früchte: Etwa 5 mm breite Hülsen, die bei Berührung aufspringen.

Blütezeit: Mai–Juni.

Inhaltsstoffe: Keine gesicherten Angaben.

Symptome: Obwohl die Samen essbar sein sollen, wird vor dem Genuss gewarnt!

Gelber Blasenstrauch
(*Colutea arborescens*) ☠☠☠
Familie Schmetterlingsblütler
(Fabaceae = Papilionaceae)

Vorkommen: Beheimatet im Mittelmeerraum; heute als Zierstrauch in ganz Europa eingebürgert.

Beschreibung: 3 m hoher Strauch.

Blätter: Unpaarig gefiedert, die Einzelblättchen sind verkehrt eiförmig.

Blüten: Gelbe, typische »Schmetterlingsblüten« mit »Schiffchen« und »Fahne«, sie stehen in zwei- bis sechsblütigen Trauben.

Früchte: Blasig aufgetriebene, meist braune Hülsen mit braunschwarzen Samen.

Blütezeit: Juni–August.

Inhaltsstoffe: Toxische Aminosäuren, z. B. Canavanin, und Lectine (siehe Robinie), Cytisin ist strittig.

Symptome: Siehe Robinie.

➔ Vorsicht – die Samen sind gefährlich für Kinder!

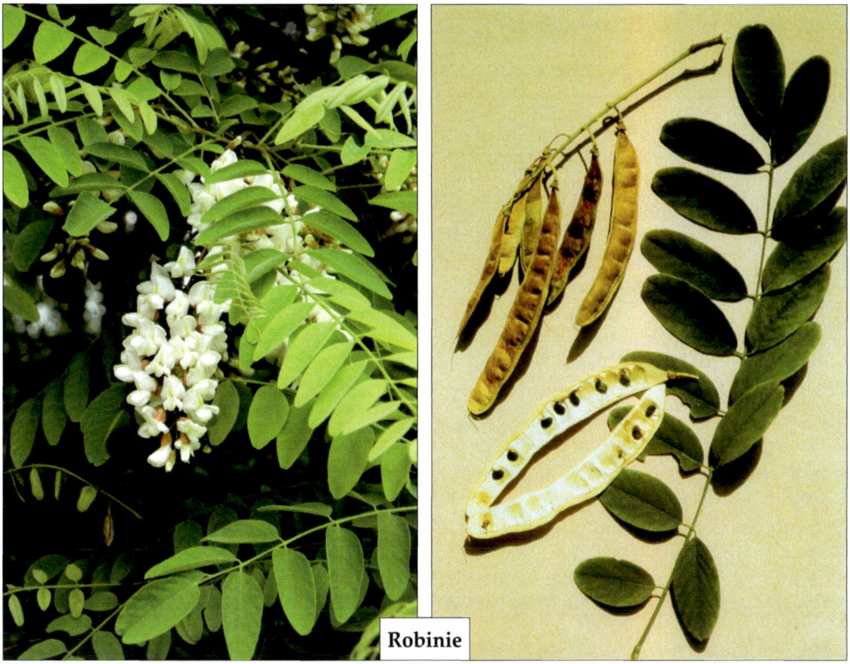

Robinie

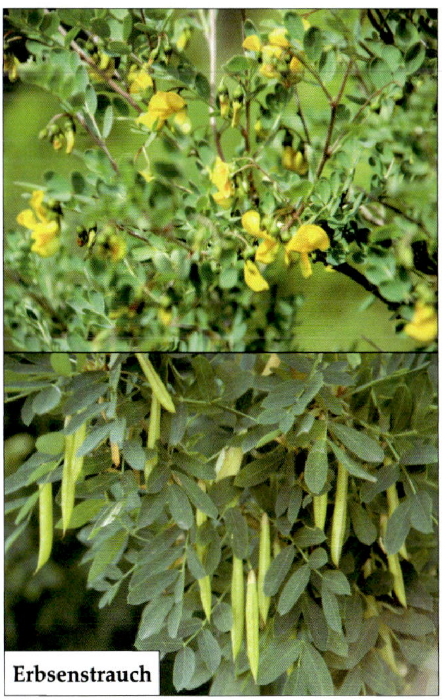

Erbsenstrauch

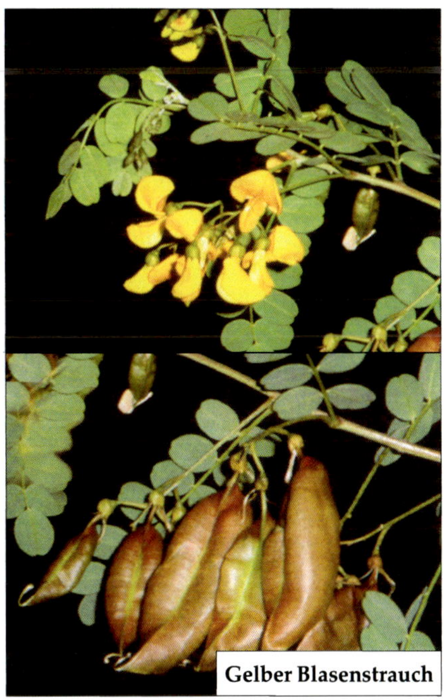

Gelber Blasenstrauch

Feuerbohne (*Phaseolus coccineus*) ☠☠☠
Familie Schmetterlingsblütler (Fabaceae = Papilionaceae)

Vorkommen: Ursprünglich im tropischen Amerika beheimatet, heute als Zier- und Gemüsepflanze in ganz Europa.

Beschreibung: Einjährige, links windende Kletterpflanze.

Blätter: Langstielig, bestehen aus 3 spitz eiförmigen und ganzrandigen Teilblättern.

Blüten: In einer aufrechten Traube stehende »Schmetterlingsblüten«; »Schiffchen« und »Fahne« sind leuchtend scharlachrot.

Früchte: Große, herabhängende Hülsen mit rauer Oberfläche und bunten Samen.

Blütezeit: Juni–September.

Inhaltsstoffe: Hitzelabiles Phasin, wird beim Kochen zerstört.

Symptome: Vergiftung nur beim Verzehr roher Früchte! – dann siehe Robinie, S. 114.

➔ **Kinder sind stark gefährdet, wenn sie mit den Samen spielen und diese dabei essen!**

Gartenbohne (Phaseolus vulgaris) ☠☠☠
Familie Schmetterlingsblütler (Fabaceae = Papilionaceae)

Vorkommen: Ursprünglich im tropischen Amerika beheimatet, heute als Zier- und Gemüsepflanze in ganz Europa.

Beschreibung: Einjährige, links windende oder auch buschig wachsende Pflanze.

Blätter: Langstielig, bestehen aus 3 spitz eiförmigen, ganzrandigen Teilblättern.

Blüten: In einer Traube stehende »Schmetterlingsblüten« mit »Schiffchen« und »Fahne« sind reinweiß.

Früchte: Herabhängende, erst grüne, dann braune Hülsen, Samen sind weiß.

Blütezeit: Juni–September.

Inhaltsstoffe: Phasin – ein hitzelabiles Toxalbumin, das beim Kochen zerstört wird.

Symptome: Vergiftung nur beim Verzehr roher Früchte! – dann siehe Robinie, S. 114.

➔ **Kinder sind stark gefährdet, wenn sie mit den Samen spielen und diese dabei essen!**

Chinesische Glyzine, Chinesischer Blauregen (*Wisteria sinensis*) ☠☠☠
Familie Schmetterlingsblütler (Fabaceae = Papilionaceae)

Vorkommen: Heimat ist China, von dort als Zierstrauch weltweit verbreitet.

Beschreibung: Ausdauernder, dekorativer, kletternder Strauch.

Blätter: Unpaarig gefiedert, die 3–5 Einzelblättchen sind eiförmig.

Blüten: In langen, hängenden Trauben stehen zahlreiche blauviolette, typische »Schmetterlingsblüten«.

Früchte: Samthaarige Hülsen.

Blütezeit: April–Juni.

Inhaltsstoffe: Lectine, Wistarin (dem Cytisin ähnliches Glycosaponin), Allantoinsäure, giftige Harze.

Symptome: Erbrechen, Durchfall, Leibschmerzen, Schlafsucht, Kreislaufversagen.

➔ **Bereits 2 Samen sind für Kinder gefährlich!**

Europäische oder Gemeine Stechpalme (*Ilex aquifolium*) ☠☠☠
Familie Stechpalmengewächse (Aquifoliaceae)

Vorkommen: In Europa, Nordamerika und Japan; als Unterholz in küstennahen Wäldern; als Ziergehölz angepflanzt.

Beschreibung: Immergrüner Baum oder Strauch mit stacheligen Blättern.

Blätter: Länglich eiförmig, lederartig, Rand dornig gezähnt.

Blüten: Klein, weiß, in Trugdolden stehend; die Stechpalme ist zweihäusig.

Früchte: Kugelige, beerenartige Kernfrüchte mit 4–5 Steinkernen.

Blütezeit: Mai–Juni.

Inhaltsstoffe: Saponine, Triterpene, Nitrile, Urolsäure, Rutin, Amyrine u. a. (nicht alle Gifte bekannt).

Symptome: Extreme Reizung der Verdauungsorgane, Nierenschäden, Herzrhythmusstörung, Lähmung.

➔ **Für Kinder sind 3 Früchte tödlich!**

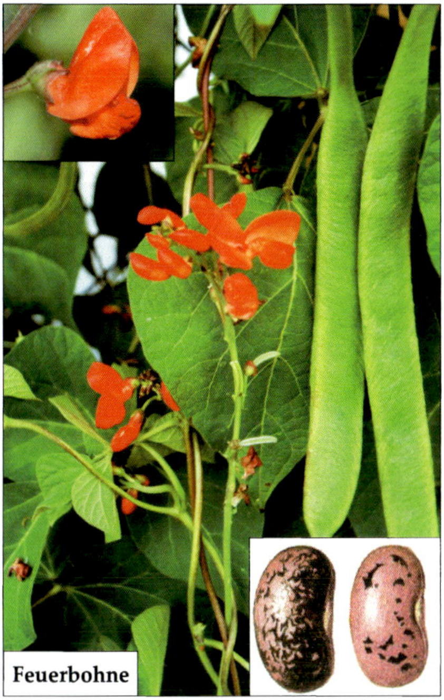
Feuerbohne

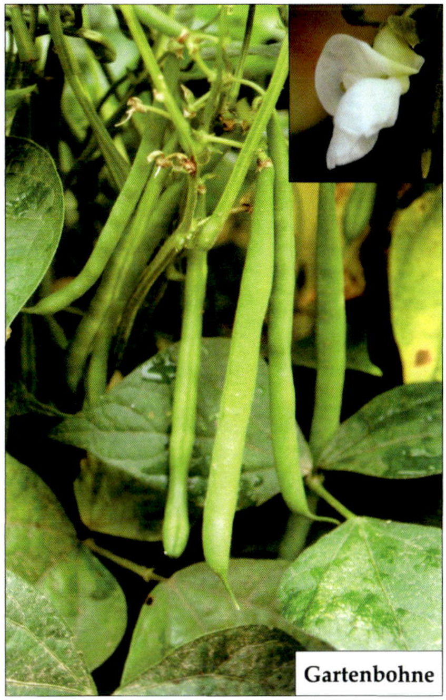
Gartenbohne

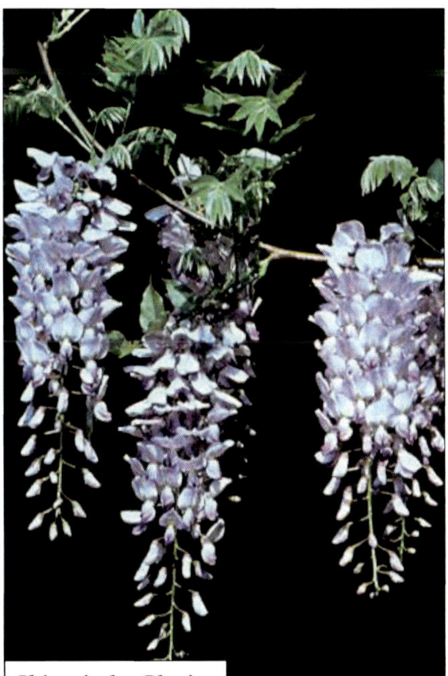
Chinesische Glyzine

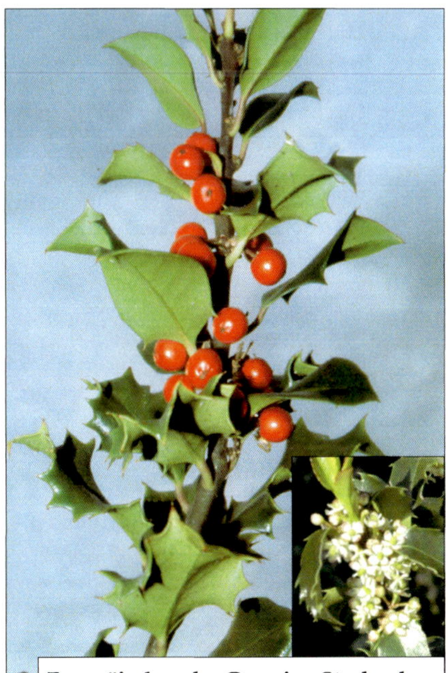
Europäische oder Gemeine Stechpalme

Rotbeerige Zaunrübe (*Bryonia dioica*) und Weiße Zaunrübe (*Bryonia alba*) ☠☠☠
Familie Kürbisgewächse (Cucurbitaceae)

Vorkommen: In ganz Mitteleuropa; in Gebüschen, Auwäldern, gern an Zäunen.

Beschreibung: Mit Ranken kletternde Pflanze mit ausdauernder Rübenwurzel.

Blätter: Gestielt, handförmig fünflappig mit spitzen Enden (ähnlich Ahornblatt).

Blüten: Grünlich weiß, ♀ und ♂ Blüten auf getrennten Pflanzen (zweihäusig).

Früchte: Erbsengroße, rote (*B. dioica*) bzw. schwarze (*B. alba*) Beeren.

Blütezeit: Juni–Juli.

Inhaltsstoffe: Cucurbitacine (glycosidische, tetracyclische Terpene) und Polyhydroxyfettsäuren.

Symptome: Blutige Brechdurchfälle und Koliken, Schwindel, Nierenschäden, in Lähmung übergehende Krämpfe und Atemlähmung; äußerlich Hautreizung.

➔ 15 Beeren sind für Kinder tödlich!

Gemeine Schmerwurz (*Tamus communis*) ☠☠☠
Familie Yamswurzgewächse (Dioscoraceae)

Vorkommen: Laubwälder und Gebüsche in Westeuropa und im Mittelmeergebiet. Beschreibung: Kletterpflanze mit ausdauerndem Wurzelstock und windendem Stängel.

Blätter: Herz- bis pfeilspitzenförmig, langstielig, wechselständig.

Blüten: Unscheinbar, Pflanze ist zweihäusig; ♂ Blüten grünlich, in Rispen stehend, ♀ in Trauben.

Früchte: Kugelrunde, scharlachrote Beeren mit 3–5 Samen.

Blütezeit: Mai–Juni.

Inhaltsstoffe: Phenandren-Verbindungen, Saponine, Oxalatnadeln (Schießzellen?) und ein Histamin-ähnlicher Stoff.

Symptome: Nach 2 Beeren Brennen im Mund, Schmerzen, Erbrechen, Durchfall; Kontaktallergien bekannt!

➔ Kinder von den Beeren fernhalten!

Wasser-Schwertlilie, Sumpf-Schwertlilie (*Iris pseudacorus*) ☠☠☠
Familie Schwertliliengewächse (Iridaceae)

Vorkommen: Feuchte Standorte wie feuchte Wiesen, Uferzonen und Teiche in Europa, Vorderasien und Nordafrika.

Beschreibung: Bis 1 m hohe Sumpfpflanze mit ausdauerndem Wurzelstock.

Blätter: Linealisch, schwertförmig, fast so lang wie der Stängel.

Blüten: Die äußeren 3 Blütenblätter sind gelb, groß und nach unten hängend, die inneren aufrecht und klein.

Früchte: Grüne, walzenförmige Kapseln.

Blütezeit: Mai–Juni.

Inhaltsstoffe: Iridin (ein Glycosid) und eine unbekannte, scharfe Substanz.

Symptome: Schmerzhafte Reizung der Schleimhaut, Schluckbeschwerden, Brechdurchfälle und Herzstörungen.

Gemeiner Liguster (*Ligustrum vulgare*) ☠☠☠
Familie Ölbaumgewächse (Oleaceae)

Vorkommen: In Europa, Westasien und Nordafrika; Strauch oft als Hecken angepflanzt.

Beschreibung: Stark verzweigter, 1–4 m hoher Strauch, scheinbar immergrün.

Blätter: Lanzettlich-eiförmig, ganzrandig, gegenständig; Laubfall teilweise erst, wenn die neuen Blätter sprießen.

Blüten: Die Blüten sind vierteilig, weiß und stehen in etwa 8 cm langen Rispen.

Früchte: Kugelige, schwarz glänzende Beeren; Ø 5–10 mm.

Blütezeit: Juni–Juli.

Inhaltsstoffe: Saponine, Ligustron, Lignanglycoside, Syringin und bisher noch nicht identifizierte Stoffe.

Symptome: Übelkeit, Erbrechen, Durchfall, Müdigkeit, Kopfschmerz, Kreislaufversagen.

➔ Schon 3 Beeren sind für Kinder giftig! Die Anpflanzung ist auf Spielplätzen verboten!

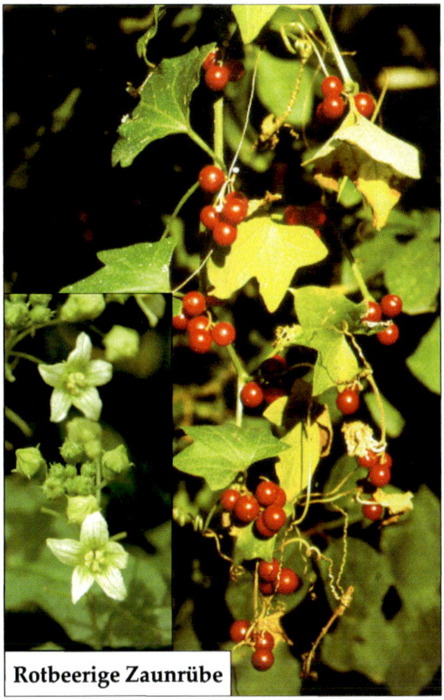

Rotbeerige Zaunrübe

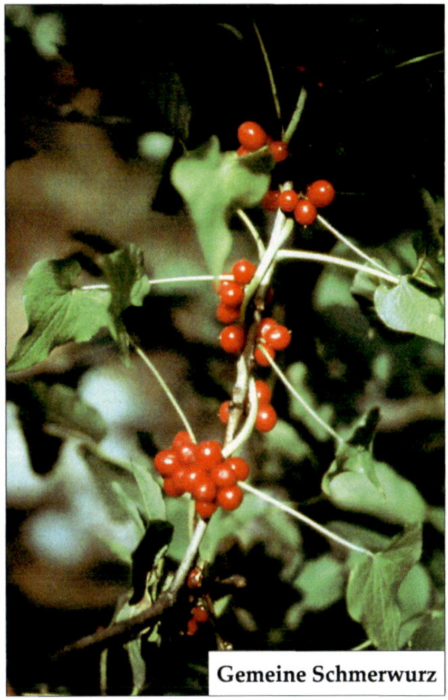

Gemeine Schmerwurz

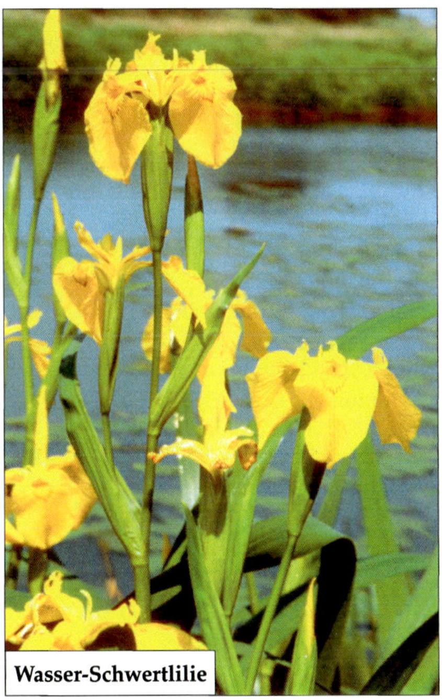

Wasser-Schwertlilie

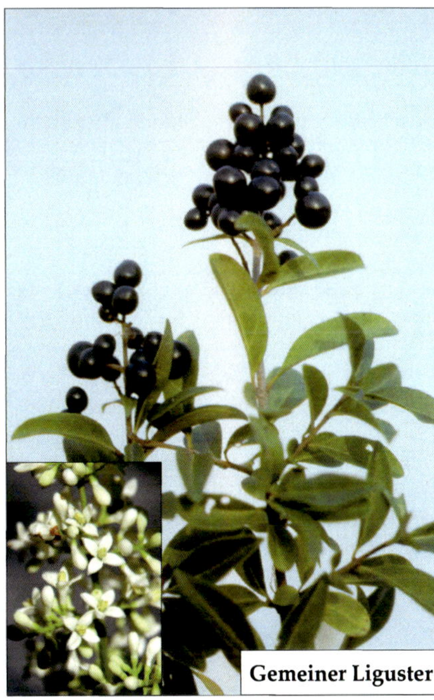

Gemeiner Liguster

Gemeiner Seidelbast (*Daphne mezereum*) ☠☠☠
Familie Spatzenzungengewächse (Thymelaeaceae)

Vorkommen: Feuchte Laubwälder auf kalkhaltigen Böden, gern in höheren Lagen. Als Unterholzpflanze, aber auch als Zierpflanze ist der Seidelbast in Europa bis Sibirien weit verbreitet.

Beschreibung: Ein wenig verzweigter, meist nur 30–60 cm hoher Zwergstrauch.

Blätter: Lanzettlich und nur kurz gestielt, wechselständig bis schraubenartig am Stängel angeordnet.

Blüten: Stehen dicht am Stängel in den Achseln der vorjährigen Blätter. Blütenblätter fehlen; als Schauorgan dienen die 4 rosa - bis karminroten Kelchblätter. Es gibt auch eine seltene, weiß blühende Varietät.

Früchte: Dicht am Stängel sitzende, erbsengroße, kugelförmige, scharlachrote Beeren.

Blütezeit: Februar–April (im Gebirge später, u. U. bis Juni).

Inhaltsstoffe: Diterpenester wie Mezerein und Daphnetoxin.

Symptome: Starke Reizung der Mundschleimhaut, Durst, Brechdurchfälle, Kopfschmerz, schneller Puls und Krämpfe, u. U. Tod durch Kollaps. Beim Überleben bleiben oft Nierenschäden zurück. Bei Hautkontakt kann es zu Entzündungen mit Pustelbildung kommen.

➔ **Kinder sind besonders gefährdet, wenn sie Beeren essen – 10 Beeren sind tödlich! Es sind auch Vergiftungsfälle bekannt, bei denen Zweige gekaut wurden.**

Amerikanische Kermesbeere (*Phytolacca americana*) ☠☠☠
Familie Kermesbeerengewächse (Phytolaccaceae)

Vorkommen: In Nordamerika heimisch, bei uns Zierpflanze, oft verwildert.

Beschreibung: Kräftige Staude mit rübenartiger Wurzel.

Blätter: Eiförmig bis länglich lanzettlich.

Blüten: Weißlich, in einer kräftigen aufrechten Traube stehend.

Früchte: Aus vielen Einzelteilen bestehende schwarze Beeren, von denen viele in einer dicken, aufrechten, kolbenähnlichen Traube stehen.

Blütezeit: Juli–August.

Inhaltsstoffe: Nicht genau untersucht: Triterpensaponine und Lectine.

Symptome: Nach 3 Beeren Erbrechen, Leibschmerzen, Durchfall, u. U. Krämpfe.

➔ **Die Früchte können von Kindern mit Brombeeren verwechselt werden!**

Weißer Steinklee (*Melilotus albus*) ☠
Familie Schmetterlingsblütler (Fabaceae = Papilionaceae)

Vorkommen: Auf Ödlandflächen, Weg- und Ackerrändern in Europa und Asien. Beschreibung: 30–100 cm hohe, zweijährige Pflanze mit hartem Stängel.

Blätter: Dreiteilig, gestielt, die kleinen Teilblättchen sind lanzettlich.

Blüten: Relativ kleine, weiße, typische »Schmetterlingsblüten«, die in Trauben stehen. Früchte: Einsamige, eiförmige Hülsen.

Blütezeit: Mai–September.

Inhaltsstoffe: Cumarin-Verbindungen, Melitosid; Geschmack bitterlich scharf.

Symptome: Kopfschmerzen, Übelkeit und Erbrechen.

Wissenswertes: Der ähnliche Echte Steinklee (*Meliotus officinalis*) blüht gelb; er hat die gleichen Inhaltsstoffe und verursacht die gleichen Symptome

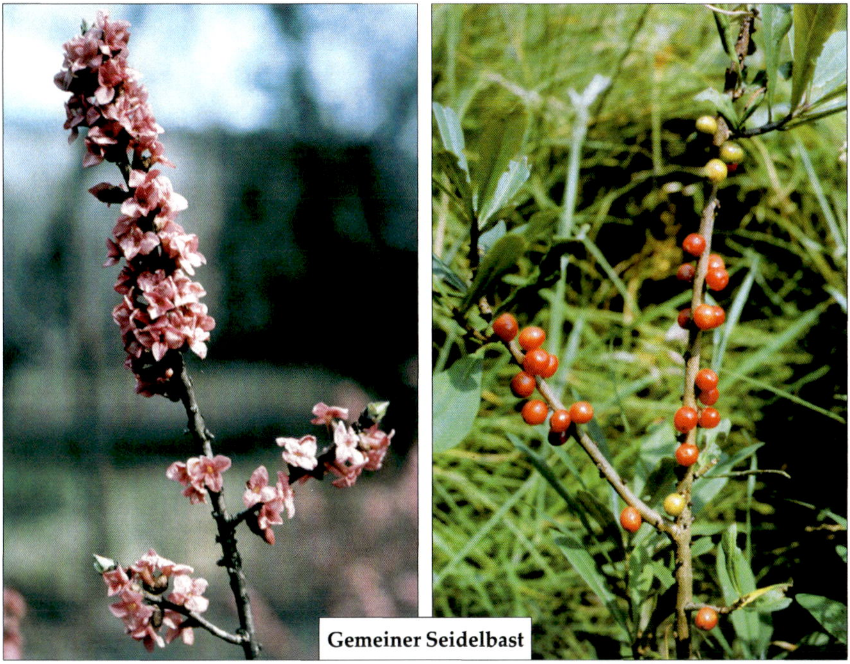

Gemeiner Seidelbast

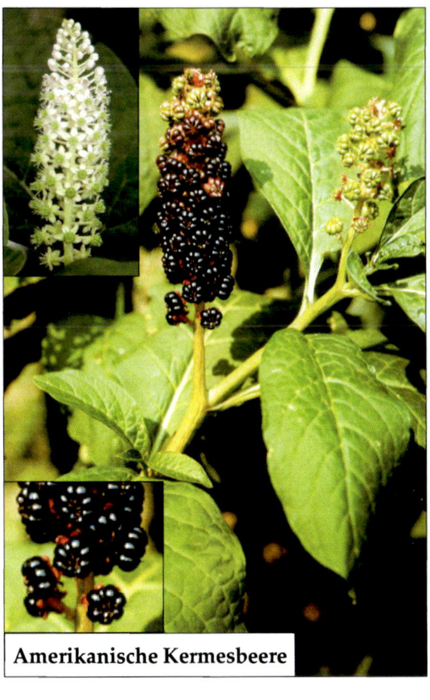

Amerikanische Kermesbeere

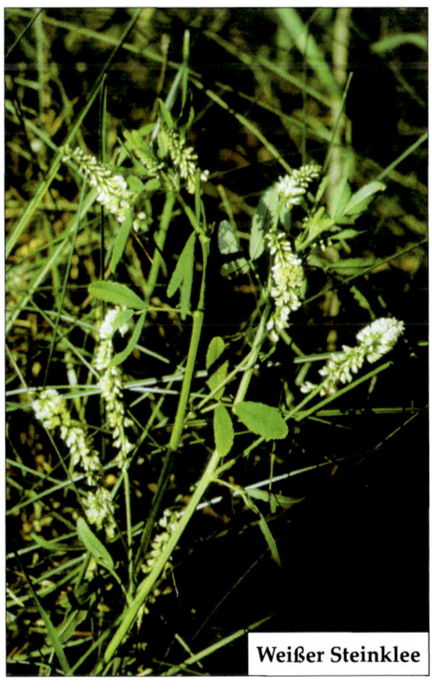

Weißer Steinklee

Waldmeister (*Galium odoratum*) ☠
Familie Rötegewächse (Rubiaceae)

Vorkommen: In schattigen Wäldern von Nord- und Mitteleuropa bis Sibirien.

Beschreibung: Pflanze mit kriechender Sprossachse, die aufrechten Blütenstängel sind bis 20 cm hoch.

Blätter: Jeweils 6–8 lanzettliche Blätter sitzen in Quirlen.

Blüten: Die kleinen, weißen (selten rosa) Röhrenblüten mit 4 auffälligen Zipfeln an der Mündung stehen in kleinen Doldentrauben.

Früchte: Kapseln mit hakigen Borsten.

Blütezeit: Mai.

Inhaltsstoffe: Cumarin.

Symptome: Z. B. nach Genuss von zu viel Waldmeisterbowle (Maibowle) kann es zu Kopfschmerzen und Übelkeit kommen.

Wiesen-Wachtelweizen (*Melampyrum pratense*) und Wald-Wachtelweizen (*Melampyrum sylvaticum*) ☠☠
Familie Braunwurzgewächse (Scrophulariaceae)

Vorkommen: Auf Wiesen und in Wäldern Eurasiens und Nordamerikas.

Beschreibung: Halbparasit mit etwa 20 cm hohem, aufrechtem Stängel.

Blätter: Lanzettlich, ungeteilt, ganzrandig, gegenständig.

Blüten: Gelbe, zur Öffnung erweiterte Röhren, Oberlippe helmartig, Unterlippe flach; Kelchzähne bei M. sylvaticum dreieckig, abstehend, so lang wie Blütenröhre, bei M. pratense kürzer und zurückgekrümmt; Blüten stehen in einseitswendigen Ähren.

Früchte: Kapseln mit 2 Fächern.

Blütezeit: Juli–August.

Inhaltsstoffe: Aucubin, Iridoidglycoside.

Symptome: Darmentzündung, Koliken, blutige Durchfälle, Hirnblutungen.

Sommerflieder, Schmetterlingsstrauch (*Buddleja davidii*) ☠☠
Familie Braunwurzgewächse (Scrophulariaceae)

Vorkommen: Aus China stammender, beliebter Zierstrauch.

Beschreibung: 2–5 m hoher Strauch.

Blätter: Kurz gestielt, lanzettlich, unten weiß filzig, gegenständig.

Blüten: Trichterförmig mit 4 Lappen an der Öffnung, meist lila, selten weiß, in dichten endständigen, stehenden oder hängenden Rispen; stark duftend.

Früchte: Längliche, zweiteilige Kapseln.

Blütezeit: Juli–Oktober.

Inhaltsstoffe: Catalbol, Methylcatalpol, Aucubin und Saponine.

Symptome: Bisher keine Vergiftungen bekannt. Nach Aufnahme großer Mengen (was aber unwahrscheinlich ist) wäre mit Magen-Darm-Entzündungen, Hirnblutungen sowie Herz- und Kreislaufstörungen zu rechnen.

Erzengelwurz, Arznei-Engelwurz (*Angelica archangelica*) ☠☠
Familie Doldengewächse (Apiaceae)

Vorkommen: An feuchten Standorten in Nord-, Ost- und Mitteleuropa, teils als Zierpflanze in Gärten, oft verwildert.

Beschreibung: Mehrjähriges, dekoratives, großes Doldengewächs.

Blätter: Bis 90 cm lang, dreifach fiederspaltig, Blattstiel mit aufgeblasener Scheide.

Blüten: Weißlich, stehen in großen endständigen Doppeldolden.

Früchte: Gerippte Spaltfrüchte.

Blütezeit: Juli–August.

Inhaltsstoffe: Ätherische Öle mit Oxypentadecanlacton, fluoreszierende Furanocumarine, Bergapten, Imperatoxin.

Symptome: Wird die Haut nach Kontakt mit dem Pflanzensaft dem Sonnenlicht ausgesetzt, kommt es zur Photodermatose.

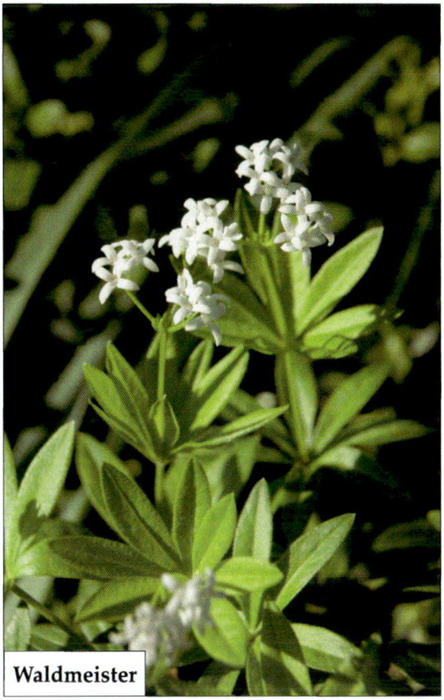

Waldmeister

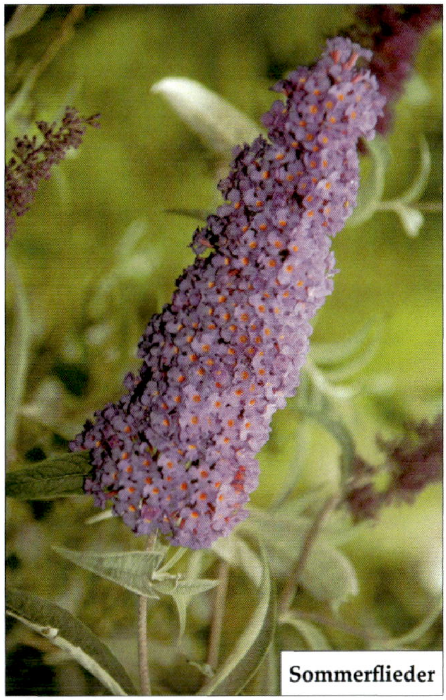

Sommerflieder

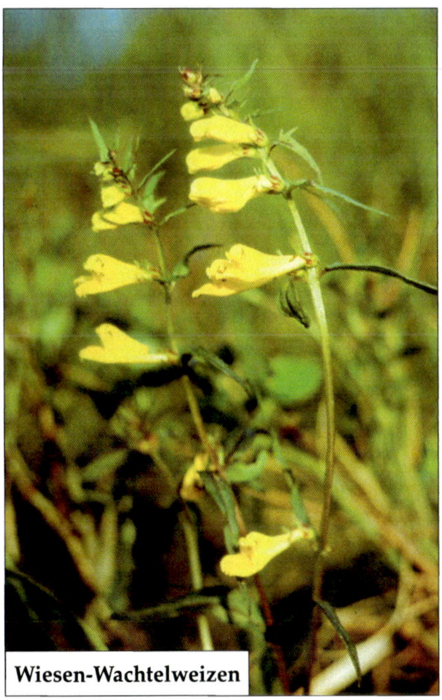

Wiesen-Wachtelweizen

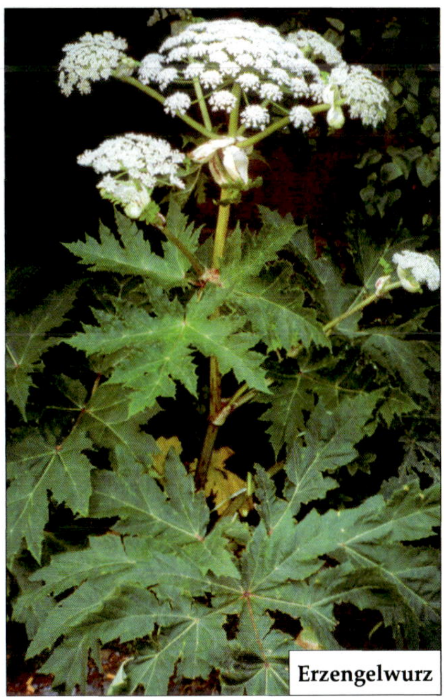

Erzengelwurz

Wiesen-Bärenklau (*Heracleum sphondylium*) und Riesen-Bärenklau, Herkulesstaude (*Heracleum mantegazzianum*) ☠☠
Familie Doldengewächse (Apiaceae)

Vorkommen: *H. sphondylium*: in Europa heimisch; *H. mantegazzianum*: beheimatet im Kaukasus, als Zierpflanze in Gärten, verwildert.

Beschreibung: Zweijähriges, dekoratives, großes Doldengewächs.

Blätter: *H. sphondylium*: ungeteilt bis 9-teilig fiederschnittig, Stängel kantig und borstig behaart *H. mantegazzianum*: Enden zugespitzt.

Blüten: Weißlich, in Doppeldolden stehend.

Früchte: Gerippte Spaltfrüchte.

Blütezeit: Juni–September.

Inhaltsstoffe: Ätherische Öle und fluoreszierende Furanocumarine.

Symptome: Photodermatose nach Kontakt mit dem Pflanzensaft und Sonnenlicht. Beim Riesen-Bärenklau außerdem Fieber, Kreislaufschocks, Atemnot und akute Bronchitis möglich!

➔ Kinder sind besonders gefährdet, da sie aus den Stängeln gerne Blasrohre oder Schwerter herstellen!

Diptam, Brennender Busch (*Dictamnus albus*) ☠
Familie Rautengewächse (Rutaceae)

Vorkommen: An sonnigen Plätzen in Mittel-, Süd- und Osteuropa, Sibirien, Nordchina, auch im Himalaja.

Beschreibung: Etwa 1 m hohe, stark nach ätherischen Ölen duftende Staude mit aufrechtem Stängel.

Blätter: Untere Blätter einfach, obere unpaarig gefiedert, drüsig und behaart.

Blüten: Dekorativ, die 5 Kronblätter sind weiß bis zart rosa mit roten Adern.

Früchte: Etwa 1 cm lange, aus 5 Teilen bestehende Kapseln.

Blütezeit: Mai–Juni.

Inhaltsstoffe: Entflammbare ätherische Öle, in der Wurzel Furochinolinalkaloide und Fagarin.

Symptome: Photodermatose ist möglich.

Wissenswertes: Wurde im Mittelalter als Wunderheilmittel eingesetzt.

Johanniskraut (*Hypericum perforatum*) ☠
Familie Hartheugewächse (Hypericaceae)

Vorkommen: In Gebüschen, auf Brachen, Ödland und Wegrändern, teils kultiviert, fast weltweit verbreitet.

Beschreibung: Fast 1 m hohe, mehrjährige Pflanze; Stängel aufrecht, seitlich mit 2 erhabenen Leisten.

Blätter: Länglich oval, durchscheinend punktiert (Öldrüsen), gegenständig.

Blüten: Blütenblätter und Staubblätter gelb, in Doldenrispen stehend.

Früchte: Eiförmig.

Blütezeit: Juni–September.

Inhaltsstoffe: Ätherische Öle mit Hypericin und Flavonoiden, z. B. Hyperosid, Gerbstoffe und Antibiotika.

Symptome: Bei Kontakt und UV-Licht Photodermatosen möglich (auch als Nebenwirkung bei Einnahme als Arznei).

Eichenblättriger Giftsumach (*Toxidodendon quercifolium*, Syn.: *Rhus toxidodendron*) ☠☠☠
Familie Sumachgewächse (Anacardiaceae)

Vorkommen: Aus Nordamerika eingeschleppt. Wegen der außerordentlichen Giftigkeit ist die Anpflanzung nur in botanischen Gärten erlaubt.

Beschreibung: Niederliegender, teils auch rankender Strauch.

Blätter: Langstielig, aus 3 eiförmig-lanzettlichen Einzelblättern bestehend.

Blüten: Weiß, fünfzählig, in Trauben stehend; die Pflanze ist zweihäusig.

Früchte: Kugelige gelbe Steinbeeren.

Blütezeit: Juni–Juli.

Inhaltsstoffe: Der milchige Pflanzensaft enthält das hoch-allergene Urushiol; außerdem Fisetin, Gallussäure, Rhusgerbsäure und das Glycosid Toxicodendrol.

Symptome: Ein flüchtiger Kontakt führt zur Sensibilisierung, der zweite Kontakt zu sehr schwer heilenden Entzündungen der Haut; Verzehr der Pflanze ist lebensgefährlich und führt zu Erbrechen, Entzündung des Magen-Darm-Traktes, Koliken, Bluthamen und schweren neurologischen Symptomen!

➔ Kinder unbedingt fernhalten!

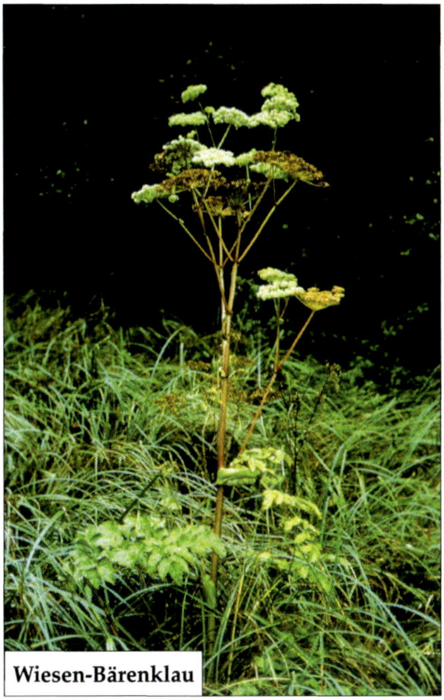
Wiesen-Bärenklau

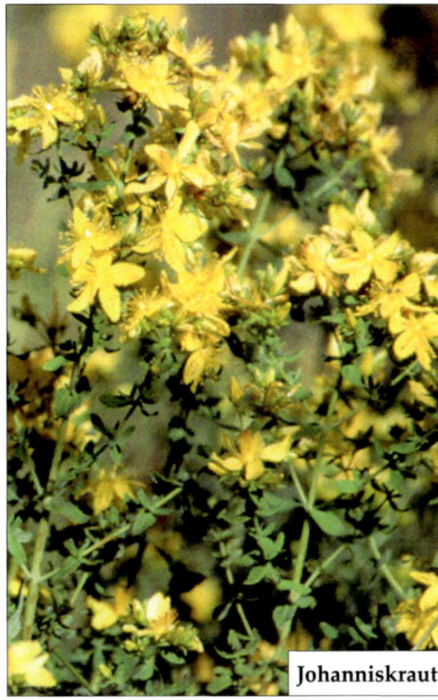
Johanniskraut

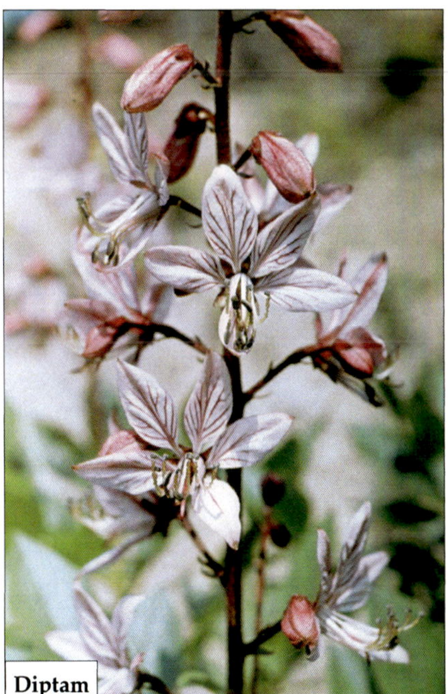
Diptam

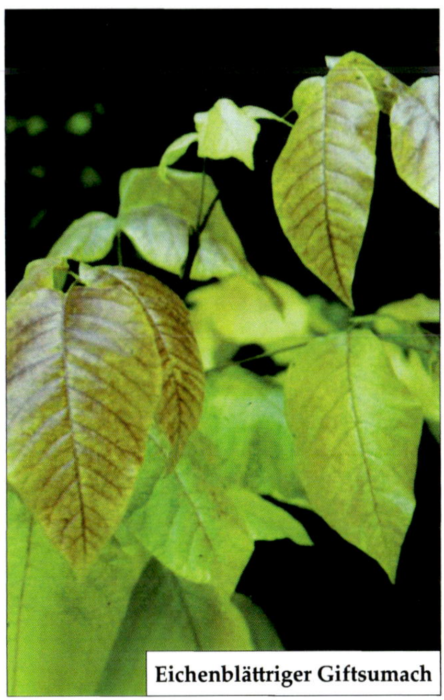
Eichenblättriger Giftsumach

Beifußblättriges Traubenkraut (*Ambrosia artemisiifolia*) ☠☠☠
Familie Korbblütler (Asteraceae)

Vorkommen: Brachen und Schutthalden, Vogelfutterplätze; aus Nordamerika mit verunreinigtem Vogelfutter eingeschleppt.

Beschreibung: Beifuß-ähnliche, einjährige, 30–150 cm hohe Pflanze.

Blätter: Einfach bis doppelt fiederteilig.

Blüten: Sehr kleine, von 6-zähniger Hülle umschlossene gelbe Korbblüten; diese stehen gedrängt in Blattachseln an einem ährenartigen Blütenstand.

Früchte: Sehr kleine Nüsschen, die extrem lange keimfähig bleiben.

Blütezeit: Juli–Oktober.

Inhaltsstoffe: Sehr aktives, noch nicht identifiziertes Antigen.

Symptome: Sowohl über Pollenflug als auch über Hautkontakt können extrem starke Allergien ausgelöst werden.

➔ Die Ausbreitung muss verhindert werden! Kinder unbedingt fernhalten!

Gemeiner Beifuß (*Artemisia vulgaris*) ☠
Familie Korbblütler (Asteraceae)

Vorkommen: In Europa, Asien und Nordamerika.

Beschreibung: Bis 1 m hohe, strauchartige Pflanze mit zähem Stängel.

Blätter: Einfach gefiedert, tief eingeschnitten, graugrün, nur die Unterseite ist weiß filzig, Blätter am Grunde geöhrt.

Blüten: Sehr klein, Blütenköpfchen eiförmig, außen filzig, Blüten gelb, Blütenstand endständig, traubenartig.

Früchte: Sehr kleine eiförmige Nüsschen.

Blütezeit: August–September.

Inhaltsstoffe: Ätherische Öle mit Cineol u. a. Substanzen, Bitterstoffe.

Symptome: Häufiger Kontakt kann zu einer Allergie führen.

Wissenswertes: Es besteht u. U. Verwechslungsgefahr mit Wermut. Beifuß wurde früher als Gewürz für den Gänsebraten benutzt. Cineol ist wurmtreibend (vorwiegend in der Veterinärmedizin verwendet).

Lorbeer (*Laurus nobilis*) ☠
Familie Lorbeergewächse (Lauraceae)

Vorkommen: Mittelmeergebiet; bei uns als Kübelpflanze gehalten.

Beschreibung: Baum oder Strauch, bis 10 m hoch, Hartlaubgewächs.

Blätter: Spitz lanzettlich, hart und lederartig, kurz gestielt, wechselständig, dunkelgrün, Rand gewellt.

Blüten: Weiß, zweihäusig, stehen in kurz gestielten Blütenständen.

Früchte: Schwarz, eiförmig mit Steinkern.

Blütezeit: April–Mai.

Inhaltsstoffe: Sesquiterpenlactone, ätherische Öle.

Symptome: Häufiger Kontakt führt zu einer Lorbeerallergie, früher als »Stirnbänderdermatitis« bekannt (die Stirnbänder der Hüte wurden mit Lorbeeröl behandelt). Lorbeerblätter als Gewürz sind unbedenklich.

Becher-Primel (*Primula obconica*) ☠
Familie Primelgewächse (Primulaceae)

Vorkommen: In Zentralasien heimisch, als Zierpflanze kultiviert.

Beschreibung: Etwa 20 cm hohe Topfpflanze mit Blattrosette und dekorativem, doldigem Blütenstand.

Blätter: Langstielig, rundlich herzförmig, Rand lappig gezähnt, drüsig behaart.

Blüten: Die 5 rot bis lila gefärbten Blütenblätter sind am Grund verwachsen, Blütenstand ist eine Dolde.

Früchte: Kapselfrüchte mit vielen Samen.

Blütezeit: Pflanze blüht ganzjährig.

Inhaltsstoffe: Saponine und Primin, Letzteres ist ein hautreizendes Benzochinonderivat.

Symptome: Häufiger Kontakt mit dem Saft der Drüsenhaare führt zu heftigen Kontaktallergien, sodass die Kultur dieser Pflanze mittlerweile aufgegeben wurde (bei Gärtnern früher »Primeldermatitis« als Berufskrankheit).

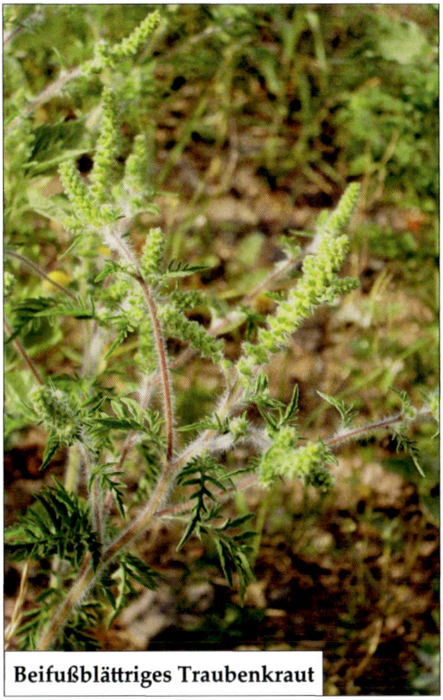

Beifußblättriges Traubenkraut

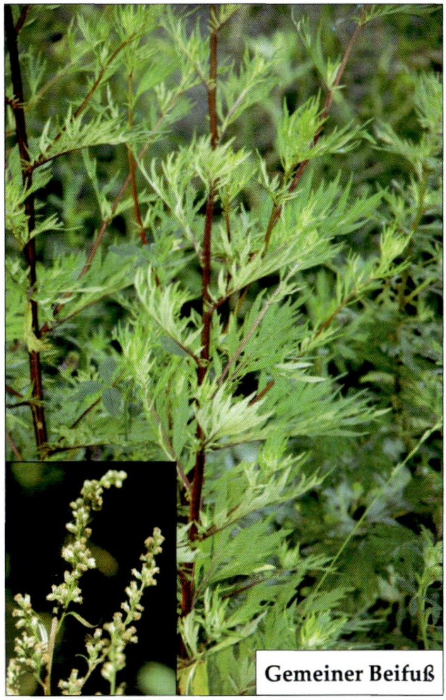

Gemeiner Beifuß

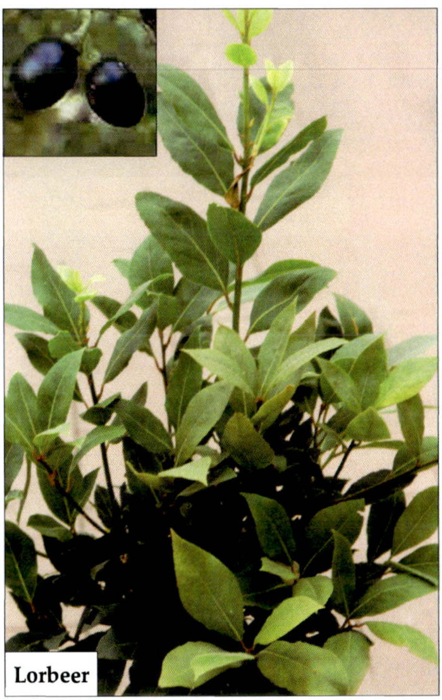

Lorbeer

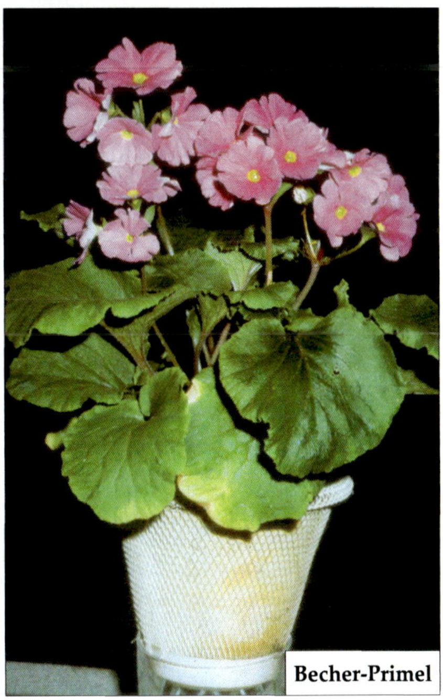

Becher-Primel

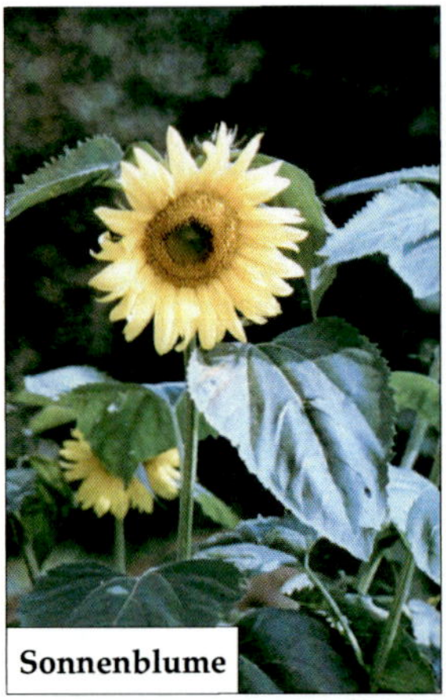
Sonnenblume

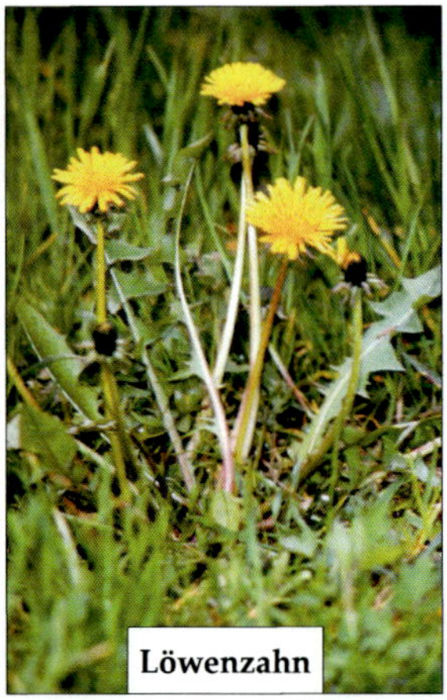
Löwenzahn

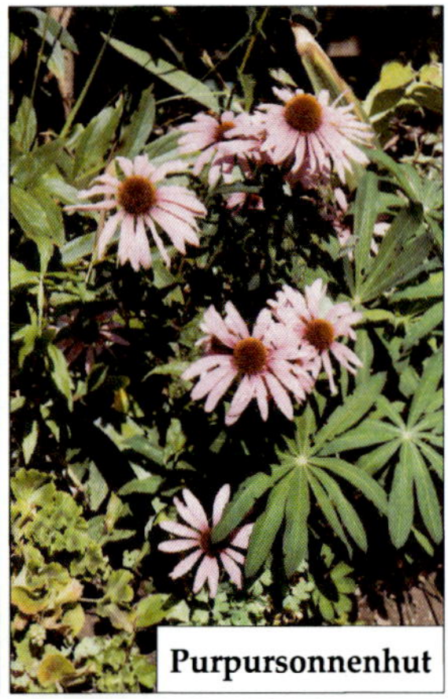
Purpursonnenhut

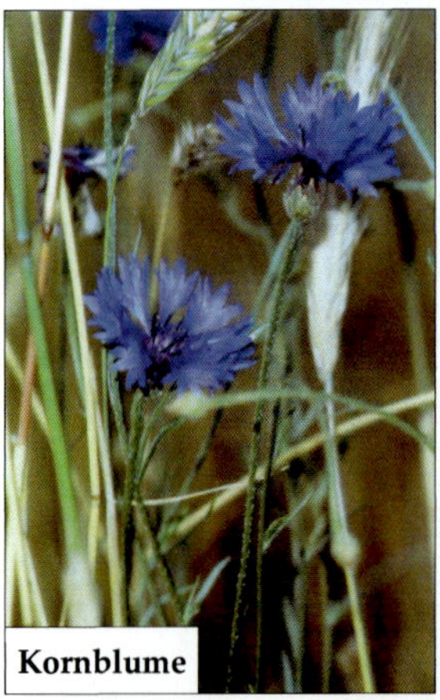
Kornblume

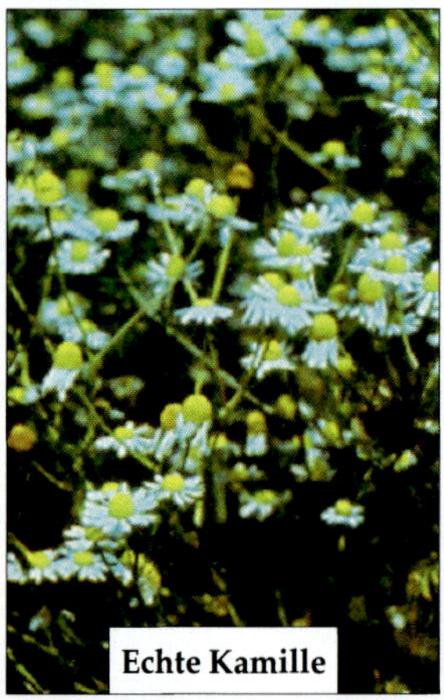
Echte Kamille

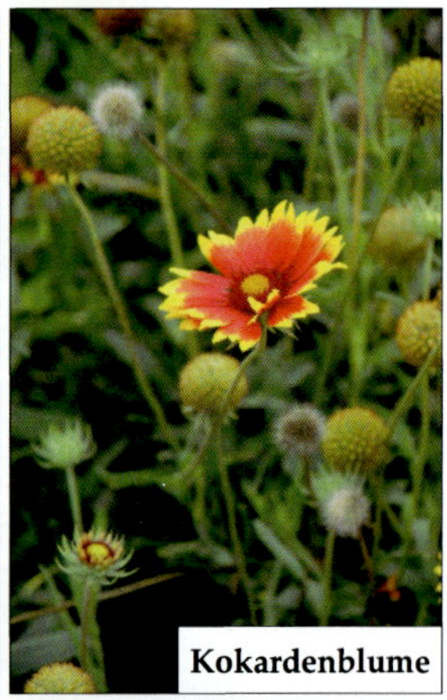
Kokardenblume

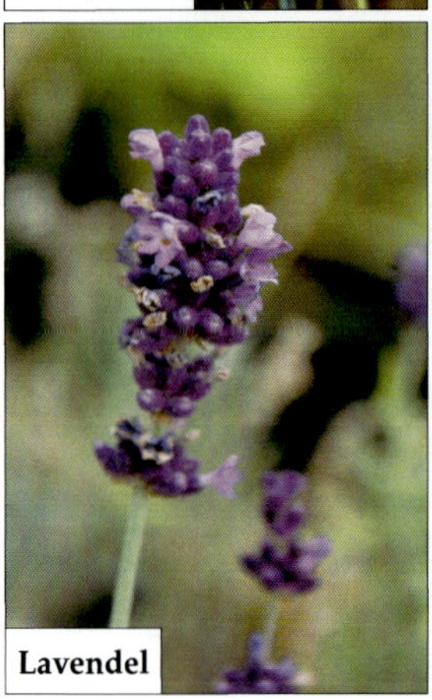
Lavendel

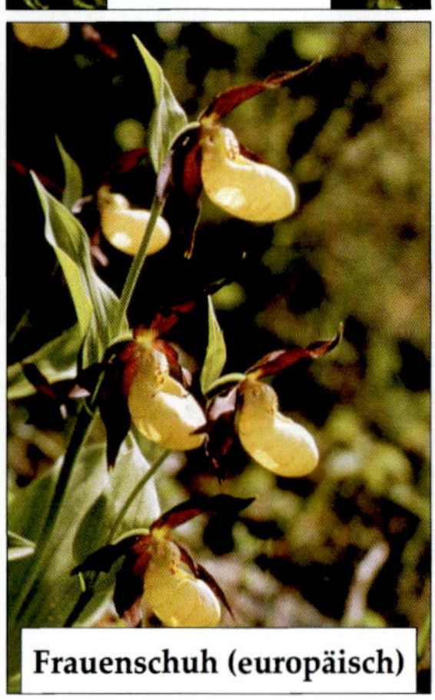
Frauenschuh (europäisch)

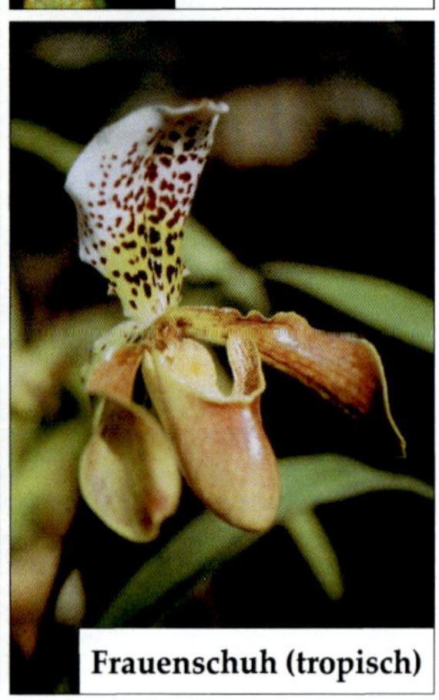
Frauenschuh (tropisch)

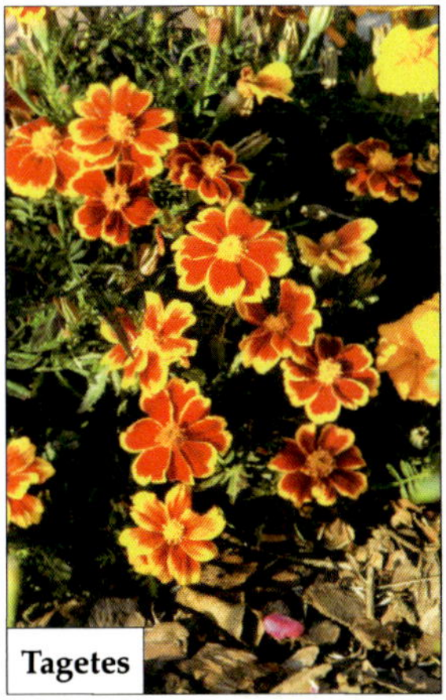
Tagetes

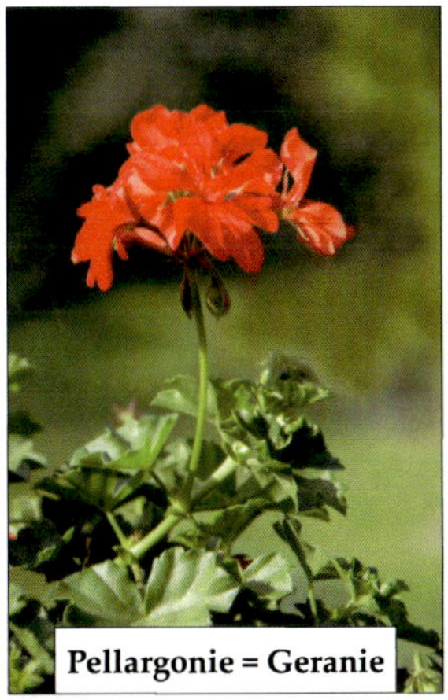
Pellargonie = Geranie

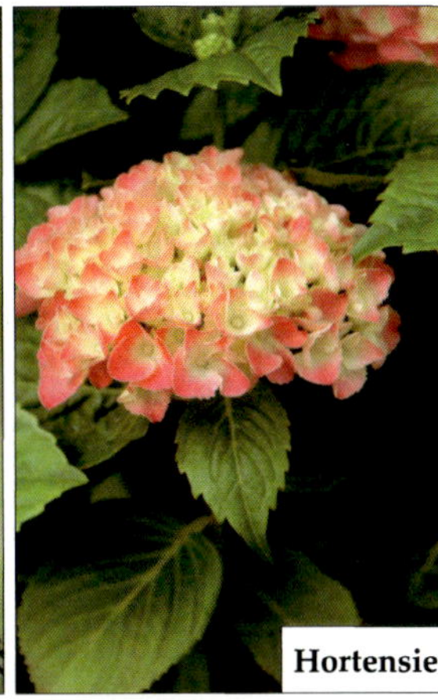
Hortensie

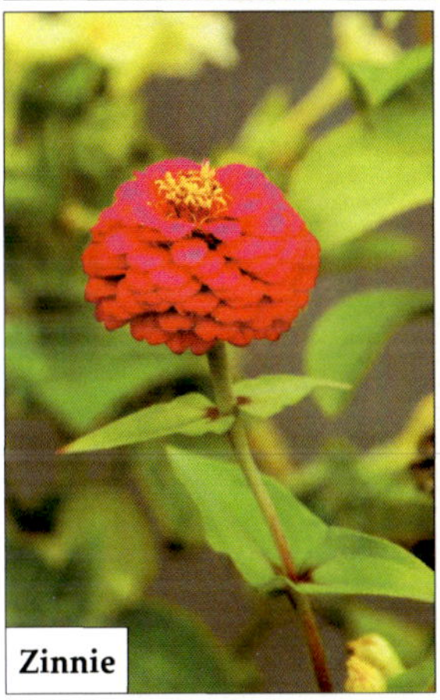
Zinnie

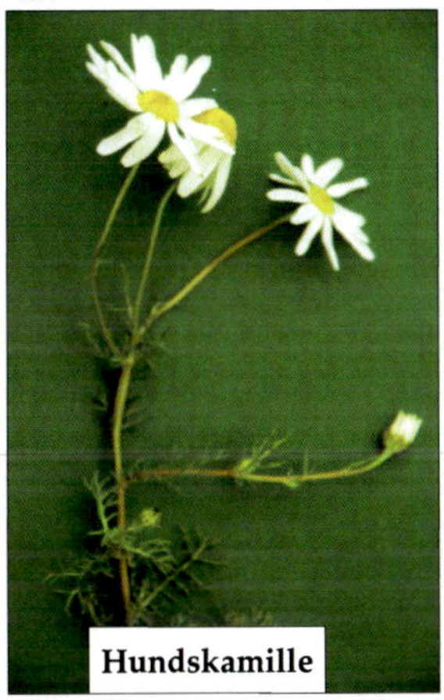
Hundskamille

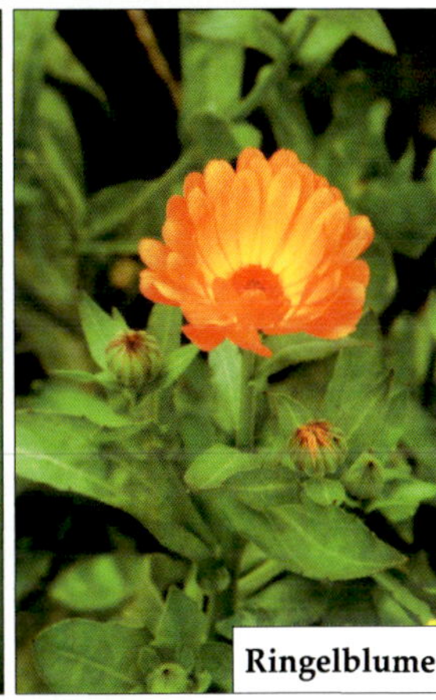
Ringelblume

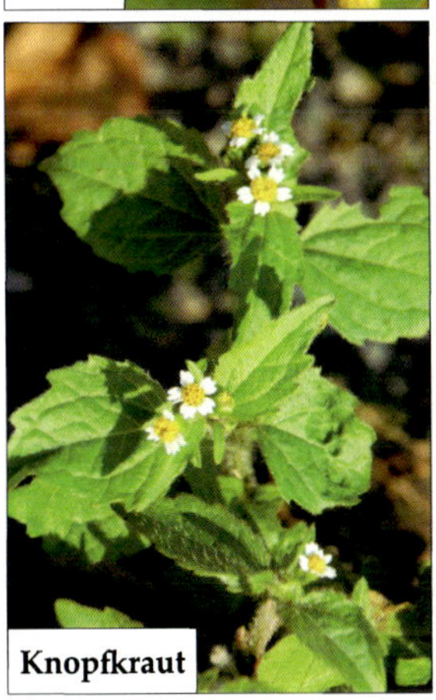
Knopfkraut

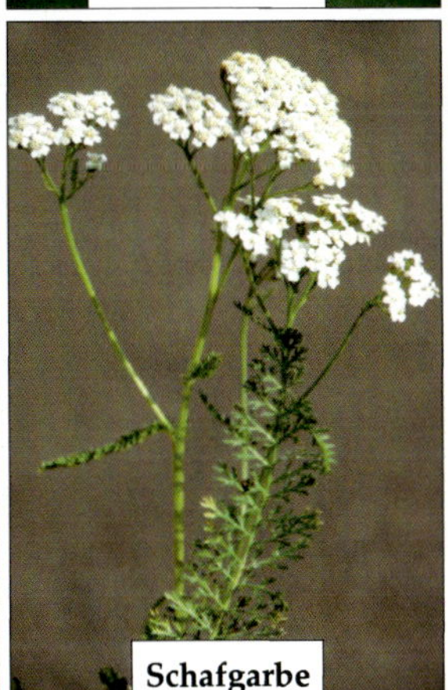
Schafgarbe

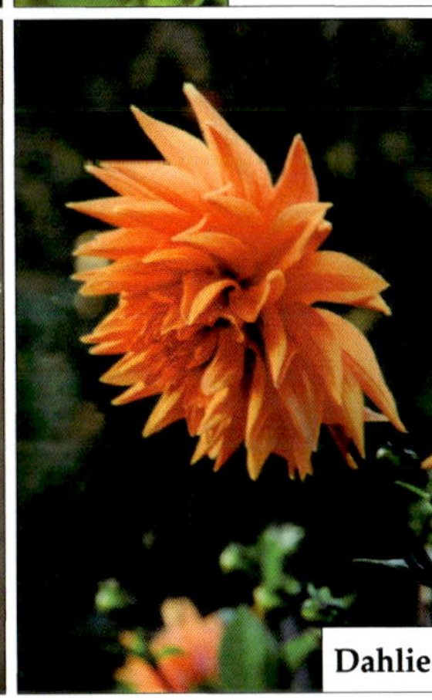
Dahlie

4 Tafeln

Tafel 1 : Blüten- und Fruchtstände

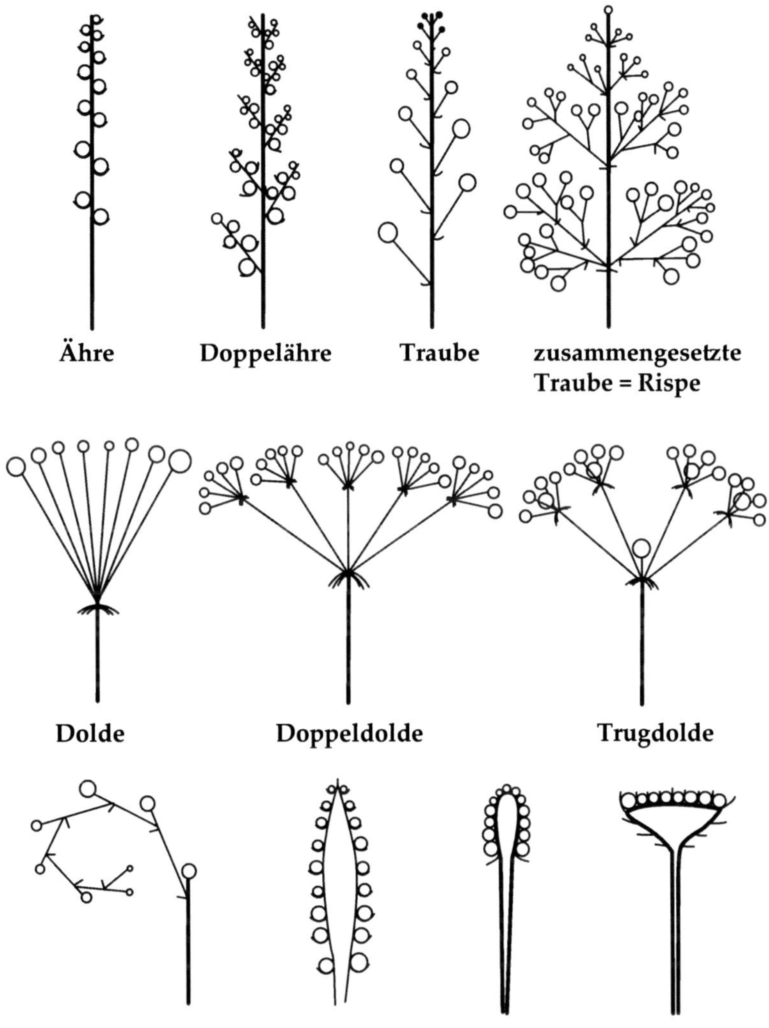

Tafel 2: Blütenformen

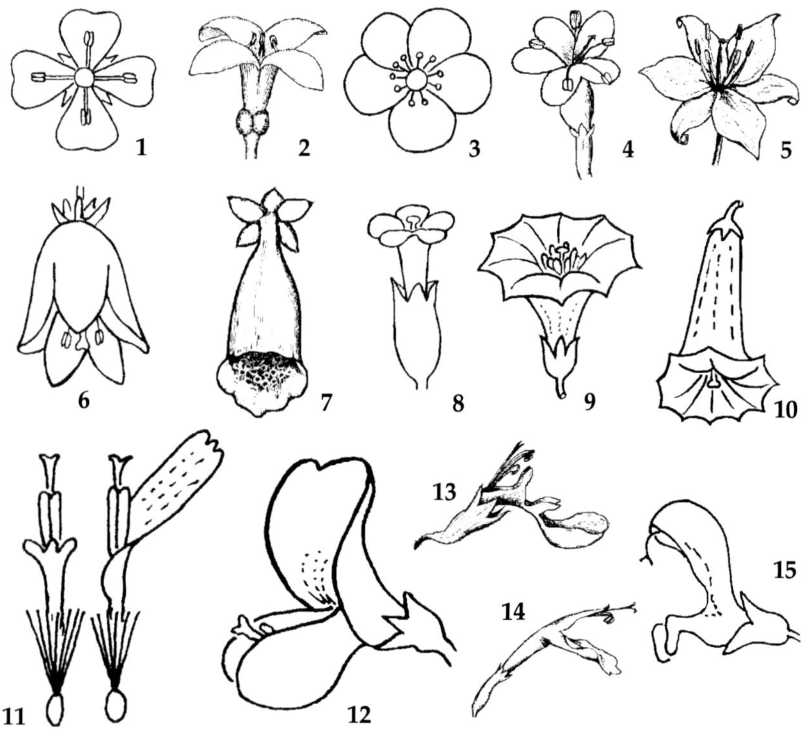

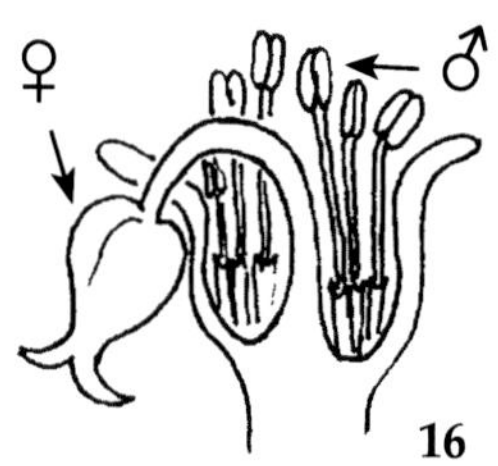

Wolfsmilchsgewäche.
Die ♂ und ♀ Blüten sind bis auf ein Staubblatt bzw. den Fruchtknoten reduziert und bilden eine Scheinblüte.

1 = vierteilig; 2 = vierspaltig;
3 = fünfteilig; 4 = fünfspaltig;
5 = (drei) sechsteilig; 6, 7= glockig;
8 = röhrig, röhrenförmig;
9 = trichterförmig; 10 = trompetenförmig;
11 = Röhren- und Zungenblüte der Korbblütler;
12 = Schmetterlingsblüte der Leguminosen;
13, 14, 15 = Lippenblüten;
16 = Scheinblüte der Wolfsmilcharten.

Ergänzt aus FITTING et al. (1951)

Tafel 3: Früchte

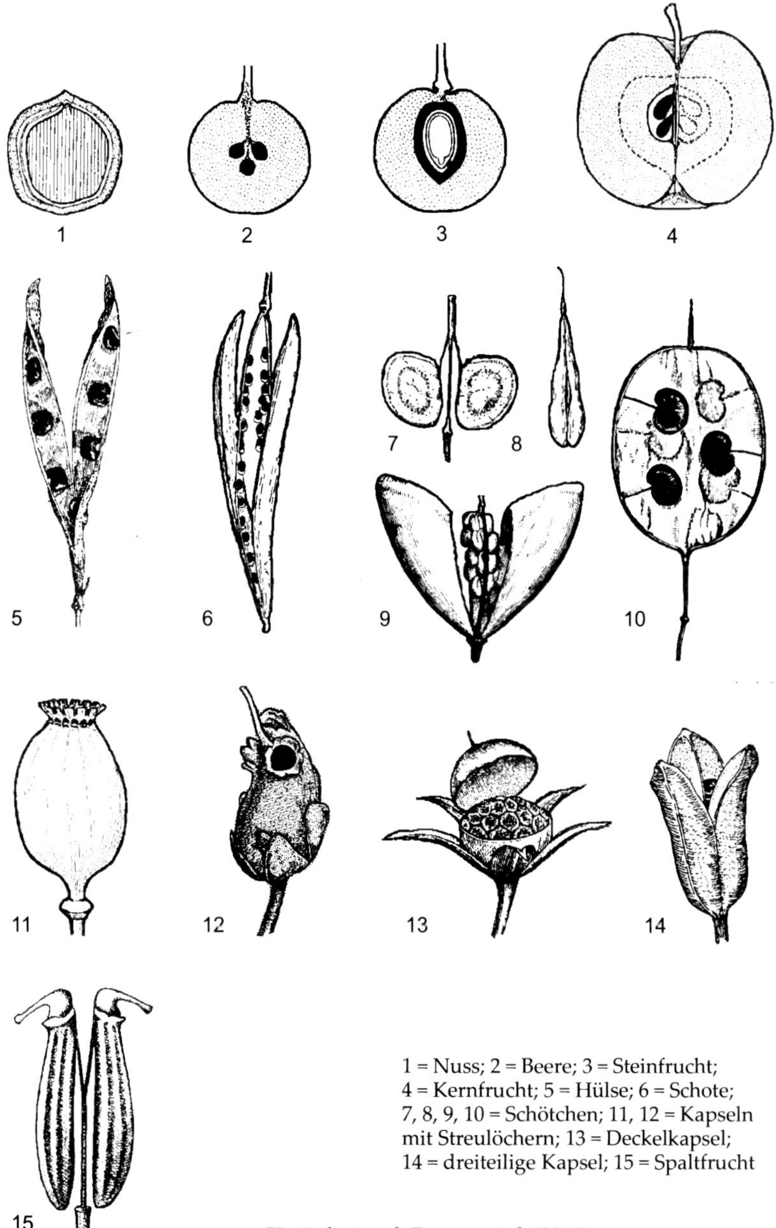

1 = Nuss; 2 = Beere; 3 = Steinfrucht; 4 = Kernfrucht; 5 = Hülse; 6 = Schote; 7, 8, 9, 10 = Schötchen; 11, 12 = Kapseln mit Streulöchern; 13 = Deckelkapsel; 14 = dreiteilige Kapsel; 15 = Spaltfrucht

Verändert nach Fitting et al. (1951)

Tafel 4: Blattformen

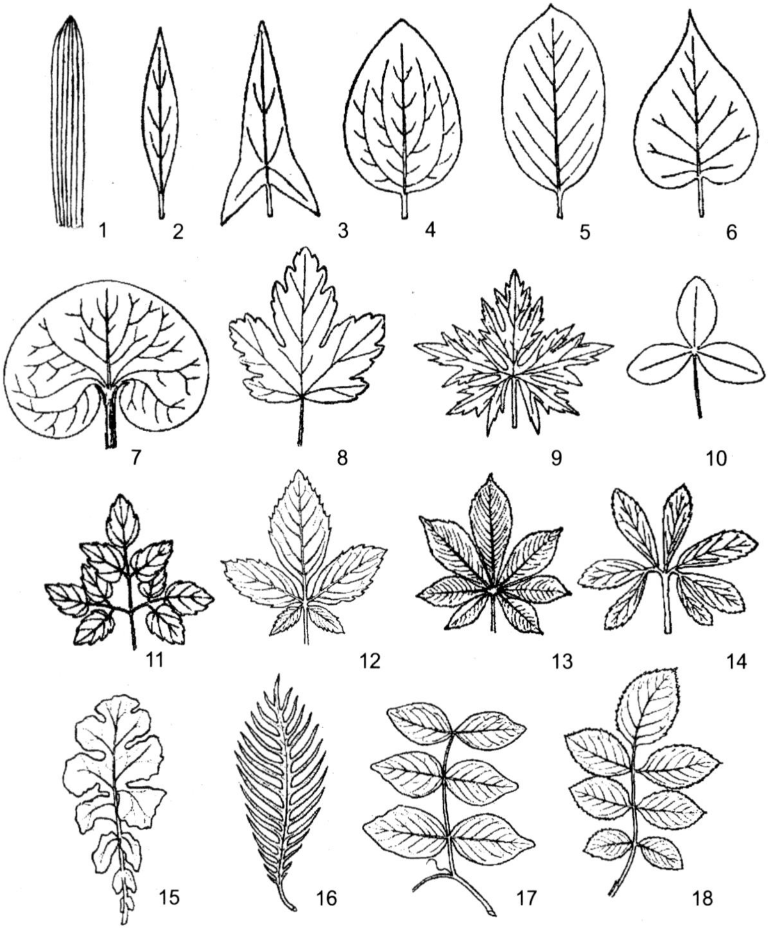

1 = linealisch (riemenförmig)
2 = lanzettlich
3 = pfeilförmig
4 = eiförmig
5 = elliptisch
6 = herzförmig
7 = nierenförmig
8 = handförmig gelappt
9 = handförmig gespalten
10 = dreizählig
11 = doppeldreizählig
12 = hand (finger)-förmig geteilt
13 = hand (finger)-förmig geteilt
14 = fußförmig geteilt
15 = fiederspaltig
16 = fiederteilig (gefiedert)
17 = paarig gefiedert
18 = unpaarig gefiedert

Tafel 5: Blattrand und Blattstellung

Blattrand

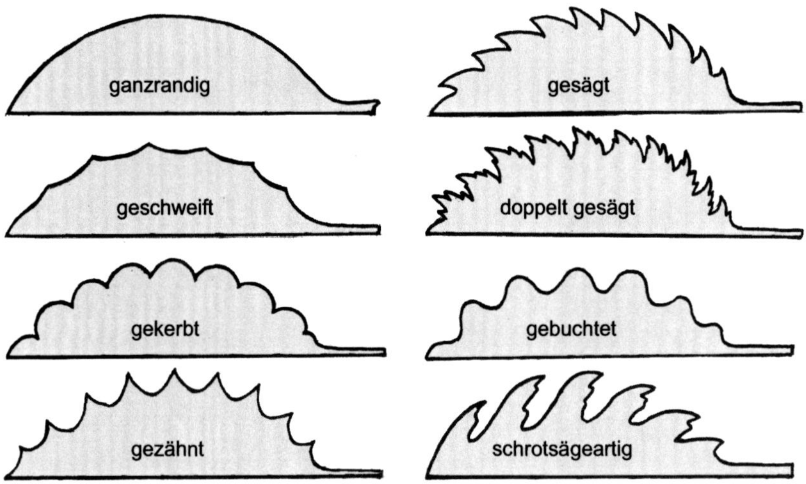

Blattstellung

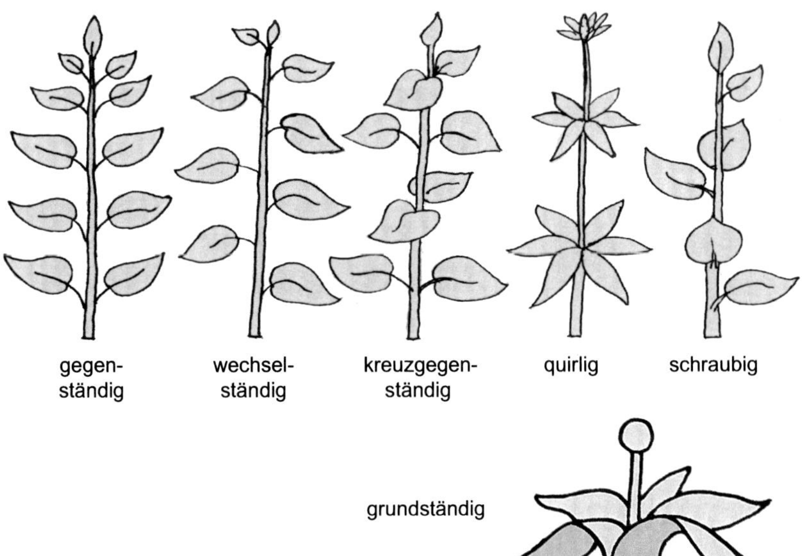

Tafel 6: Giftige und essbare rote Früchte

Beeren

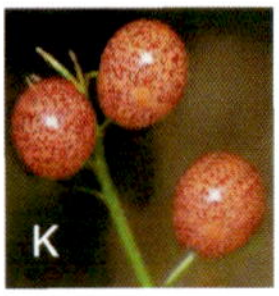

Schattenblume

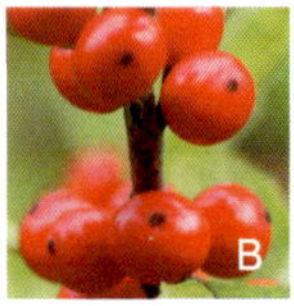

Heckenkirsche

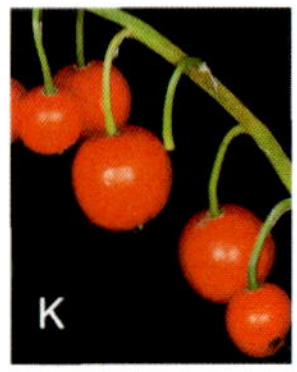

Maiblume

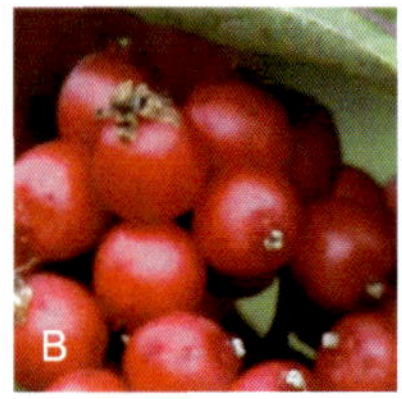

Traubenholunder

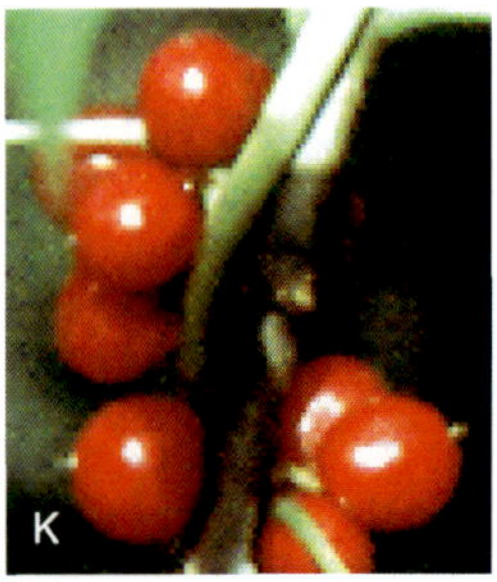

Schmerwurz

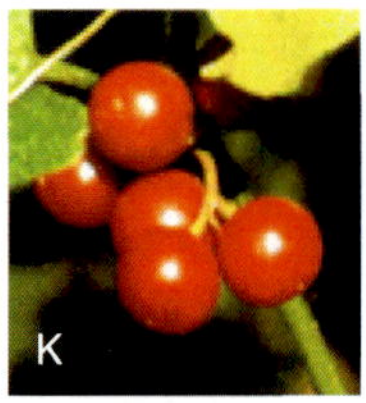

Zaunrübe

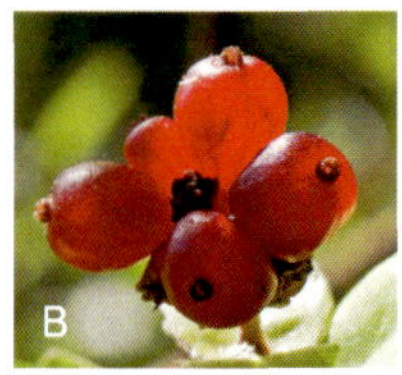

Geißblatt, großes

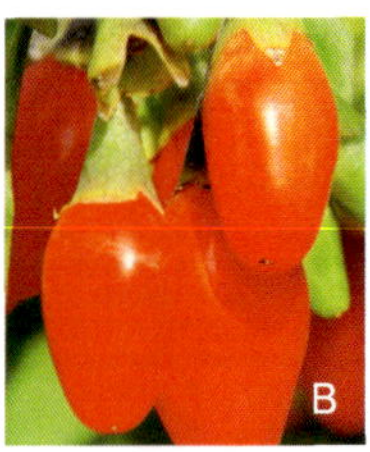

Bocksdorn (unterschiedliche Angaben über Giftigkeit)

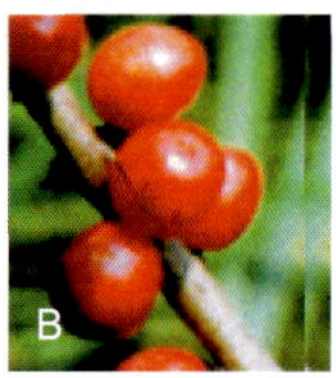

Seidelbast

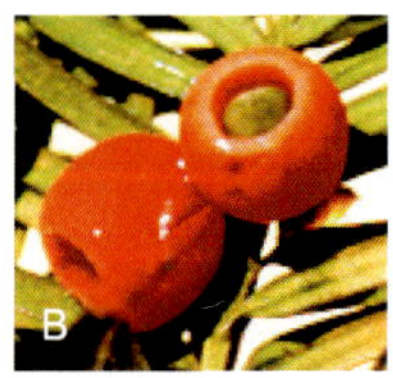

Eibe

B = Baum oder Strauch
K = Kraut

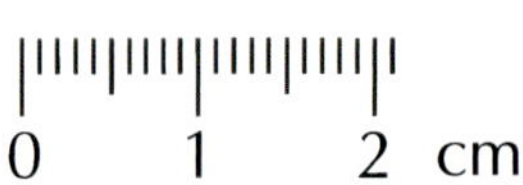

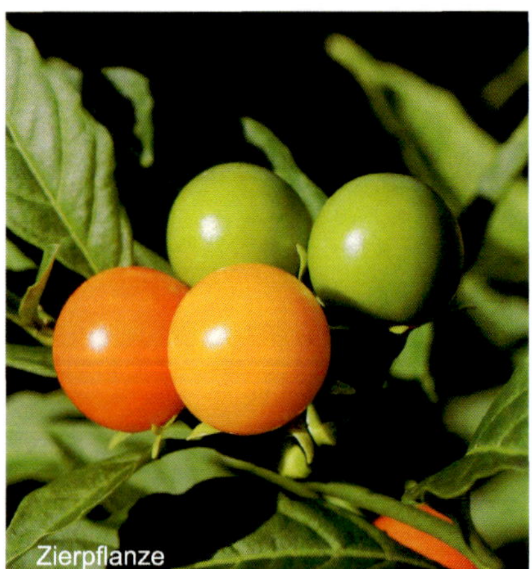

Korallenbäumchen

Beeren

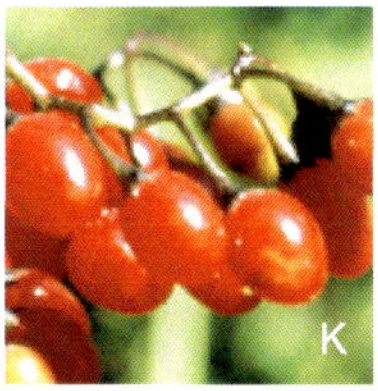

Bittersüß

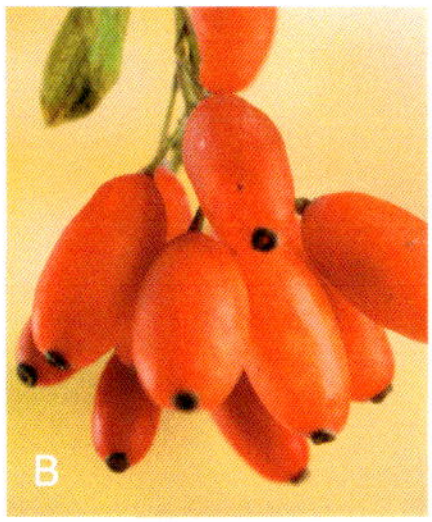

Berberitze

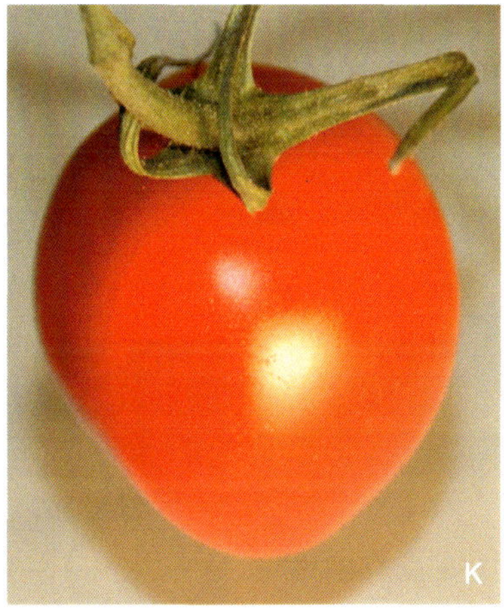

Partytomate

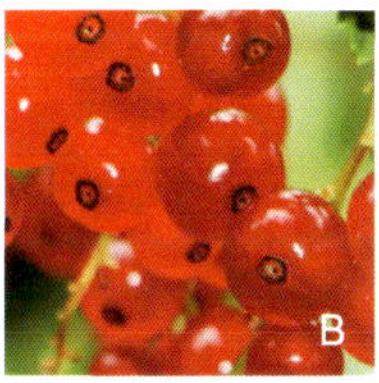

Johannisbeere,

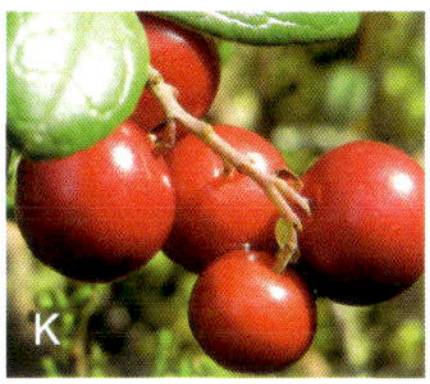

Preiselbeere

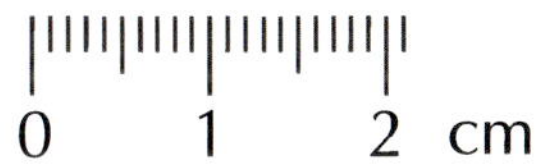

Kern- und Steinfrüchte

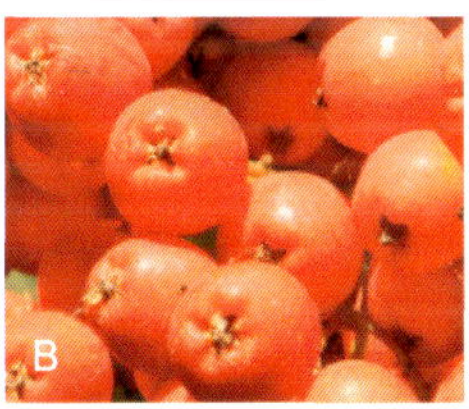

Eberesche (?)

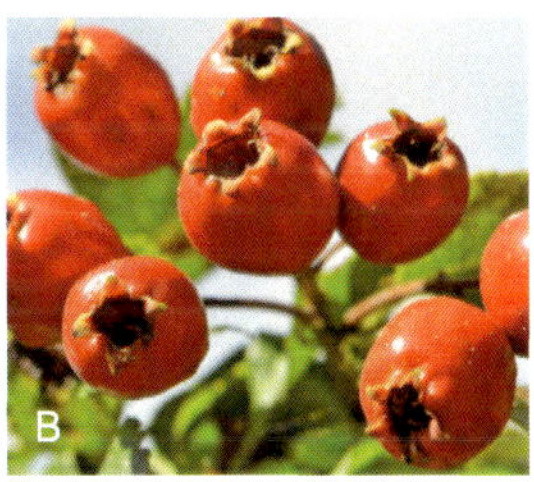

Weißdorn

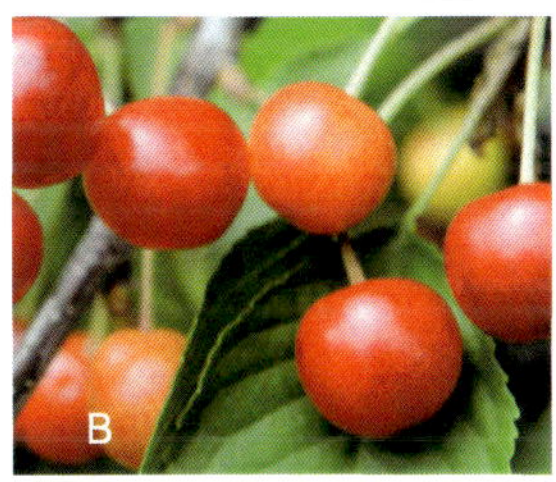

Vogelkirsche (Kerne giftig)

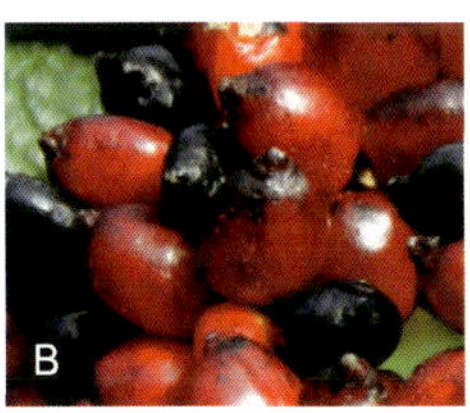

Wolliger Schneeball

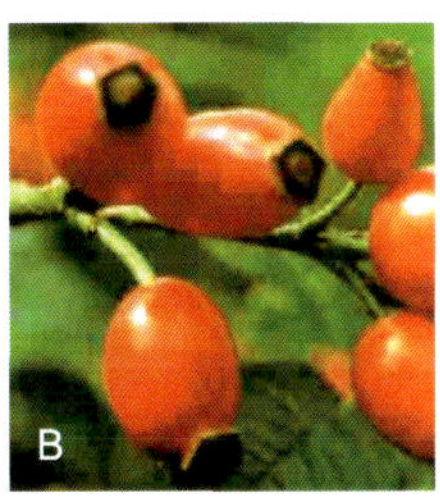

Rose (Hagebutte)

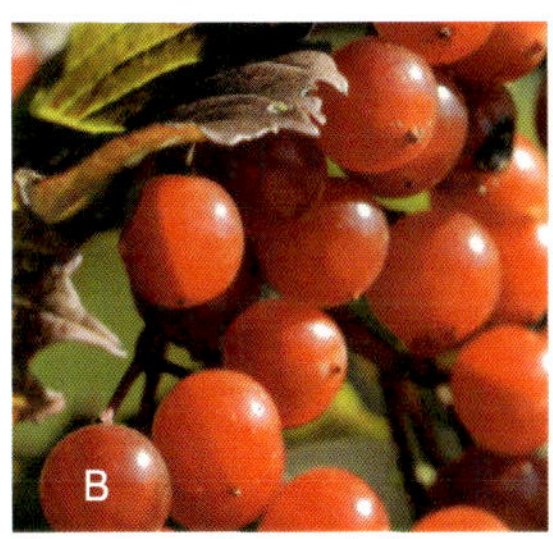

Gemeiner Schneeball

B = Baum oder Strauch
K = Kraut

Tafel 7: Giftige und essbare schwarze Früchte

Beeren

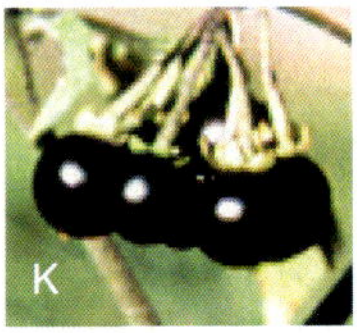

Nachtschatten, schwarzer -

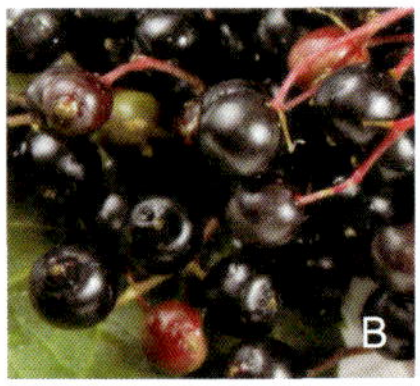

Holunder, schwarzer
(unreif = giftig!)

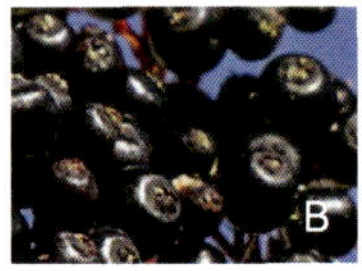

Holunder, Zwerg–
verdächtig!

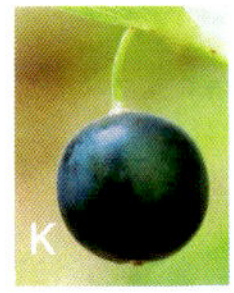

Salomon-siegel

B = Baum oder Strauch
K = Kraut

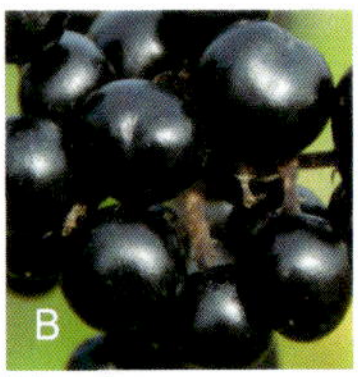

Liguster

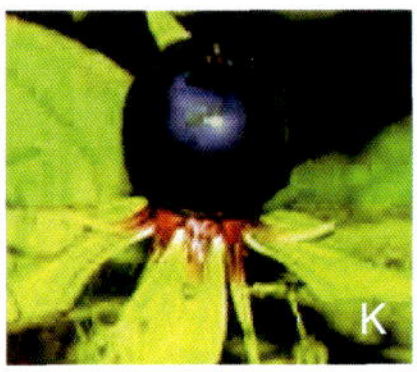

Einbeere

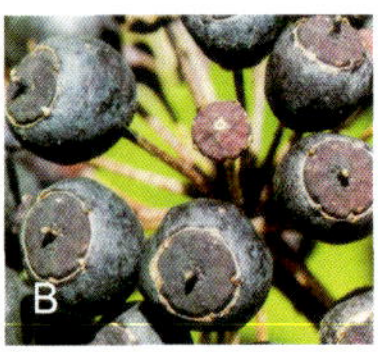

Efeu

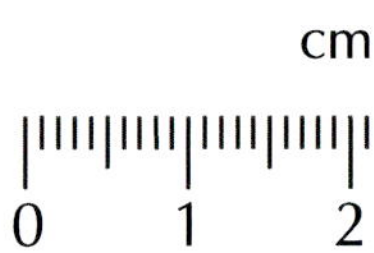

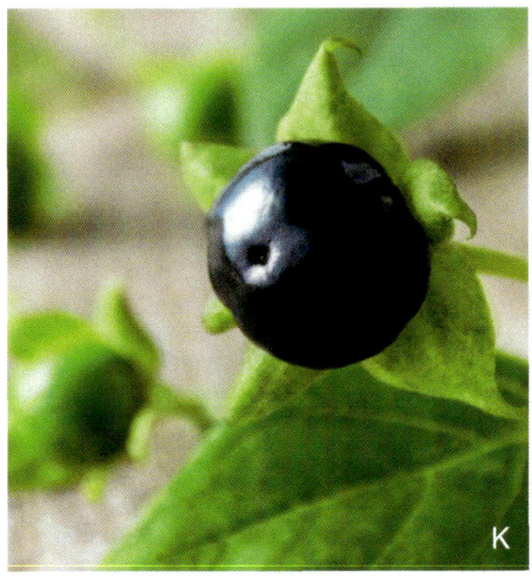

Tollkirsche

Kern- und Steinfrüchte

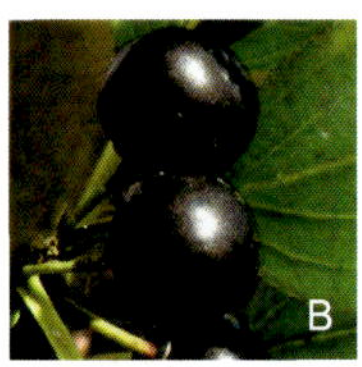

Purgierkreuzdorn

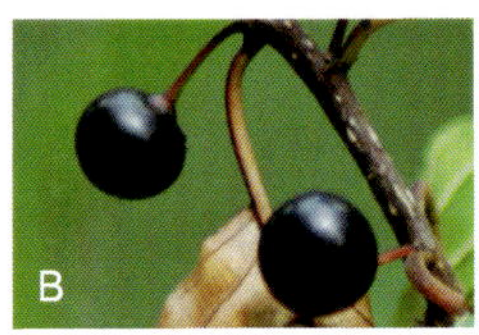

Faulbaum

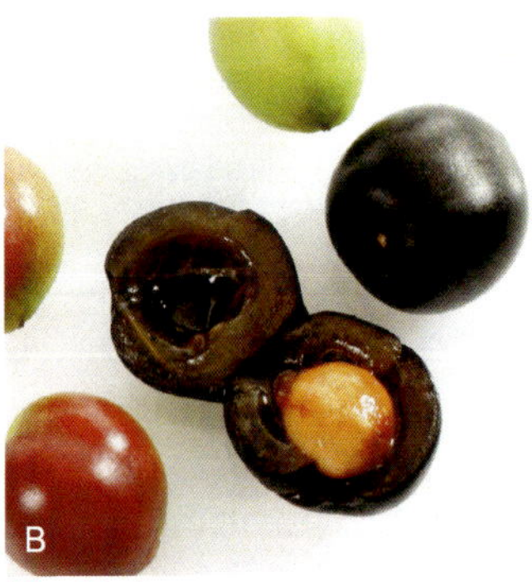

Kirschlorbeer

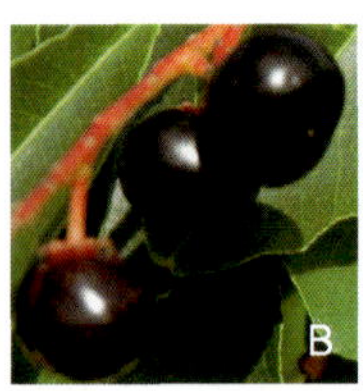

Traubenkirsche

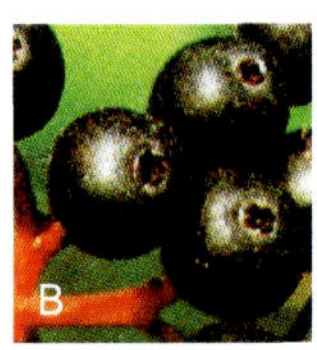

Hartriegel, roter
Hartriegel

Tafel 8: Giftige und essbare andersfarbige Früchte

Beeren

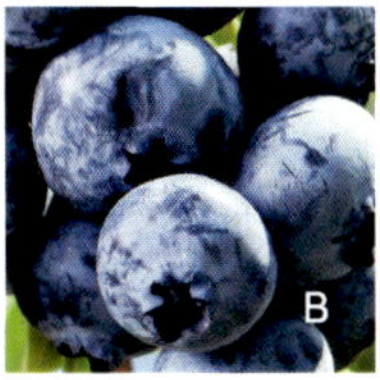

Heidelbeere

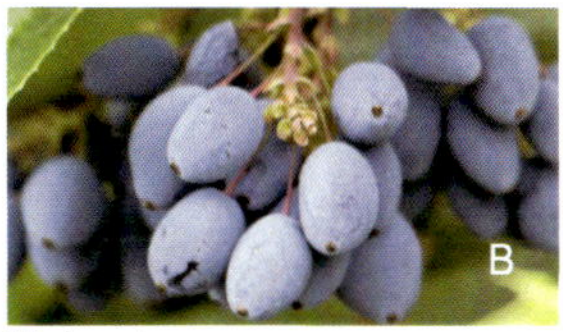

Mahonie

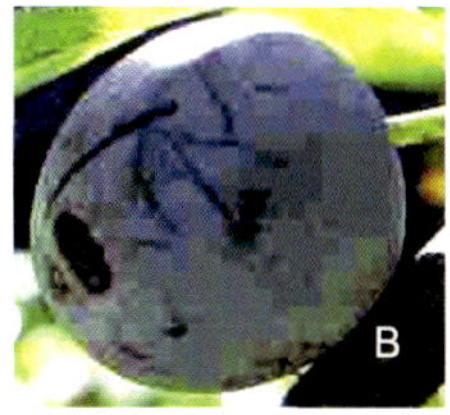

Schlehe (Steinfrucht)

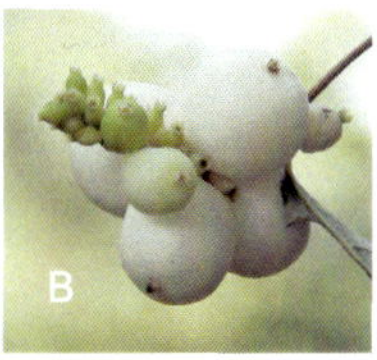

Schneebeere

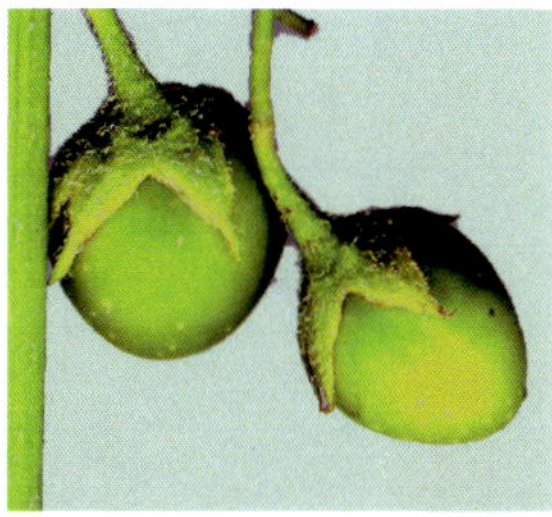
Kartoffel

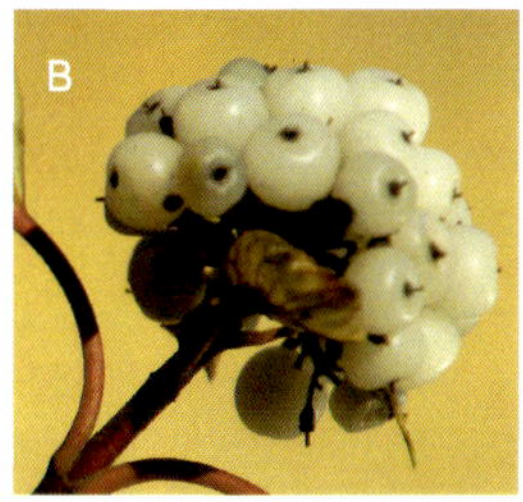

Hartriegel, weißbeeriger

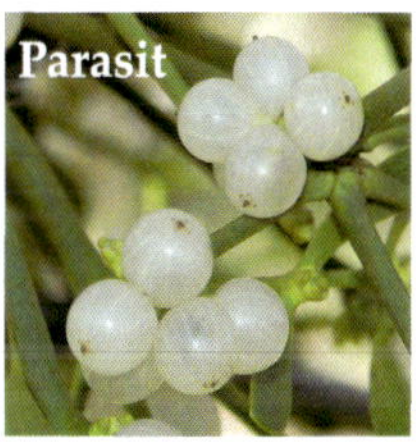

Mistel, ungiftig

B = Baum oder Strauch
K = Kraut

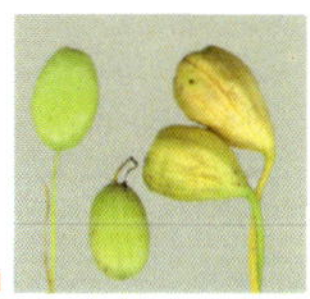
Schneeglöckchen

Zusammengesetzte und Scheinfrüchte

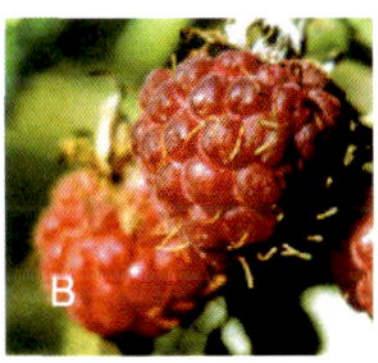

Himbeere

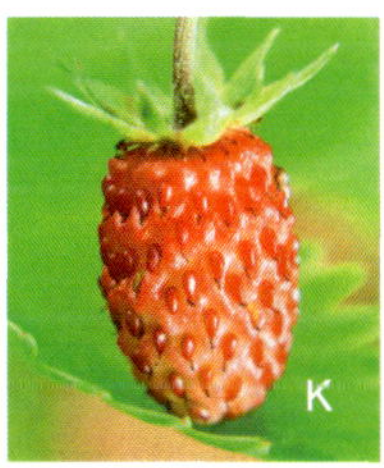

Walderdbeere

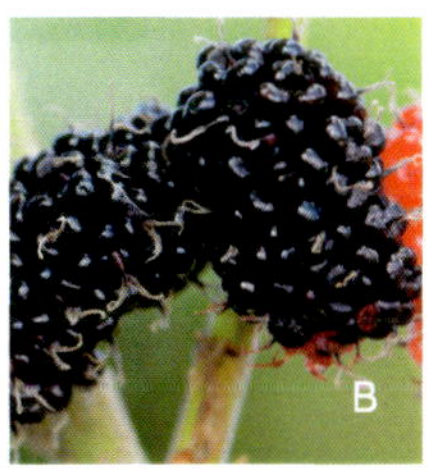

Maulbeere, schwarze

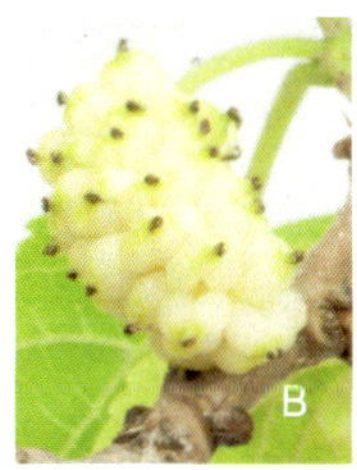

Maulbeere, weiße

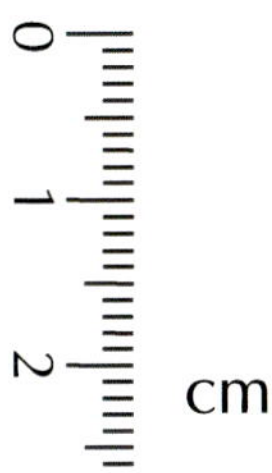

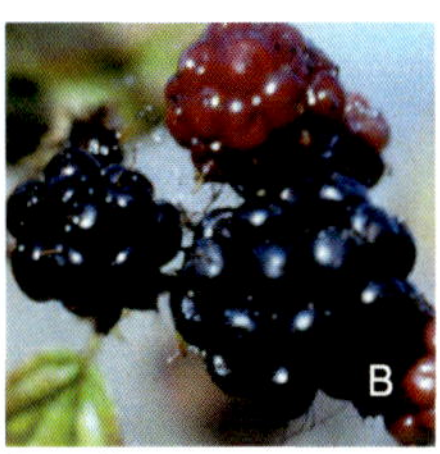

Brombeere

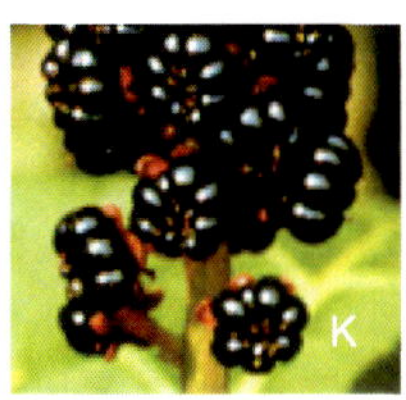

Kermesbeere

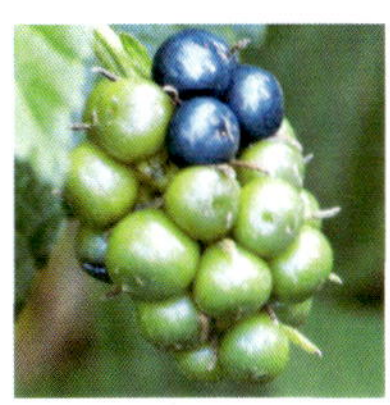
Wandelröschen

Tafel 9: Pilze im Rasen

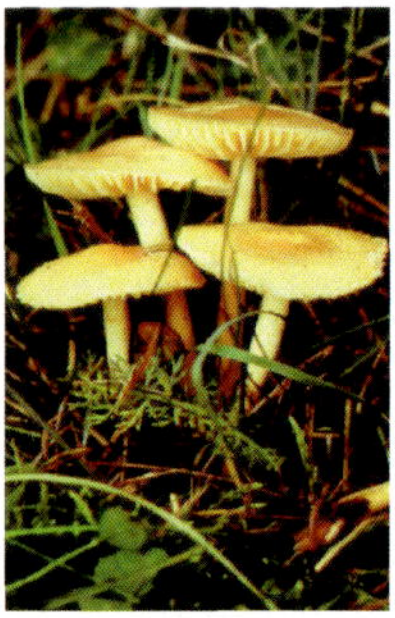

Nelken-
Schwindling
essbar

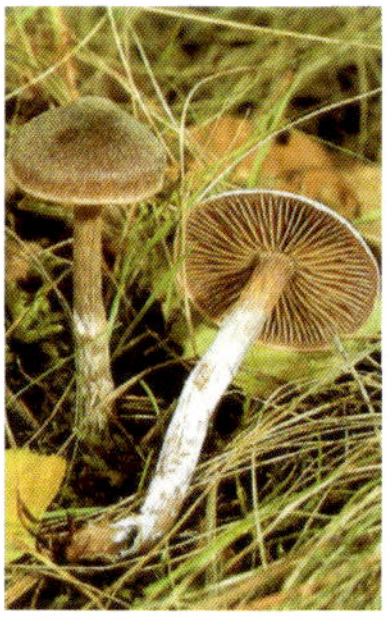

Weißflockiger
Gürtelfuß
ungenießbar

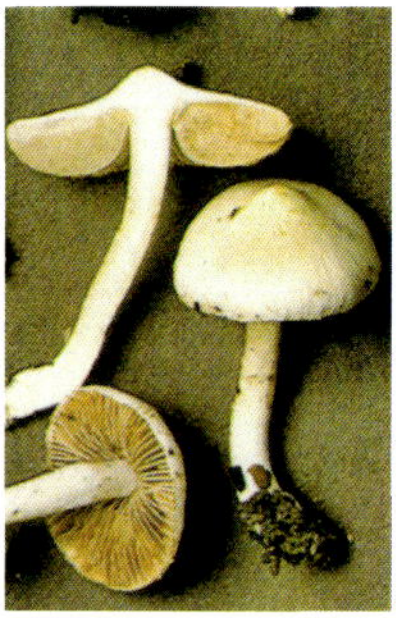

Erdblättriger
Risspilz
giftig

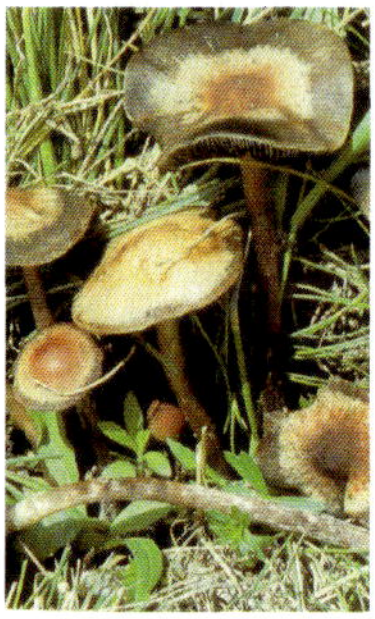

Dunkelrandiger
Düngerling
giftig

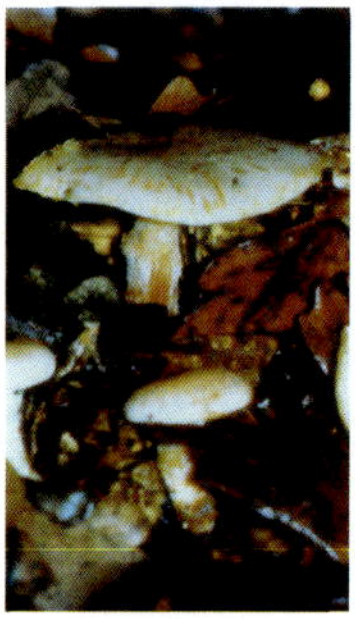

Tonblasser
Fälbling
ungenießbar

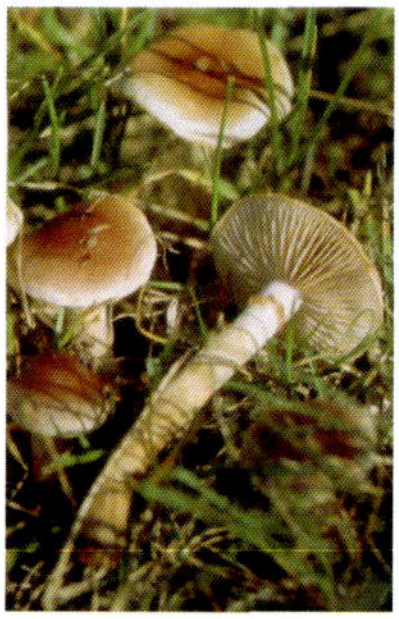

Keulenfüßiger
Fälbling
ungenießbar

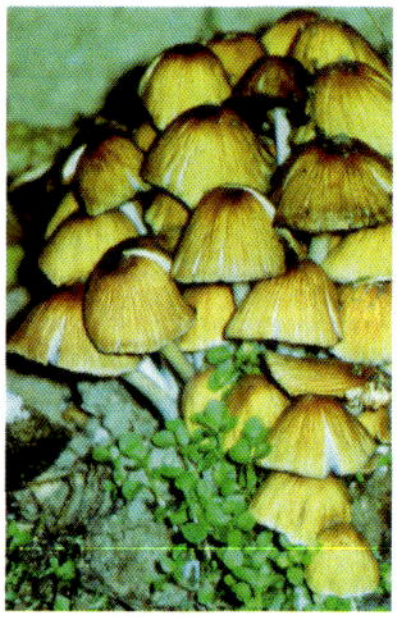

Glimmer-
Tintling
essbar

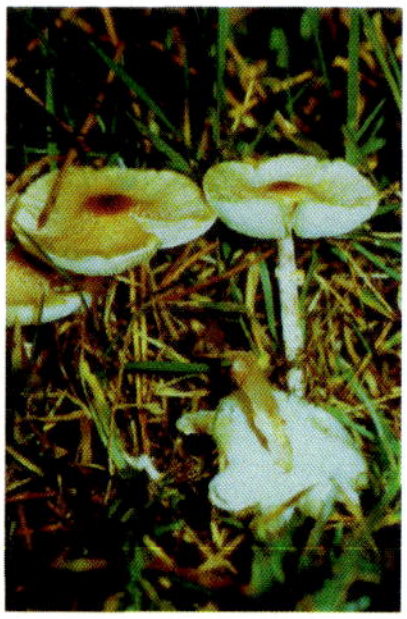

Kleiner weißer
Stinkschirmling
giftig

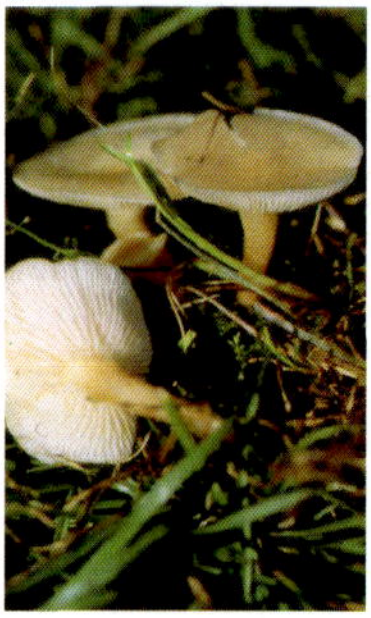

Weißer
Anistrichterling
giftig

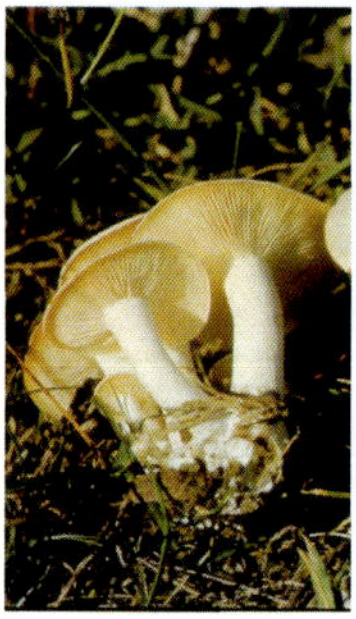

Bleiweißer
Trichterling
giftig

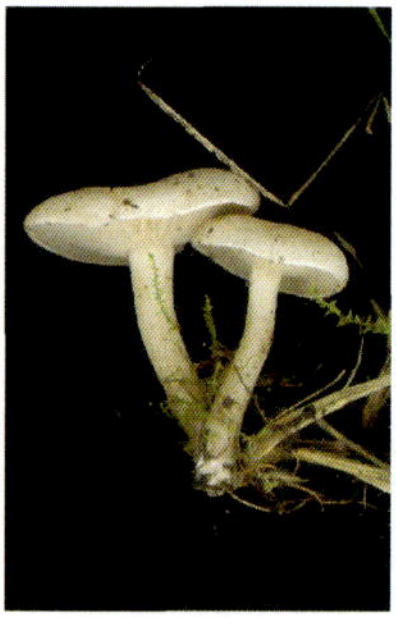

Feld-
Trichterling
giftig

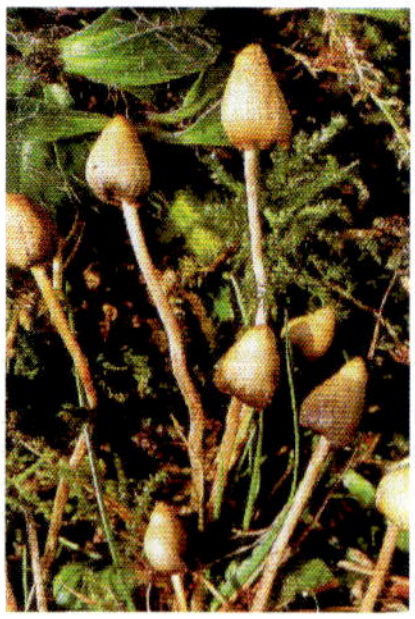

Spitzkegeliger
Kahlkopf
giftig

5 Literatur über Pflanzen, Giftpflanzen und ihre Inhaltsstoffe

AICHELE, D. & GOLTE-BECHTLE, M. (1986): Was blüht denn da? Kosmos-Gesellschaft - Frank'sche Verlagshandlung, Stuttgart.

AMAN, G. (1954): Bäume und Sträucher des Waldes. - Neumann Verlag, Radebeul, Berlin.

DANNERT, S. (1971): Urania Pflanzenreich, Band 2 und 3. - Urania-Verlag, Leipzig, Jena, Berlin.

DELAVEAU, P. (1978): Geheimnisse und Heilkräfte der Pflanzen. - Verlag „Das Beste", Stuttgart.

FITTING, H., SCHUMACHER, W., HARDER, R. & FIRBAS, F. (1951): Lehrbuch der Botanik. - Piscator-Verlag, Stuttgart.

FORTH, W., HENSCHLER, D. & RUMMEL, W. (1992, 1996): Spezielle Pharmakologie und Toxikologie. - B.T. Wissenschaftsverlag, Stuttgart, Mannheim.

GESSNER, O. (1953): Gift- und Arzneipflanzen von Mitteleuropa - Pharmakologie, Toxikologie, Therapie. - C. Winter, Heidelberg.

GUTTENBERG, H. von (1952) : Lehrbuch der allgemeinen Botanik. - Akademieverlag, Berlin.

HAUSCHILD, F. (1973): Pharmakologie und Grundlagen der Toxikologie. - Georg Thieme Verlag, Leipzig.

HILLER, K. & BICKERICH, G. (1988): Giftpflanzen. - Urania-Verlag, Leipzig, Jena, Berlin.

Ludewig, R. & Lohs, K. H. (1975): Akute Vergiftungen. - Gustav Fischer Verlag, Jena.

MOESCHLIN, S. (1972): Klinik und Therapie der Vergiftungen. - Georg Thieme Verlag, Stuttgart.

NEEDORN, C., PETERMANN, J. SCHEFFEL, P. & SCHEIBA, B. (1970): Pflanzen und Tiere. - Urania-Verlag, Leipzig, Jena, Berlin.

NIELSEN, H. (1979): Giftpflanzen. - Kosmos Verlag, Stuttgart.

RAUEN, H. M. (1956): Biochemisches Taschenbuch. - Springer Verlag, Berlin, Göttingen, Heidelberg.

ROTH, L. & DAUNDERER, M. (1991): Kompendium der klinischen Toxikologie, Band 3 - Verlagsgruppe Hüthig, Unternehmensbereich Ecomed, Landsberg/Lech.

ROTHMALER, W., MEUSEL, H. & SCHUBERT, R. (1981): Exkursionsflora (Raum DDR und BRD), Band 2, Gefäßpflanzen. - Berlin.

SCHMEIL, O. & FITSCHEN, J. (1945): Flora von Deutschland. - Quelle & Meyer, Leipzig.

SCHUBERT, R. & WAGNER, G. (1967): Pflanzennamen und botanische Fachwörter. - Neumann Verlag, Radebeul.

WIRTH, W., HECHT, G. & GLOXHUBER, C. (1971): Toxikologiefibel. - Georg Thieme Verlag, Stuttgart.

6 Bildnachweise für die Tafeln 6–8

Berberitze, © Africa Studio – Fotolia.com
Bocksdorn, © LianeM – Fotolia.com
Eberesche, © M. Schuppich – Fotolia.com
Efeu, © Ian Grainger – Fotolia.com
Faulbaum, © Markus – Fotolia.com
Geißblatt, © lohner63 – Fotolia.com
Gemeiner Schneeball, © Fotolia
Heckenkirsche, © ursupix – Fotolia.com
Heidelbeere, © volff – Fotolia.com
Johannisbeere, © Alina G – Fotolia.com
Kirschlorbeer, © Westend61 Dieter Heinemann – Fotolia.com
Korallenbäumchen, © Fotoschlick – Fotolia.com
Liguster, © Ralf Neumann, 31582 Nienburg – Fotolia.com
Mahonie, © Franziska Krause – Fotolia.com
Maiglöckchen, © Heiti Paves – Fotolia.com
Mistel, © Jürgen Fälchle – Fotolia.com
Preiselbeere, © yanlev – Fotolia.com
Salomonssiegel, © Andrii Salivon – Fotolia.com
Schneebeere, © Günther Wannenmacher
Schwarze Maulbeere, © jirapong – Fotolia.com
Schwarzer Holunder, © Franziska Krause – Fotolia.com
Tollkirsche, © PhotoSG – Fotolia.com
Traubenholunder, © Martina Berg – Fotolia.com
Vogelkirsche, © Harald Lange NaturBild – Fotolia.com
Walderdbeere, © Igor Normann – Fotolia.com
Wandelröschen, © toshietty14 – Fotolia.com
Weißbeeriger Hartriegel, © ekina – Fotolia.com
Weißdorn, © Andrea Wilhelm – Fotolia.com
Weiße Maulbeere, © schankz – Fotolia.com
Wolliger Schneeball, © Taina Sohlman – Fotolia.com
Zwergholunder, © Christa Eder – Fotolia.com

Alle übrigen Fotos auf den Tafeln 6–8 stammen vom Autor.

7 Register

7.1 Deutsche Pflanzennamen

Acker-Gauchheil 98, 99
Ackerwinde 92, 93
Adonisröschen, Frühlings-, Sommer- 56, 57
Akelei, Gemeine 68, 69
Alant 11
Aloe, Echte, Tiger- 102,103
Alpenanemone 84, 85
Alpenveilchen, Europäisches 98, 99
Alpen-Waldrebe 86, 87
Amaryllis, Blaue 86, 87
Aralie 86, 87
Arnika 11, 28, 29
Aronstab, Gefleckter, 76, 77
Arznei-Engelwurz 122, 123
Bajonettpflanze 88, 89
Bärenklau, Riesen- 124, 125
Bärenklau, Wiesen- 124, 125
Bärlauch 64, 65, 66, 67
Becher-Primel 126, 127
Begonia-Hybriden 90, 91
Beifuß, Gemeiner 126, 127
Belladonnalilie 22, 23
Berberitze, Gewöhnliche 104, 105
Bergwohlverleih 28, 29
Besenginster 32, 33
Bilsenkraut, Schwarzes 40, 41
Bingelkraut, Schutt- 78, 79
Bingelkraut, Wald- 78, 79
Blasenstrauch, Gelber 114, 115
Blauregen, Chinesischer 116, 117
Blaustern, Zweiblättriger 52, 53
Bocksdorn, Gemeiner 44, 45
Bohnen 116, 117
Brechnuss 10
Brennender Busch 124, 125
Buchsbaum 28, 29
Buntnessel 96, 97
Buschwindröschen, Gelbes 82, 83
Buschwindröschen, Weißes 82, 83
Christrose 100, 101
Christusdorn 112, 113
Dahlie 129
Dalmatinische Insektenblume 28, 29
Deutscher Ginster 32, 33
Dieffenbachia 74, 75
Diptam 124, 125
Dolden-Milchstern 52
Drachenwurz 76
Duwock 30
Efeu 88, 89, 138
Eibe 13, 60, 61, 136
Einbeere 6, 108, 109, 138
Einblatt 74, 75
Eisenhut, Blauer 46, 47
Eisenhut, Bunter 46, 47
Eisenhut, Gelber 48, 49
Eisenhut, Gift- 46, 47
Engelstrompete 44, 45
Erbsenstrauch 114, 115
Erdrauch 40, 41
Erzengelwurz 122, 123
Färber-Ginster 34, 35
Faulbaum 100, 101, 138
Feldrittersporn 48, 49
Fensterblatt 76, 77
Feuerbohne 5, 116, 117
Fingerhut, Gelber 58, 59
Fingerhut, Roter 58, 59
Fingerhut, Wollblättriger 58, 59
Flamingoblume 74, 75
Flammendes Herz 112, 113
Flockenblumen 11
Frauenschuh 128
Frühlings-Adonisröschen 56, 57
Frühlingsknotenblume 24, 25
Frühlings-Krokus 34, 35
Gänsesterbe 52, 53
Gartenbalsamine 90, 91
Gartenbohne 32, 34, 116, 117
Garten-Tulpe 48, 49
Gauchheil, Acker- 98, 99
Geißblatt, Großes, Garten- 106, 107
Germer, Weißer 56, 57
Germer, Schwarzer 57, 58
Giftbeere 44, 45
Gift-Lattich 28, 29
Giftsumach, Eichenblättriger 124, 125
Ginster 32, 33, 34, 35
Glyzine, Chinesische 116, 117
Goldlack 52, 53
Goldmohn 38, 39
Goldregen, Gemeiner 32, 33
Gottes-Gnadenkraut 108, 109
Greiskraut, Frühlings- 60, 61
Greiskraut, Gemeines 60, 61
Greiskraut, Jakobs- 60, 61
Hahnenfuß, Goldschopf- 80, 81
Hahnenfuß, Kriechender 80, 81
Hahnenfuß, Scharfer 80, 81
Hartriegel, Roter 94, 95
Hartriegel, Weißer 94, 95
Haselwurz, Gewöhnliche 102, 103

Heckenkirsche, Gemeine 106, 107
Herbstzeitlose 64, 65, 66, 67
Herkulesstaude 124, 125
Hohler Lerchensporn 40, 41
Holunder, Roter 68, 69
Holunder, Schwarzer 68, 69
Holunder, Trauben- 68, 69
Holunder, Zwerg- 68, 69
Hortensie 129
Hundskamille 129
Hundspetersilie 26, 27
Immergrün, Kleines 66, 67
Johanniskraut 124, 125
Judenkirsche 44, 45
Kaiserkrone 54, 55
Kalifornischer Mohn 38, 39
Kalmus 62, 63
Kamille, Echte K. 128
Kartoffel 72, 73, 139
Katzenschwänzchen 96, 97
Kermesbeere, Amerikanische 120, 121
Keulen-Bärlapp 36, 37
Kirschlorbeer 70, 71, 138
Klatschmohn 38, 39
Klivie 24, 25
Knackbeere 92, 93
Knopfkraut 129, 130
Kokardenblume 128
Korallenbäumchen 74, 75, 136
Korallenranke 112, 113
Kornblume 128, 129
Kornrade 92, 93
Krähenbeere, Schwarze 94, 95
Krainer Tollkraut 42, 43
Kreuzkraut, Frühlings- 60, 61
Kreuzkraut, Gemeines 60, 61
Kreuzkraut, Jakobs- 60, 61
Krokus 34, 35
Kronwicke, Bunte 54, 55
Kroton 96, 97
Küchenschelle, Gewöhnliche 82, 83
Küchenschelle, Wiesen- 82, 83
Lampionblume 44, 45
Lausblume (= Läuseblume) 62, 63
Lavendel 128
Lebensbaum, Abendländischer 106, 107
Leberblümchen 82, 83
Lerchensporn 40, 41
Liguster, Gemeiner 118, 119
Lorbeer 126, 127
Löwenzahn 128, 129
Lupine, Vielblättrige 30, 31
Mahonie 90, 91, 139
Maiblume 50, 51, 136
Maiglöckchen 50, 51
Märzenbecher 24, 25
Mauerpfeffer, Scharfer 30, 31
Milchstern 52, 53
Mistel, Weißbeerige 58, 59
Monstera 76, 77
Nachtschatten, Bittersüßer 72, 73
Nachtschatten, Schwarzer 72, 73
Narzisse, Gelbe 22, 23
Narzisse, Weiße 22, 23
Natternkopf, Gewöhnlicher 64, 65
Nieswurz, Schwarze 100, 101
Oleander 50, 51
Osterglocke 22, 23
Osterluzei 6, 62, 63
Palmfarn 64, 65
Paprika 102, 103
Paradiesnessel 96, 97
Passionsblume, Blaue 66, 67
Pellargonie 129
Pestwurz, Gewöhnliche, Rote 62, 63
Pfaffenhütchen 54, 55
Pfingstrose, Echte, Gemeine 98, 99
Platterbse, Duftende 34, 35
Polei-Minze 38, 39
Prunkwinde, Himmelblaue 30, 31
Purgier-Kreuzdorn 100, 101
Purpursonnenhut 128
Rainfarn 104, 105
Rauschgras 40, 41
Rebendolde, Giftige 26, 27
Rhabarber, Medizinal-, Zier- 98, 99
Riemenblatt 22, 23
Ringelblume 129, 130
Rittersporn, Feld-, Hoher 48, 49
Ritterstern 22, 23
Rizinus 96, 97
Robinie 114, 115,
Rosskastanie 100, 101
Ruhmeskrone 64, 65
Sadebaum 108, 109
Safran 34, 35
Safranrebendolde 26, 27
Salomonsiegel 88, 89, 138
Sansevierie 88, 89
Sauerdorn 104, 105
Sauerkirsche 70, 71
Sauerklee, Wald- 78, 79
Schachblume 54, 55
Schafgarbe 129
Scharbockskraut 84, 85
Schattenblume, Zweiblättrige 50, 51
Schierling, Gefleckter 24, 25
Schlafmohn 38, 39
Schleifenblume, Bittere 90, 91
Schmerwurz, Gemeine 118, 119
Schmetterlingsstrauch 122
Schmucklilie 86, 87
Schneeball, Gemeiner 104, 105
Schneeball, Wolliger 104, 105
Schneebeere 92, 93, 139
Schneeglöckchen, Kleines 25, 26
Schöllkraut 112, 113
Schotendotter, Bleicher 52, 53
Schöterich, Bleicher 52, 53
Schwertlilie, Sumpf-, Wasser- 118, 119
Seerose, Weiße 36, 37
Seidelbast, Gemeiner 120, 121
Seifenkraut 92, 93
Selbstkletternde Jungfernrebe 78, 79
Sommer-Adonisröschen 56, 57
Sommerflieder 122, 123
Sonnenblume 128
Spanischer Pfeffer 102, 103
Spindelbaum 54, 55
Stechapfel, Gemeiner 42, 43
Stechginster 34, 35
Stechpalme, Europäische, Gemeine 116, 117
Steinklee, Weißer 120, 121
Stummes Rohr 74, 75
Sumpfcalla 6, 76, 77
Sumpfdotterblume 84, 85
Sumpfporst 94, 95
Sumpf-Schachtelhalm 30, 31
Tabak, Virginischer 46, 47
Tagetes 129
Tannenbärlapp 36, 37
Taumel-Lolch 40, 41
Teichrose, Gelbe 36, 37
Teufelszwirn 44, 45
Thuja 106, 107
Tiger-Aloe 102, 103
Tollkirsche, Schwarze 42, 43
Tollkraut, Krainer 42, 43
Traubenkirsche 70, 71, 138

Traubenkirsche, Späte 70, 71
Traubenkraut, Beifußblättriges 126, 127
Trichterwinde 30, 31
Trollblume 80, 81
Tulpe 48, 49
Vielblütige Weißwurz 6, 88, 89
Vogelkirsche 70, 71
Vogelmilchstern 52, 53
Wacholder 106, 107, 108
Wachtelweizen, Wald- 122, 123
Wachtelweizen, Wiesen- 122, 123
Waldanemone 84, 85
Waldmeister 122, 123
Waldrebe, Alpen-, Gemeine 86, 87
Waldsauerklee 78, 79
Wandelröschen 13, 102, 103, 139
Wasserschierling 6, 24, 25
Wasser-Schwertlilie 118, 119
Weihnachtsstern 110, 111
Weißwurz, Vielblütige 88, 89
Weißwurz, Wohlriechende 88, 89
Wermut 26, 27
Wilder Wein 78, 79
Winterling 56, 57
Wolfsmilch, Garten- 108, 109
Wolfsmilch, Sonnen- 108, 109
Wolfsmilch, Sumpf- 108, 109
Wolfsmilch, Zypressen- 108, 109
Wunderbaum 96, 97
Wunderstrauch 96, 97
Wurmfarn 26, 27
Wüterich 24, 25
Zaunrübe, Rotbeerige 118, 119
Zaunrübe, Weiße 118, 119
Zaunwinde, Echte 92, 93
Zimmeraralie 86, 87
Zinnie 129
Zwergmispel-Arten 72, 73

7.2 Wissenschaftliche Pflanzengattungsnamen

Acalypha 96
Aconitum 46, 48
Acorus 62
Adonis 56
Aesculus 100
Aethusa 26
Agapanthus 86
Agrostemma 92
Akelei 68, 69
Allium 66
Aloe 102, 103
Amaryllis 22, 86, 87
Ambrosia 126
Anagallis 98
Anemone 82, 84
Angelica 122
Anthurium 74
Aquilegia 68
Aristolochia 62
Arnica 28
Artemisia 126
Arum 76
Asarum 102
Begonia 90
Berberis 104
Bryonia 118
Buddleja 122
Buxus 28
Calla 76
Caltha 84
Calystegia 92
Capsicum 102
Caragana 114
Cheiranthus 52
Chelidonium 112,
Chrysanthemum 28
Cicuta 24
Clematis 86
Clivia 22
Codiaeum 96
Colchicum 64, 66
Coleus 96
Colutea 114
Conium 24
Convallaria 50
Convolvulus 92
Cornus 94
Coronilla 54
Corydalis 40
Cotoneaster 72
Crocus 34
Cycas 64
Cyclamen 98
Cytisus 32
Daphne 120
Datura 42, 44
Delphinium 48
Dicentra 112
Dictamnus 124
Dieffenbachia 74
Digitalis 58
Dryopteris 26
Echium 64
Empetrum 94
Equisetum 30
Eranthis 56
Erysimum 52
Eschscholzia 38
Euphorbia 108, 110, 112
Evonymus 54
Fatsia 86
Ficaria 84
Fritillaria 54
Fumaria 40
Galanthus 22
Galium 122
Genista 32, 34
Gloriosa 64
Gratiola 108
Hedera 88
Helleborus 100
Heracleum 124
Hyoscyamus 40
Hypericum 124
Iberis 90
Ilex 116
Impatiens 90
Ipomoea 30
Iris 118
Juniperus 106, 108
Kroton 96, 97
Lactuca 28
Lamprocapnos 112
Lantana 102
Lathyrus 34
Laurus 126
Ledum 94
Leucojum 24
Ligustrum 118
Lolium 40
Lonicera 106
Lupinus 30
Lycium 44
Lycopodium 36
Mahonia 90

Maianthemum 50
Melampyrum 122
Melilotus 120
Mentha 38
Mercurialis 78
Monstera 76
Narcissus 22
Nerium 50
Nicandra 44
Nicotiana 46
Nuphar 36
Nymphaea 36
Oenanthe 26
Ornithogalum 52
Oxalis 78
Paeonia 98
Papaver 38
Paris 108
Parthenocissus 78
Passiflora 68
Petasites 62
Phaseolus 116
Philodendron 76
Physalis 44
Phytolacca 120
Polygonatum 88
Primula 126
Prunus 70
Pulsatilla 82, 84
Ranunculus 80
Rhamnus 100
Rheum 98
Rhododendron 94
Rhus 124
Rizinus 96
Robinia 114
Sambucus 66, 68
Sansevieria 88
Saponaria 92
Sarothamnus 32
Scilla 52
Scopolia 42
Sedum 30
Senecio 60, 62
Solanum 72, 74
Solenostemon 96
Spathiphyllum 74
Symphoricarpos 92
Tamnus 118
Tanacetum 104
Taxus 60
Thuja 106
Toxidodendron 124
Trollius 80
Tulipa 48
Ulex 34
Veratrum 56
Viburnum 104
Vinca 66
Viscum 58
Wisteria 116

7.3 Wichtige Inhaltsstoffe

Absinth 26
Acalyphin 96
Aconitin 11, 30, 46, 48, 49
Adonitoxin 56
Aescin 100
Aethusin 26
Agarofuran 102
Agrostemmasäure 92
Alkaloide 10, 11, 24, 32, 38, 42, 44, 46, 48, 68, 74, 90, 104
Allicin 66
Aminonitril 34
Amygdalin 12, 70, 72
Amyrin 104, 110, 112
Anthrachinone 100, 102
Antibiotika 11, 124
Aristolochiasäure 9, 62
Aroin 76
Arolein 86
Asaron 62, 102
Ätherische Öle 66, 96, 104, 106, 108, 122, 124, 126
Atropin 9, 10, 16, 42, 44
Benzochinonderivat 126
Benzylisochinolinalkaloide 84
Berbamin 90
Berberin 10, 68, 90, 104
Bergapten 122
Blausäure 12, 66, 68, 70, 72, 74, 106
Bulbocapnin 10, 40, 112
Butadienolide 56
Buxin 28
Capsaicin 11, 102
Carotin 11
Cheirotoxin 52
Chelidonin 112
Chinin 11, 12
Chinolin-Alkaloide 10
Cicutoxin 16, 24
Cicutoxol 24
Clavatin 36
Clivatin 22, 24
Codein 10, 38
Colchicin 9, 11, 64
Coniin 10, 24, 26, 76
Convallatoxin 12, 16, 50, 52, 56
Convallatoxol 50
Corydalin 10
Crocin 34
Cucurbitacine 90, 108, 118
Cumarine 13, 50, 100, 104, 120, 122, 124
Curare 9, 36
Cycasin 64
Cyclamin 98
Cytisin 9, 10, 16, 32, 34, 114, 116
Delphinin 12, 48
Digitonin 58
Digitoxin 9, 12, 16, 58
Diterpene 13, 96, 104
Diterpenester 110, 112, 120
Elatin 48
Ellagsäure 36, 94
Emodin 102
Ephedrin 11
Eranthin 56
Ergometrin 30
Ergotamin 10
Ergotoxin 10
Eschscholzin 38
Evonosid 54
Fagarin 124
Filicin 26
Flavoglycoside 12, 90
Frangulin 100
Fritillin 54
Fumarin 40
Furanocumarine 13, 122, 124
Furochinolinalkaloide 124
Galantamin 9, 16, 22, 24
Gallussäure 94, 124
Githagosid 92

Glycoside 12, 44, 50, 52, 54, 56, 62, 82, 100, 104, 118
Gratiogenin 108
Gratiosid 108
Hederin 88
Helleborin 100
Herzglycoside 9, 12, 16, 50, 52, 54, 56, 58, 59, 88
Homoserinlacton 88
Hygrin 44
Hyoscyamin 10, 40, 42, 44
Hypericin 124
Ideoblasten 76
Imperalin 11, 54
Imperatoxin 122
Indol-Alkaloide 10
Isobuttersäure 26
Isochinolin-Alkaloide 10, 112
Jacobin 60
Jalapa-Harz 92
Jalapin 12
Kieselsäure 30
Kokain 9
Lanatosid 9, 12, 58
Lectine 14, 58, 114, 116, 120
Ledol 94
Lupinin 10, 30, 34
Lycopodin 36
Lycorin 16, 22, 24
Lycoxanthin 11
Lysergsäurederivate 30
Methylamin, Tri- 78
Monoterpen, -keton 38, 106
Morphin 10, 16, 38
Myxoxanthin 11
Narcissin 24
Narcotin 10
Nicotin 9, 10, 30, 34, 36, 46, 76
Nitrile 34
Nupharin 36, 38
Oenanthotoxin 26
Oleandrin 50
Oxalessigsäure 96
Oxalsäure 13, 16, 30, 74, 76, 78, 90
Oxypentadecanlacton 122
Paeonin 98
Palustrin 30
Palustrol 94
Papaverin 38, 112
Paridin 108
Pelargonin 12
Pflanzensäuren 13, 98
Phenylglycoside 104
Phorbolester 96, 108, 110
Physalin 44
Picrotoxin 34
Pilocarpin 11, 16
Pinen 106
Piperidin 10, 30
Polyine 11
Primin 126
Propionsäureverbindungen 34
Protoanemonin 80, 82, 84, 86
Prunasin 70, 72
Psoralen 54
Pyrethrine 28
Pyrethrum 28
Pyridin-Alkaloide 10
Pyrrol-Pyridin-Alkaloide 10
Rhoeadin 38
Rizin 10, 96
Rutin 12, 94, 116
Sabinen 106, 108
Safranal 34
Salicylsäure 94
Saponine 9, 13, 44, 52, 74, 76, 78, 82, 84, 86, 88, 92, 94, 106, 108, 116, 118, 122, 126
Schießzellen 74, 76, 96, 118
Scillaren 12
Scopolamin 10, 40, 42, 44
Senecionin 60, 62
Senföl 12
Senfölglycoside 90
Sesquiterpene 62, 88, 102
Sesquiterpenlactone 28, 104, 126
Sinalbin 12
Solanin 72
Solanocapsin 74
Spartein 10, 30, 32
Steroide 88
Strophanthin 12, 50, 56
Strychnin 10
Symbioflor (Antibiotikum) 90
Taxin 60
Taxol 13, 60
Temulin 40
Terpene 9, 13, 118
Terpenester 13
Thioglycoside 12
Thujon 26, 104, 106, 108
Toxalbumine 14
Triterpene (und Derivate) 13, 54, 92, 98, 100, 102, 108, 112, 116, 120
Tulipin 48
Umbelliferon 13
Urolsäure 94, 116
Urushiol 14, 124
Veratrin 11, 56
Viburnin 104
Vincamin 66
Vincristin 66
Viscotoxine 58
Vitamin C 13, 84
Yuccagenin 86
Zitronensäure 13

7.4 Wirkung der Inhaltstoffe

abführend, Abführmittel 15, 78, 92, 96, 98, 100, 102
Allergie, Allergiepflanzen 14, 48, 54, 84, 86, 90, 112, 118, 124–129
antibiotisch wirkend, Antibiotika 11, 50, 90, 124
Arzneimittel 10
Atemlähmung, Atemstillstand 10, 24, 26, 30, 32, 36, 42, 46, 48, 56, 64, 66, 70, 72, 73, 74, 75, 92, 100, 102, 104, 106, 108, 118
Atemnot 30, 56, 68, 80, 90, 100, 124
ätzend 108–112
Benommenheit 42, 92
Bewusstlosigkeit 26, 36, 110
Blausäurevergiftung 66, 67, 68, 69, 70, 71, 72, 73
Blockierung der Zellatmung 66–72
Blutdruck, Steigerung, Senkung 11, 12, 16, 30, 32, 34, 36, 38, 40, 46, 58, 64, 66, 78, 90, 112
Blutharnen 124
Brennen, Kratzen, Kribbeln im Hals/Mund 24, 46, 56, 64, 68, 70, 80, 84, 92, 102, 118

cardiotoxisch, die Herzfunktion beeinträchtigend 50–60
Dermatitis, Dermatose, Kontakt-, Photo- 13, 80, 82, 84, 96, 102, 122–126
Durchfall 22, 24, 26, 28, 30, 48, 66, 68, 80, 82, 84, 88, 90, 92, 96, 98, 100, 102, 104, 106, 110, 112, 114, 116, 118, 120
Entzündung, Haut- 13, 28, 120, 124
Entzündung, Magen-Darm-, Nieren-, Schleimhaut- 66, 74, 76, 94, 100, 104, 108, 110, 122, 124
erbgutverändernd 64–66
Erbrechen 15, 16, 22, 24, 26, 28, 30, 32, 34, 36, 38, 46, 48, 50, 54, 56, 64, 66, 68, 72, 82, 84, 88, 90, 92, 96, 98, 100, 102, 104, 108, 110, 112, 114, 116, 118, 120, 124
Erregung 16, 30, 32, 34, 38, 42, 44, 46, 48, 52, 82, 104, 106, 108
Farbsehen gestört 108
Fieber 16, 72, 124
Gefühl: „Eiswasser in Adern" 46
Gesichtsrötung 40, 42, 44, 66
Gleichgewichtsstörung 38
Halluzinationen 30, 36, 40, 42, 44
Hämolyse 88
harntreibend, Harnfluss vermehrt 28, 64, 78, 90, 106, 112
Haut, rot und trocken 40, 44
Heiterkeit 42, 44
Herzrhythmusstörung 116
Herzschwäche 26, 58
Herzstillstand 11, 12, 50, 54, 56, 58, 70, 100
Hirnblutung 122
homöopathisch genutzt 28, 62, 88, 98, 108
Kontaktdermatitis 82, 84, 96
Kopfschmerz 28, 30, 70, 88, 90, 112, 118, 120, 122
Krämpfe 11, 16, 24, 26, 28, 48, 50, 52, 54, 64, 68, 76, 78, 80, 82, 86, 94, 104, 106, 114, 118, 120
krebserregend 9, 21, 60–66
Kreislaufversagen 64, 78, 96, 114, 116, 118
Lachreiz 34
Lähmung 22, 24, 26, 30, 32, 34, 36, 46, 112, 116, 118
Leberschäden 58, 64, 102
Leibschmerzen 26, 30, 38, 48, 74, 90, 92, 94, 96, 98, 102, 114, 116, 120
Müdigkeit 28, 74, 118
Mund, trocken 42, 44
Muskelschwäche 46
narkotisch 38, 40
neurotoxisch, Nervenleitung gestört 22-44
Nierenschäden 14, 82, 104, 106, 116, 118, 120
Ohrensausen 66, 68
Photodermatose 122, 124
Pulsfrequenz, erhöht 28, 30, 40, 42, 92, 120
Pulsfrequenz, verlangsamt 56, 112
Pupille, eng 22, 38,
Pupille, weit 26, 28, 30, 40, 42, 44, 68, 72, 74, 100, 102, 106, 108, 110
Rededrang 42
Reflexe, gesteigert 26
Reflexe, vermindert 28
reizend, Haut 80–84
reizend, innere Organe 102–108
reizend, lokal 74–76
reizend, Magen-Darm 80–102
reizend, Schleimhaut 86–103
Schaum vor dem Mund 24, 26
Schluckbeschwerden 64, 118
Schmerzen 32, 38, 46, 80, 118
schmerzlindernd 38
Schwäche 30
Schweißausbrüche 22, 28, 32, 46
Schwindelgefühl 32, 68, 76
Sehstörungen 24, 26, 28, 46, 56, 104
Speichelfluss 22, 24, 30, 90
Suchtgefahr 38
Taubheitsgefühl 11, 56
Taumeln 30, 36
Tobsucht 42, 44
Übelkeit 22, 24, 26, 30, 32, 44, 48, 50, 56, 64, 72, 73, 74, 75, 82, 84, 88, 90, 92, 94, 98, 100, 104, 106, 108, 114, 118, 120, 122
Wiesendermatitis 80
zytostatisch wirksam (gegen Krebs) 60